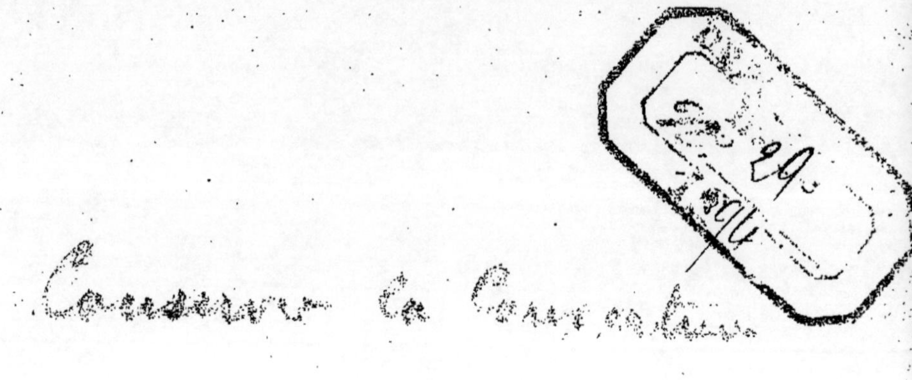

1670

LE

MASSAGE

MANUEL THÉORIQUE ET PRATIQUE

TRAVAUX SCIENTIFIQUES DU Dr GEORGES BERNE

SUR

LA MASSOTHÉRAPIE

De l'élimination de l'acide urique chez les sujets soumis au massage général. (*Soc. de thérapeutique*, 1884.)

Recherches sur les modifications de la température locale sous l'influence du massage. (*Soc. médico-pratique*, 1885.)

Sur un cas de sciatique rebelle traitée et guérie par le massage. (*Soc. médico-pratique* et *Journal de médecine de Paris*, 1886.)

Traitement de la constipation par le massage abdominal. (*Journal de médecine de Paris*, 1887.)

Technique du traitement des fractures par le massage. (*R. gén. de clinique et de thérapeutique*, juin 1887.)

Traitement des périarthrites scapulo-humérales par le massage méthodique. (*Union méd.*, juillet 1887.)

Discussion sur le traitement des fractures par le massage. (*Soc. de l'Elysée*, 1888.)

Traitement de l'hydarthrose par « l'éclatement ». (*Union médicale*, 1889.)

Traitement des amyotrophies. (*Rev. gén. de clinique et de thérapeutique*, 1889.)

Traitement des périarthrites du genou. (*Soc. de l'Elysée*, 1889.)

Traitement des névrites brachiales. (*Soc. de l'Elysée*, 1889.)

Traitement de la sciatique par le procédé « du genou ». (*Journal de méd. de Paris*, 1891.)

LE
MASSAGE

MANUEL THÉORIQUE ET PRATIQUE

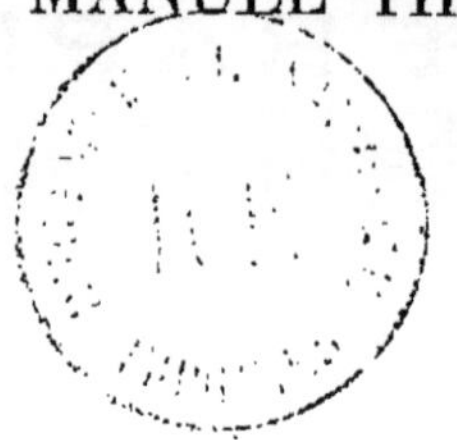

PAR

Le Dr GEORGES BERNE

ANCIEN INTERNE-LAURÉAT DES HÔPITAUX DE PARIS

AIDE D'ANATOMIE DE LA FACULTÉ

Avec 152 figures dans le texte.

PARIS

RUEFF ET Cie, ÉDITEURS

106, BOULEVARD SAINT-GERMAIN, 106

1894

LE MASSAGE

INTRODUCTION

Le massage scientifique, ou plus exactement la « massothérapie », semble avoir définitivement triomphé en France de cette sorte de prévention qui s'attache aux choses nouvelles et, disons-le, « aux spécialités ». On paraît avoir mieux compris chez nous, depuis quelques années, que les diverses branches de l'art de guérir ont atteint un tel développement, qu'il est tout à fait impossible pour un praticien, si bien doué qu'il puisse être, d'embrasser toutes ces notions si multiples et de se livrer à leur étude avec un égal succès.

Pour la profession médicale, la spécialisation, à l'exemple de ce que nous constatons dans les arts, présente cette précieuse forme de la division du travail, grâce à laquelle le perfectionnement le plus grand, dans son habileté professionnelle, est assuré à l'opérateur qui s'est le plus exclusivement adonné à une fonction déterminée. En ce qui concerne la massothérapie, il ne s'agit pas seulement de cette sûreté d'exécution qui joue un rôle incontestablement de premier ordre dans la pratique des manipulations, mais de cette parfaite connaissance des indications qui permet d'établir nettement l'avantage ou les inconvénients d'un traitement. Entrée définitivement, de nos jours, dans la voie scientifique, et développée dans ce sens, grâce aux persévérants efforts de nos confrères du corps médical qui en ont fait l'objet principal de leur étude, la *massothérapie* voit chaque jour s'agrandir le champ de ses applications.

On peut prévoir le moment prochain où cet utile agent thérapeutique se trouvera substitué sans conteste aux manœuvres empiriques, anciennes et enracinées comme la superstition[1].

Docteur GEORGES BERNE,
Ancien Interne des Hôpitaux de Paris
et
Aide d'anatomie de la Faculté.

1. Le présent travail est orné de figures, dont les unes ont été empruntées à Rebmayer, les autres sont complètement inédites. Nous avons acquis de notre distingué confrère le docteur Léon Petit le droit de publier les premières.

HISTORIQUE

Nous devons admettre, avec Dujardin-Beaumetz, que six périodes caractérisent l'application du massage :

Période	
1° *La période primitive.*	TAHITI. Mulgaradocks de la Nouvelle-Hollande. Ile Tonga. Sorciers africains.
2° *La période chinoise.*	*Cong-fou* (livre chinois). *San-tsai-ton-houi* (livre avec gravures sur les mouvements qui font la base de la gymnastique suédoise).
3° *La période hindoue.*	Chamboning des Hindous (frictions et pétrissage des muscles).
4° *La période grecque et romaine.*	Hippocrate. Oribase.
5° *Renaissance.*	Du Choul (*Discipline des Romains*, 1555). Mercurialis [1]. Paullini. Castelli (*Lexicon medicum*).
6° *La période actuelle.*	Meibonius [2], 1795. Tissot [3]. Lebâtard, Estradère, Mezger, Von Mosengeil, Norström. Ecole hollandaise, jeune école française actuelle procédant des pratiques hollandaises, allemandes, viennoises. Nous l'appellerons volontiers la période anatomique, scientifique et éclectique, représentée par nos contemporains. Les procédés modernes, nés en France avec Lebâtard et Estradère, se sont développés à l'étranger, où nous avons dû les ressaisir pour les ramener en France, leur point de départ primitif.

1. *De Arte gymnastica* (1573).
2. *Flagellum salutis* (1698).
3. *Utilité de la flagellation.*

1° Nous passerons rapidement l'historique concernant la période primitive, sur laquelle on ne peut avoir que des données trop incertaines. Les Mulgaradocks de la Nouvelle-Hollande, les sorciers africains, les naturels de l'île Tonga, en Océanie, les habitants de Tahiti pratiquent et ont pratiqué, comme tous les peuples sauvages, une sorte de massage, de frictions n'ayant d'autre guide que leur instinct.

2° C'est en Chine que se sont conservées toujours vivantes les institutions primitives du genre humain ; c'est donc dans ce pays que nous devons, à propos de l'historique du massage, chercher nos premiers documents écrits.

La première mention d'un système de mouvements propres à entretenir la santé ou à guérir les maladies date de l'époque préhistorique.

D'après le P. Amiot (*Mémoires concernant les Chinois,* XIII, p. 210), Yn-Kang-Chi (le deuxième empereur avant Fou-Hi) faisait faire chaque jour l'exercice militaire à ses sujets..... Cet empereur traitait ainsi les maladies de ses soldats et entretenait en santé ceux qui se portaient bien.

Ce même Yn-Kang-Chi institua « les danses tournantes » appelées TA Vou (le P. de Prémare. *Recherches* sur les temps antérieurs au Chou-King). Un écrivain chinois de cette époque attribuait les maladies à « l'obstruction des humeurs » et précédait ainsi Hippocrate.

De tous temps les exercices corporels ont donc été considérés en Chine comme le meilleur moyen de conserver la santé, ou de l'améliorer quand elle était mauvaise ; le fondateur de la dynastie des Chang, 1766 avant notre ère, l'avait fait graver sur sa baignoire en ces termes :

« Renouvelle-toi complètement chaque jour, fais-le de nouveau, encore de nouveau et toujours de nouveau. »

SYSTÈME DU CONG-FOU

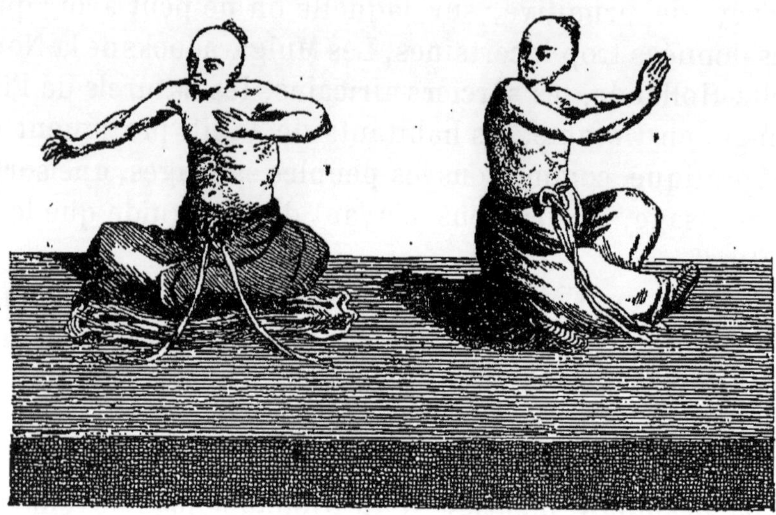

Fig. 1. — Contre l'asthme, les douleurs d'entrailles; il ne faut pas tourner la tête.

Fig. 2. — Pour dégager la poitrine, tempérer l'ardeur du sang, délasser.

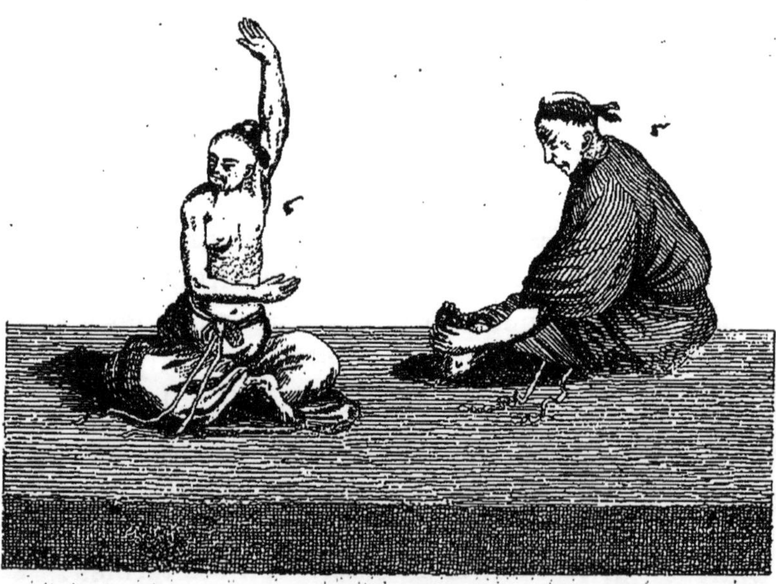

Fig. 3. — Contre les embarras d'estomac, l'obstruction et la jaunisse.

Fig. 4. — Contre les songes, les illusions nocturnes et leurs suites.

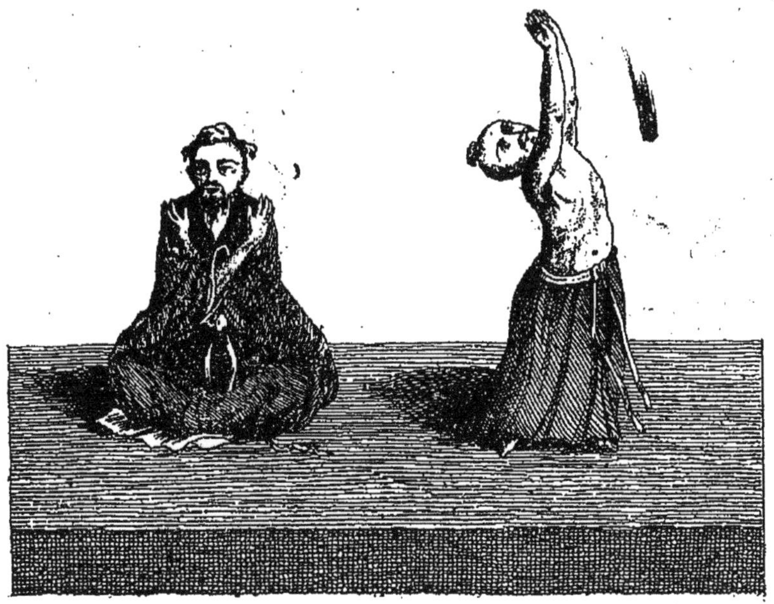

Fig. 5. — Contre la plénitude et l'embarras dans les entrailles, avec faiblesse.

Fig. 6. — Contre les maux de cœur, la maigreur et l'épuisement.

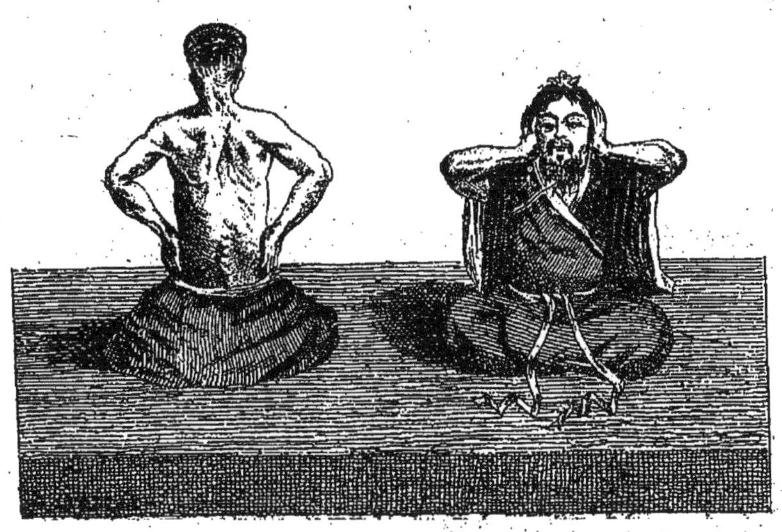

Fig. 7 et 8. — Pour entretenir la santé.

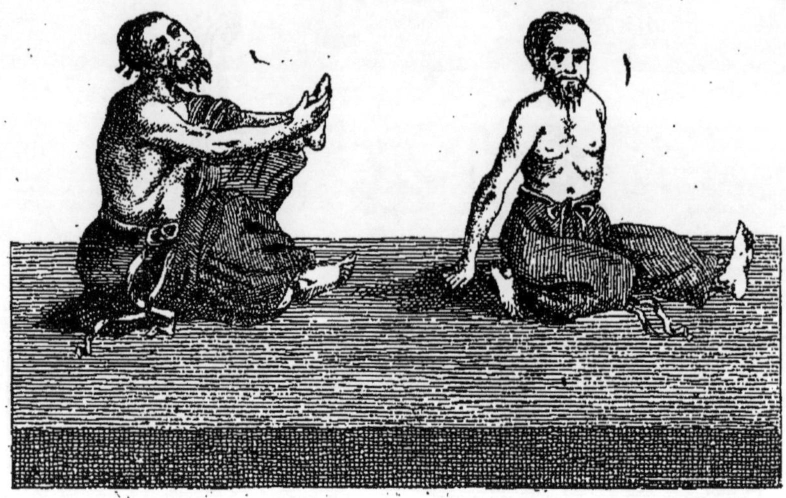

Fig. 9. — Contre les vertiges et les éblouissements.

Fig. 10. — Contre les pésanteurs de tête et assoupissements.

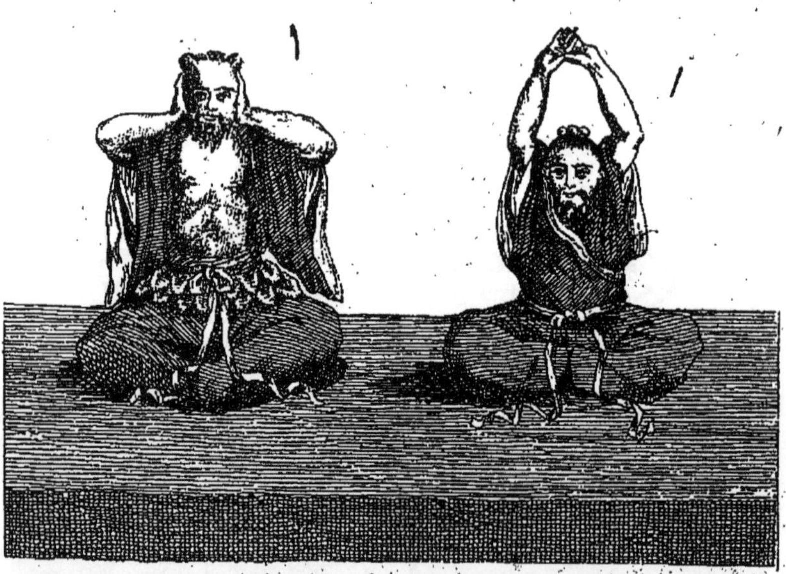

Fig. 11. — Contre douleurs dans les genoux, embarras dans les reins, enflures de faiblesse.

Fig. 12. — Contre la paralysie de quelques membres, la respiration courte et précipitée, les douleurs du bas-ventre avec tension.

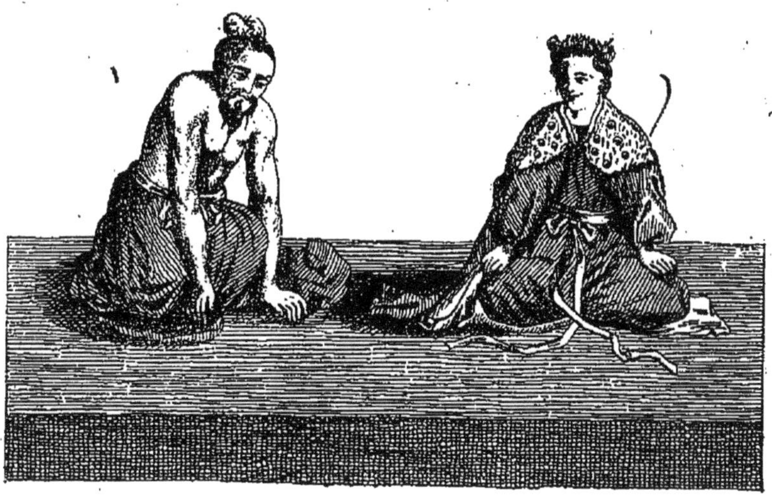

Fig. 13. — Contre les sueurs froides, la bouche amère, la difficulté de marcher.

Fig. 14. — Contre les maux de cœur avec faiblesse, douleur, langueur.

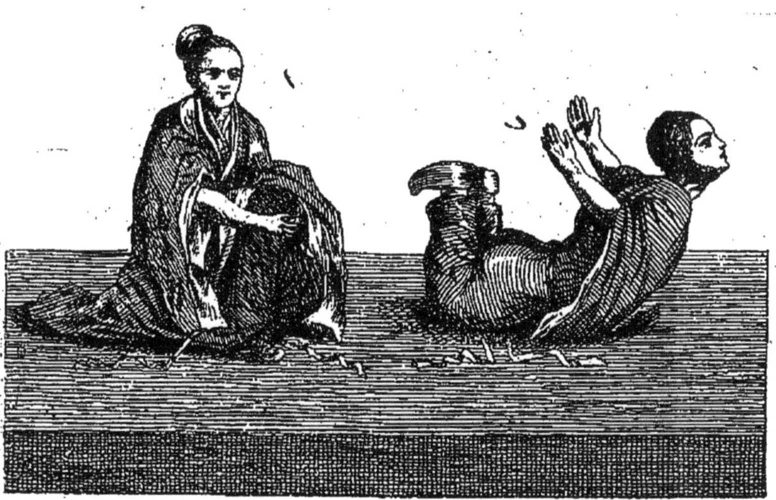

Fig. 15. — Contre la chaleur continuelle de la paume de la main et de la plante des pieds.

Fig. 16. — Contre la gravelle.

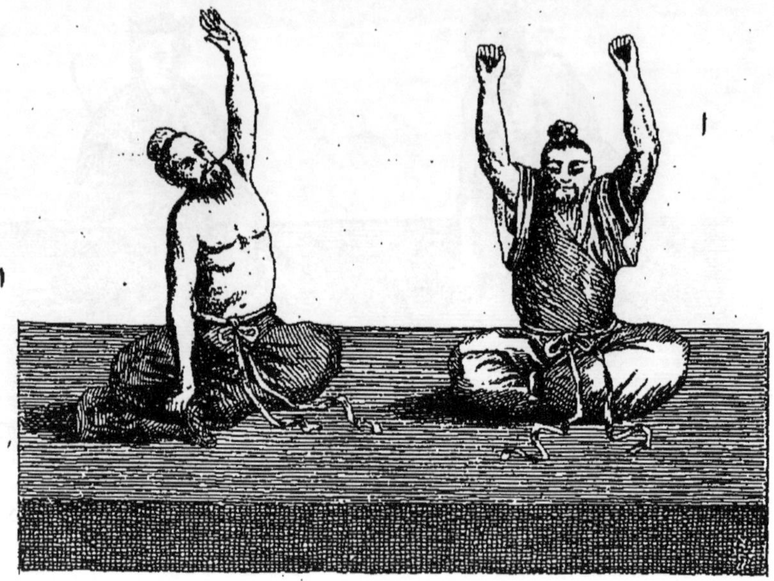

Fig. 17. — Contre les embarras de poitrine et de suffocation.

Fig. 18. — Pour entretenir la santé.

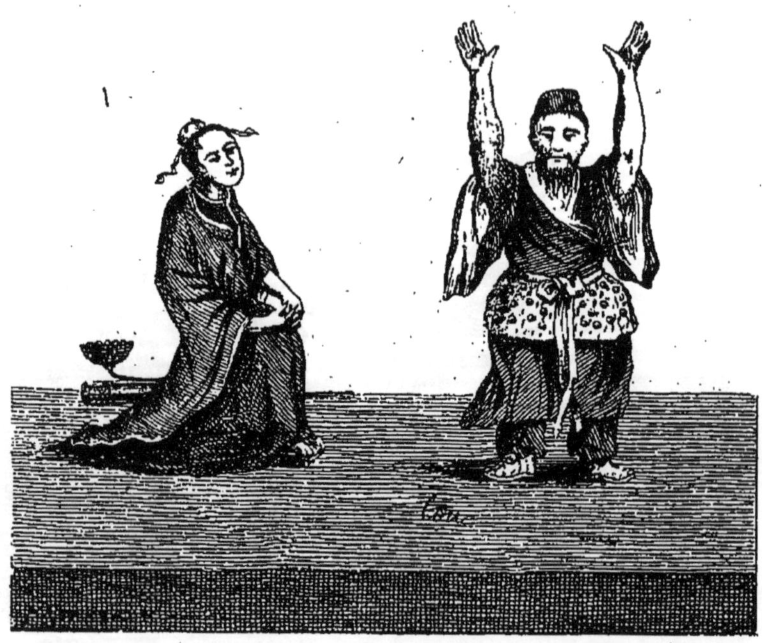

Fig. 19. — Contre la pierre et les coliques néphrétiques.

Fig. 20. — Contre les mouvements des intestins et les inquiétudes dans tout le corps.

(Livres sacrés de l'Orient : *la grande étude,* p. 155 et 156).

On appliquait les mouvements rythmés au développement physique du corps ainsi qu'à la cure de certaines affections.

Vers la fin du XVIe siècle, dans une encyclopédie en 64 volumes intitulée *San-Tsai-Tou-Hoeï,* se trouve une collection de gravures sur bois représentant des figures anatomiques et des exercices gymnastiques ; il y est question de massage, friction, pression, percussion, vibration et de beaucoup d'autres mouvements passifs.

Ces différents mouvements étaient employés pour faire disparaître la rigidité des muscles, les contractions spasmodiques, les douleurs rhumatismales ; on les employait aussi après la consolidation des fractures.

Le *Cong-Fou*, qui remonte au temps de Hoang-Ti (2698 avant l'ère chrétienne), est l'exposé d'une méthode thérapeutique qui consiste en trois parties :

1° Une partie comprend les diverses positions du corps;

2° Une autre partie indique l'art de varier les attitudes ;

3° La dernière explique comment, pendant la durée de ces positions et de ces attitudes, le patient doit respirer[1].

3° *Inde.* — La médecine paraît avoir été étudiée dans l'Inde depuis un temps immémorial. *Atharva-Veda,* le quatrième des livres sacrés, contient un traité de médecine intitulé : *Ayur-Veda,* qui n'est qu'un traité d'anatomie et d'embryologie. On y recommande aussi l'*exercice corporel,* les frictions, le *massage.*

L'ouvrage de Susruta n'est que le développement de la partie chirurgicale de l'*Ayur-Veda* ; la rédaction de ce livre remonte au moins à mille ans avant notre ère ; il y

1. A titre de document ethnologique curieux, nous donnons ici les 20 figures relatives à ce système. Nous les empruntons à l'ouvrage de Dally (*Cinésiologie*. Paris, 1859). Voir pages 5, 6, 7, 8, 9.

est parlé de frictions, massages et pressions, contre le rhumatisme chronique. Il s'occupe aussi des mouvements passifs et des exercices corporels qui sont toujours pré cédés de frictions, de malaxations, de pincements et de torsions portant sur les muscles et appliqués d'une façon méthodique. Ces mêmes manœuvres sont répétées après les exercices corporels.

Ces manipulations sont employées non seulement chez les sujets sains, mais encore contre certaines maladies.

4° *Grecs et Romains. — Chez les Grecs,* le médecin Herodikos fut le premier à instituer la gymnastique médicale (Herodikos était le maître d'Hippocrate).

Hippocrate donna une base scientifique aux principes proclamés par son maître. Ses prescriptions furent mises en pratique par les médecins les plus célèbres de la Grèce et de Rome (Antillos, Oribase, Athœnœus, Asclépiade, Celse, Galien). Galien admettait neuf modes différents de massage.

5° *La Renaissance* ne se signale guère par des travaux spéciaux sur la question (de 1450 à 1600).

Nous noterons simplement les travaux de Paullini.

Symphorien Champier, médecin de Charles VIII et de Louis XII, publie en 1512 un ouvrage intitulé : *Rosa gallica agregatoris Lugdunensis.*

Dans la première partie de cet ouvrage, il démontre que les exercices sont très utiles à la santé.

Ambroise Paré (1575), dans ses œuvres, consacre un chapitre à l'application du mouvement à l'hygiène ou aux exercices actifs ; il s'occupe de la friction, qui, dit-il, peut être « dure, molle ou médiocre ».

En 1582, Laurent Joubert publie un ouvrage dont la première partie porte le titre suivant : *De gymnasiis et generibus exercitationum apud antiquos celebrum.* »

Il s'occupe dans cette première partie, non seulement

des exercices actifs, mais aussi des mouvements passifs, des frictions.

Cet ouvrage de Joubert n'est qu'une ampliation de celui du noble seigneur Guillaume du Choul, gentilhomme lyonnais, œuvre publiée à Lyon en 1567 et intitulée : *Discours des bains et antiques exercitations grecques et romaines.*

6° *Période moderne.* — En Allemagne, Hoffmann publie en 1718 un traité de médecine qui contient un chapitre consacré à la gymnastique médicale, comprenant les mouvements actifs et les mouvements passifs.

Il indique l'exercice comme le moyen le plus hygiénique de conserver la santé. Il le recommande comme le meilleur moyen d'entretenir et d'activer la circulation du « fluide vital ».

Il appliquait les exercices comme moyen thérapeutique, contre l'inappétence, contre l'hypocondrie, la phtisie, l'ictère. Il parle aussi des mouvements communiqués ou passifs.

L'impulsion une fois donnée, l'idée fut poursuivie par un grand nombre de médecins, et alors on vit se succéder en Allemagne un grand nombre de traités sur ce sujet.

En France, le fondateur de la doctrine du mouvement appliqué à l'hygiène et à la thérapeutique fut Nicolas Andry, doyen de la Faculté de médecine de Paris (1658-1742).

E. Andry se montra le plus ardent propagateur de ces méthodes. Il rédigea une thèse académique qu'il fit soutenir deux fois à vingt années d'intervalle (1723 et 1741).

En 1741 il publia lui-même un ouvrage ayant pour titre : *L'orthopédie ou l'art de corriger dans les enfants les difformités du corps, le tout par le moyen à la portée des pères et mères et des personnes qui ont des en fants à élever.*

En 1781 parut le livre du médecin français Clément-Joseph Tissot, intitulé : *Gymnastique médicale, ou l'exercice appliqué aux organes de l'homme, d'après les lois de la physiologie, de l'hygiène et de la thérapeutique.*

Barthez et les frères Weber publièrent des travaux importants sur la gymnastique rationnelle et le mécanisme du mouvement.

En 1794, John Pugts écrivit un traité ou *The science of muscular action*. En 1808, John Barklay publie une étude intitulée : *The muscular motions of thehuman body;* il y cite un cas de contracture rhumatismale du sterno-mastoïdien rebelle à tous les autres traitements et qui fut guérie par la percussion.

En Suède, Pierre-Henri Ling, né en 1776, contribua à rappeler l'art de la gymnastique.

En 1813, il obtint la création de l'Institut central gymnastique de Stockholm, dont il fut nommé directeur ; c'est surtout la gymnastique médicale qui fut de la part de Ling l'objet d'études spéciales. Le système de Ling est absolument semblable à celui des Tâo-Sse, mais il est moins complet.

Son mérite est d'avoir remis en honneur une méthode thérapeutique absolument abandonnée depuis des milliers de siècles.

C'est de l'Institut gymnastique fondé à Stockholm par Ling que sont sortis les médecins qui ont introduit la gymnastique rationnelle à Londres, Saint-Pétersbourg, Berlin, Vienne et Dresde.

A partir du XIXe siècle, les ouvrages publiés sur ce sujet sont nombreux :

Essai sur l'attitude et la position, thèse inaugurale de M. Arbey (Paris, 1816).

Propositions sur les mouvements et l'attitude, par Roulin (Paris, 1820).

Dans la suite, nous trouvons un grand nombre de publications :

Illustration of the prower of compression and percussion in the cure of rheumatism, gout and debility of the extremities and in promating health and longevity (Balfur).

Méthode nouvelle pour le traitement des déviations de la colonne vertébrale (Pravaz. Paris, 1827).

Le Dr F. Werner publia en 1837 un ouvrage intitulé : *Premier rapport sur l'établissement d'orthopédie de Kœnigsberg de* 1826 *à* 1836.

En 1838 J.-A.-L. Werner, directeur de l'établissement d'orthopédie du duché d'Anhalt-Dessau, publie un ouvrage intitulé : *Gymnastique médicale, art de corriger les vices de conformation et de rétablir la forme et les proportions du corps humain d'après les principes de l'anatomie et de la physiologie.* Cet ouvrage, après avoir parlé des différents exercices propres à amener un parfait développement du corps, donne la description d'appareils destinés à corriger les courbures de la colonne vertébrale.

Au congrès des savants naturalistes et médecins allemands tenu à Vienne du 16 au 22 septembre 1856, M. Reclam, de Leipsig, a traité de l'influence des mouvements du tronc sur la circulation, la respiration et l'évacuation des matières fécales.

Piorry, dans son *Traité de médecine pratique* (t. XI, Paris, 1847), conseille la friction abdominale avec pression dans le cas où les gaz développés dans l'intestin refoulent en haut le diaphragme.

En 1855, Blache présente à l'Académie de médecine un traité intitulé : *Du traitement de la chorée par la gymnastique.*

La *Gazette hebdomadaire de médecine et de chirurgie* du 12 septembre 1856 rapporte l'observation d'un calcul biliaire retenu dans l'intestin grêle, où il a déterminé des symptômes d'étranglement interne qui ont rapidement cessé à la suite de la palpation abdominale.

Cette observation, publiée par M. Marotte, est particulièrement intéressante par les conclusions qu'il tire de ce fait : « Pourquoi, dit-il, ne pas pratiquer dans un but thérapeutique une manœuvre qui n'a été employée, dans ce cas, que dans le but d'établir le diagnostic ? Si pareil cas se représentait, ne serait-il pas rationnel, non pas de palper le ventre, mais de le malaxer en quelque sorte avec précaution ? »

Metzger, né à Bonn (Prusse Rhénane), où le professeur Von Mosengeil, son très savant élève, m'a enseigné toutes les pratiques du maître, qui exerçait à Amsterdam à cette même époque, à part une courte notice sur le massage des entorses, n'a presque rien publié, laissant aux adeptes de la méthode le soin, dans l'avenir, d'en vulgariser les brillants succès.

Malgré son caractère d'éclectisme, le présent livre procède presque entièrement de ces mêmes méthodes de l'école de Bonn adaptées aux progrès incessants réalisés par la massothérapie, tant en France qu'à l'étranger.

Ainsi qu'on a pu s'en convaincre, le massage, longtemps pratiqué uniquement par les rebouteurs ou les empiriques entre les mains desquels il donna des succès entremêlés de désastres, fut considéré comme indigne d'attirer l'attention des médecins.

Depuis un demi-siècle, il fut pourtant appliqué par de courageux praticiens, dont la tentative donna de remarquables résultats ; il entra dès lors dans une phase scientifique et peu à peu les médecins français, frappés des succès obtenus par leurs confrères de l'étranger, se sont résolus à ne plus le considérer comme un moyen thérapeutique indigne d'eux. Quelques-uns se sont mis à le pratiquer exclusivement, et on peut dire que, de nos jours, il a pris droit de cité dans la thérapeutique journalière.

En France, les travaux d'Estradère, de Norström, de Léon Petit, de Weber, de Gilles, de Jennings, de Massy ont grandement contribué à vulgariser l'étude de la massothérapie.

Nous devons faire une mention particulière des œuvres d'Estradère, de Petit et de Norström, dont les travaux sur le massage comptent parmi les plus importants et les plus remarquables.

PHYSIOLOGIE

Quels sont les effets du massage ? — Quelles réactions peut-il produire dans l'organisme ?

Le massage exerce-t-il une action directe ou une action réflexe? Il produit une action directe purement mécanique, et une action indirecte ou réflexe.

Son action, en effet fort complexe, se traduit par des effets mécaniques, thermiques et électriques.

Examinons ses effets sur la peau, sur les muscles, sur la circulation, sur les nerfs, sur la nutrition.

Peau. — Au point de vue purement mécanique, les manœuvres du massage débarrassent la peau du vernis formé à sa surface par l'accumulation des matières grasses provenant des glandes sébacées, mélangées à des cellules épidermiques en desquamation ; le massage assouplit le tégument, l'amincit.

Quelles sont les conséquences physiologiques résultant de cet effet mécanique ?

La peau, débarrassée de tous ces déchets, est plus perméable ; l'élimination des produits des glandes sudoripares se trouve ainsi facilitée.

En déterminant la chute des vieilles cellules épidermiques, les cellules de formation récente sont mises à nu.

Von Mosengeil a publié, dans *Langenbeck' Archiv für*

Klinische Chirurgie (1876), le résultat de ses très intéressantes expériences, que j'ai le regret de ne pouvoir exposer ici que succinctement, d'après Schreiber : « Les cellules détachées par le massage sont absorbées et assimilées par leurs voisines.

» A 9 h. du matin, le contenu d'une seringue de Pravaz remplie d'encre de Chine finement pulvérisée est injecté dans les deux articulations du genou d'un lapin. TR = immédiatement 100° 8 F.

» A 9 h. 1/2, massage du genou droit ; l'animal court assez gaiement.

» A 10 h. moins 1/4, deuxième injection dans les mêmes articulations, mais moins chargée d'encre de Chine ; le genou droit de nouveau est massé.

» La douleur paraît plus violente cette fois, l'animal se débat.

» Le massage paraît plus pénible et est renouvelé. Aussitôt l'articulation est complètement désenflée.

» La patte gauche (non massée) désenfle graduellement pendant les gambades du lapin.

» A 3 h., nouvelle injection ; patte droite de nouveau massée. Deux minutes après, l'enflure de la patte droite est dissipée, la gauche reste grosse. TR = 102°2 F. Le soir à 8 h. 1/2, TR = 104° F.

» L'animal est sacrifié et ouvert, les vaisseaux et ganglions lymphatiques du côté massé sont injectés d'encre de Chine, ce qui prouve l'action du massage d'une façon indubitable. »

Reibmayr et Hofinger ont prouvé que la résorption d'un liquide injecté dans le péritoine d'un lapin s'effectue deux fois plus vite, lorsqu'on pratique un massage abdominal.

En ce qui concerne le tégument, dans ces conditions nouvelles, nul doute que, par analogie à ce qui se passe pour l'impression de l'air, le massage ne doive produire des effets locaux portant sur la nutrition proprement dite et sur les fonctions cutanées.

On sait en effet que la peau est le siège d'importants phénomènes réflexes. Signalons en particulier l'importance du réflexe cutané sur les phénomènes automatiques de la respiration pulmonaire.

Muscles. — Le massage agit sur le muscle considéré dans son ensemble, mais il exerce aussi une action propre sur la fibre musculaire, dans laquelle il provoque les contractions fibrillaires dues à la force idio-musculaire; son action mécanique suffit à provoquer des contractions, sans qu'il soit nécessaire d'invoquer l'intervention du système nerveux, grâce aux simples déplacements moléculaires qu'il fait naître au sein des fibres musculaires.

Cette contraction, due à l'action purement mécanique du massage, est encore favorisée et augmentée d'une façon indirecte par l'intermédiaire du système nerveux et de la suractivité de la circulation. Sans aucun doute, les manœuvres du massage exécutées sur les muscles impriment au système nerveux et aux vaisseaux qui s'y distribuent une vitalité plus grande.

Il agit, de plus, dans l'intimité des tissus comme un exercice musculaire, en favorisant l'abord du sang et l'élimination des déchets.

Circulation. — Son action sur la circulation est directe et indirecte.

Directe mécaniquement, indirecte par l'intermédiaire du système nerveux vaso-moteur.

Les pressions exercées sur les parois des veines hâtent leur déplétion, d'où diminution de la stase veineuse, s'il en existe; la tension veineuse diminuant, la circulation artérielle se trouve facilitée d'autant. La circulation étant favorisée, l'absorption reçoit une impulsion nouvelle, et tandis que l'exsudation diminue ou tend à diminuer, se produisent la transformation, la disparition des exsudats épanchés.

Ajoutons que cette résorption est favorisée par ce fait que le massage détermine la transformation directe de l'exsudat et détruit plus ou moins les capillaires encore incomplètement formés qui le nourrissent et tendraient à provoquer ou favoriser une organisation anormale.

Les téguments des régions massées sont plus colorés, conséquence de la suractivité imprimée à la circulation capillaire et à la circulation veineuse superficielle; la température locale s'élève.

Cette suractivité de la circulation se généralise de la partie massée à tout l'appareil circulatoire.

Des effets généraux consécutifs à ces effets locaux se produisent; le pouls devient plus large, plus soutenu, plus régulier.

Système nerveux périphérique. — En dehors de ses effets directs, le massage agit indirectement sur les vaisseaux sanguins par l'action qu'il exerce sur les terminaisons nerveuses qui s'y rencontrent. Au niveau du tégument, il détermine une sorte d'anesthésie des filets nerveux quand la main de l'opérateur peut agir directement sur leurs ramifications; sans doute, telle est son action dans le cas de névrite périphérique consécutive à un traumatisme ou à d'autres causes.

Le massage produit une excitation des extrémités terminales des nerfs ganglionnaires dans la région massée, excitation transmise au système tout entier, d'où suractivité des fonctions auxquelles il préside. Chez certains sujets, cette impression peut aller jusqu'à la douleur, mais la continuation du massage émousse la sensibilité et l'anesthésie se produit bientôt.

Nutrition, absorption. — Sous l'influence du massage se

produit une augmentation de l'absorption interstitielle, par la suractivité imprimée à la circulation en retour e aussi par la division infinie des produits normaux ou pathologiques accumulés dans les interstices musculaires et les mailles du tissu cellulaire.

Il en résulte la dissémination de ces produits, la *multiplication de leurs points de contact* avec les parois des veines et des vaisseaux lymphatiques, la diffusion de ces substances dans la lymphe et leur retour dans la circulation générale.

Ainsi donc, le massage provoque une véritable augmentation d'énergie, intéressant les fonctions absorbantes des radicules lymphatiques, d'où résorption des infiltrations et exsudats dans les cas pathologiques et accroissement dans l'activité des fonctions normales.

De ces effets particuliers du massage sur les divers systèmes, il est facile de déduire l'action du massage général.

Massage général. — Son action est complexe ; elle se traduit par des effets mécaniques, thermiques et électriques.

Elle détermine la diminution du poids du corps en facilitant la désassimilation ou la destruction de la graisse sous-cutanée ; elle augmente la force musculaire. Le massage de l'abdomen produit une augmentation d'énergie des mouvements péristaltiques de l'intestin ; ainsi s'effectue le retour dans la régularité des selles. Il agit à la manière d'un procédé mécanique, qui non seulement enlèverait les déchets, mais apporterait de nouveaux matériaux nutritifs. Le massage général produit une suractivité des fonctions vitales, avec un sentiment de bien-être et de souplesse dans les mouvements, une augmentation de l'appétit et du sommeil.

C'est un adjuvant puissant de la résorption, qui s'adresse au système veineux et surtout au système absorbant, et accélère le cours des liquides en tous sens. — En diminuant la tension dans le système veineux, il facilite la circulation dans le système artériel.

On voit combien, dans le cas où la circulation faiblit pour une cause pathologique quelconque (affections cardiaques[1], dyscrasies, anémies, etc.), le médecin pourra utiliser ces puissants effets d'un adjuvant thérapeutique qu'il sera si facile de combiner avec la médication classique par les toniques.

Effets du massage général sur la calorification, la circulation, la respiration, l'excrétion de l'urée et de l'acide phosphorique. — En 1884[2], j'entrepris à l'hôpital Lariboisière, dans le service de mon savant maître le professeur Bouchard, quelques recherches, afin d'étudier les effets du massage général sur quelques-uns des appareils de l'économie.

J'ai pratiqué moi-même, chaque jour, sur un sujet en expérience, un massage général d'une durée de 25 minutes, faisant porter l'effleurage et le pétrissage profonds sur chaque groupe musculaire, et individuellement sur chaque muscle accessible du tronc et des membres. J'ai adjoint à ces manœuvres le massage abdominal et fait exécuter aux articulations et aux membres leurs mouvements normaux portés aux limites physiologiques extrêmes. Par des effleurages superficiels et profonds, j'ai refoulé vers les centres circulatoires le contenu des vaisseaux lymphatiques et des veines.

Le sujet qui a servi à mes expériences était en cours de traitement dans le service de M. le professeur Bouchard, pour un mal de Bright. Il fut soumis pendant toute la durée du traitement à un régime alimentaire constant : le régime lacté (trois litres et demi de lait par jour).

1. Huchard, *Leçons sur l'artério-sclérose*, 1892.
2. Georges Berne, *Société de thérapeutique*, 1884.

Je me suis efforcé tout d'abord d'établir quelles étaient, chez le sujet en expérience, les qualités physiques et chimiques de l'urine, observées et analysées pendant quinze jours (l'urine de 24 heures étant recueillie avec le plus grand soin).

La quantité d'urée, rapportée aux 24 heures, fut en moyenne de 26 gr. 10, dans la période qui précéda celle du massage général.

Afin de bien établir l'état normal, le massage ne fut exécuté qu'après seize jours d'observation ; chaque séance durait 25 minutes et fut renouvelée pendant plusieurs jours consécutifs. Le chiffre de l'urée s'élevait, le lendemain du massage, à 38 gr. 57, et atteignait les jours suivants le chiffre de 33 gr. 51 et de 33 gr. 17 [1].

Le malade fut soumis à ce massage général pendant dix jours. Le chiffre moyen de l'urée s'est élevé à 32 gr. 39.

C'est donc un chiffre d'élimination de l'urée qui équivaudrait à 6 gr. 29 par jour, que nous avons obtenu par ces manœuvres de massage général, exécutées, je dois l'avouer, avec autant d'énergie qu'il m'était possible.

J'ai dosé l'acide phosphorique chaque jour ; la moyenne était de 2 gr. 30 par jour pour les urines de 24 heures. Ce chiffre s'est maintenu sensiblement le même pendant la période correspondant au massage.

La réaction de l'urine, parfois alcaline avant la période de massage, s'est montrée uniformément acide pendant cette dernière.

La densité de l'urine s'est élevée de 1010 à 1020.

La température axillaire, en moyenne de 37° 6, s'est élevée après 25 minutes à 37° 9, chiffre bien faible, insignifiant même, sans doute, mais qui ne doit nullement

1. Ce chiffre paraîtra sans doute fort élevé. Nous le donnons comme rigoureusement exact ; toutefois nous n'oublions pas qu'il s'agit d'une seule observation.

surprendre. Il contraste singulièrement avec l'élévation locale de la température que j'ai constatée à la suite de massages locaux prolongés. (Voir mes recherches sur la empérature locale.)

Variations sans importance de la température rectale. Le pouls a subi quelques modifications; il s'est élevé en moyenne de 80 à 100 pulsations.

Le nombre des incursions respiratoires a été à peine augmenté. Ainsi, au lieu de 28 (chiffre moyen avant le massage général), nous avons trouvé que le nombre des incursions thoraciques s'élevait tantôt à 48 fois par minute, une autre fois à 32, au lieu du chiffre 28.

Je crois devoir signaler, au nombre des effets du massage général bons à noter, la sensation extraordinaire de bien-être éprouvée par le sujet soumis à l'observation. Outre une sensation de chaleur générale et de vigueur inaccoutumée succédant immédiatement au massage, ce malade ressentait un impérieux besoin de dormir, vers le soir. Le sommeil (contre son habitude depuis le commencement de la maladie) était ininterrompu jusqu'au matin et réparateur. Notons que le malade n'éprouvait plus la sensation de céphalalgie qui suivait habituellement son lever. Ajoutons enfin que l'appétit s'accrut notablement et que les selles devinrent régulières.

Avant mes recherches, Mme Putman Jacobi avait dosé l'urée avant et après l'application du massage. Elle avait constaté l'augmentation de l'urée. Ses expériences diffèrent des miennes en ce que les sujets observés avaient été enveloppés dans des draps mouillés. Mais Mme Putman n'a rendu compte dans ses expériences ni de l'alimentation, ni des conditions dans lesquelles le massage avait été exécuté.

Sans doute, le massage général a produit dans le cas dont j'ai fourni ici l'observation succincte, des mutations nutritives, une augmentation des oxydations intercellulaires; les métamorphoses, les échanges de la matière ont reçu une impulsion nouvelle favorisant la transmutation désassimilatrice, et, pour employer les termes mêmes du professeur Bouchard, nous pouvons dire : « que ce qui se brûle pour créer la force de fonctionnement, c'est surtout la matière circulante. En conséquence, ce n'est pas uniquement le travail musculaire qui produit l'élimination de l'acide urique ». Notre éminent maître, en divers points de son travail sur le *Ralentissement de la nutrition,* traitant cette question des transformations de la matière, signale les acides urique, hippurique, oxalurique et oxalique, comme constituant les quatre ordres de corps de la matière décomposée lors de la désassimilation de la matière azotée.

M. Bouchard fait remarquer que chez les obèses, si l'urée diminue généralement, en revanche fréquemment l'acide urique, qui représente un moindre degré d'oxydation, se trouve en excès. Chez les obèses qui éliminent peu d'urée, la température centrale est abaissée. « Chez ceux-là, non azoturiques, le massage, en activant la désassimilation, serait sans doute fort avantageux. Pour accélérer les mutations nutritives, il faut relever l'énergie du système nerveux. Le massage, par sa stimulation sur les filets périphériques et les excitations cutanées qu'il provoque, est un excellent moyen. Lorsqu'il faut mettre en jeu les appareils dont le fonctionnement crée de la force et brûle de la matière, la contraction musculaire entre en première ligne. » (Bouchard, *Ralentissement de la nutrition.*)

D'après Junk (cité dans le même ouvrage), l'imbibition peut produire de la chaleur, même dans les membranes mortes.

Modifications de la température locale sous l'influence du massage[1]. — Si les importantes recherches de Petrowsky, de Vulpian, de Marey, ont établi l'action locale des excitations sur l'appareil vaso-moteur de la peau, leurs travaux ne mentionnent que vaguement ce qui a trait aux modifications de la température : sur un point quelconque du tégument, la congestion neuro-paralytique produite par une excitation prolongée et un peu violente provoque la distension et la dilatation des artérioles, des veinules et des capillaires. La chaleur est d'autant plus élevée dans cette région que la circulation du sang est plus active. Mais dans quelle mesure cette température peut-elle s'accroître ?

La littérature médicale n'offre que très peu de documents sur ces divers points. En effet, à part les recherches de Von Mosengeil, aucun travail n'existait sur cette question intéressante à plusieurs titres. Mosengeil évalue l'élévation de la température locale, sous l'influence du massage, à 2 et même 3° centigr. J'ai reconnu que la température pouvait s'élever encore davantage, et atteindre même 5° centigr. La moyenne qu'on pourrait établir serait de 1° 1/2 centigr. Ce chiffre repose sur les données fournies par 21 observations. Chez tous les malades que j'ai examinés, grâce à l'emploi du thermomètre du Dr Constantin Paul, la température locale a été recueillie avant et après le massage. Celui-ci a été exécuté chaque fois pendant une durée précise de 10 minutes. C'est dans ces conditions que j'ai pu observer, chez un sujet atteint d'hémiparaplégie syphilitique localisée au côté gauche, les faits suivants :

Après le massage, la température, qui atteignait 30°, s'est élevée à 31° du côté malade (membre inférieur gau-

1. Extrait du compte rendu des communications faites à la Société médico-pratique, novembre 1885. (*Recherches sur les modifications de la température locale sous l'influence du massage*, Dr G. Berne.)

che). Du côté sain, la température s'élevait davantage, et de 30° montait à 32°4. C'est donc une élévation de plus d'un degré qui s'observait du côté sain, comparé au côté malade. A plusieurs reprises, j'ai constaté que l'élévation thermique des deux côtés comparés l'un à l'autre s'effectuait en conservant la même inégalité.

En un mot, tandis que le côté sain présentait une augmentation de température de 2°4 après chaque massage, le côté malade ne subissait qu'une élévation thermique d'un degré.

Chez un autre sujet (un neurasthénique), j'ai pu reconnaître que diverses parties du tégument offraient une élévation thermique différente suivant les régions.

Tandis qu'en effet le tégument de la partie supérieure du corps était le siège d'une augmentation de température de 2°8, les deux membres inférieurs présentaient une inégale excitabilité, à ce point que, consécutivement à des manipulations de même énergie, la température s'élevait de 1°2 à droite et de 0°8 à gauche.

Certains sujets peuvent présenter une augmentation de température considérable : chez un malade traité pour une atrophie des muscles péroniers consécutive à une fracture de jambe, la température s'est élevée de 28° à 33° après 10 minutes de massage, ce qui donne une augmentation de 5 degrés. Comme type de variété dans l'élévation thermique chez un même individu, je signale l'un de mes malades, chez lequel, tandis que la température du tégument abdominal s'élevait de 1°4 (de 32° à 33°4) après le massage (10 minutes), elle atteignait une élévation de 1 degré au mollet droit et au bras droit, de 2 degrés à la jambre gauche, de 1 degré 8 à la cuisse droite et de 1 degré au genou du même côté. En général, le degré maximum d'élévation thermique était atteint dès les 4 ou 5 premières minutes du massage.

Chez un malade jadis atteint de fracture de l'extrémité inférieure de l'humérus aujourd'hui consolidée, mais en traitement actuellement pour une impotence fonctionnelle très marquée de tout le membre supérieur correspondant à la fracture, j'ai observé que la température était inférieure de 1°5 du côté malade comparé au côté sain (30°1 au lieu de 31°6). Ajoutons qu'un massage de 10 minutes élevait la température de 1 degré 8 dixièmes, ce qui rétablissait sensiblement l'équilibre de la température entre les deux membres supérieurs.

Il m'a été facile de reconnaître qu'il n'était pas nécessaire d'exercer *des massages de longue durée* pour obtenir le maximum de température possible, car dans la plupart des sujets observés, dès la 5e ou 6e minute, le chiffre maximum était atteint. Ce fait est, du reste, conforme à ce que l'on sait concernant les excitations du tégument en général, dont les effets sont d'autant plus énergiques que l'excitation est de plus courte durée.

La sensation de chaleur perçue par les malades peut persister pendant un temps variable, mais qui peut être assez prolongé (une heure ou deux chez certains sujets).

Je recommande le massage comme un agent puissant *de calorification* pouvant être utilisé dans nombre de cas pathologiques où il est nécessaire de stimuler la circulation, d'éveiller les réflexes cutanés et d'élever la température en un point quelconque du tégument des membres. Si l'on pense, avec M. Joffroy, « que la dérivation, sous ses formes multiples, est restée un mode de traitement, depuis la flagellation jusqu'au vésicatoire », cela peut s'appliquer au massage, dont on connaît les bons effets dans nombre de lésions articulaires. L'action du massage trouve son application dans le traitement de ces *cyanoses locales* avec anesthésie, que le professeur Gubler traitait volontiers par des frottements énergiques. Ces sortes d'*asphyxies locales, ces troubles de la clarification* signalés par Weir-Mitchell à la suite des lésions nerveuses traumatiques, s'accompagnent, on le sait, d'un abaissement notable de la température, pouvant atteindre de 0°6 à 8°3 (Weir-Mitchell). Le massage est d'un très grand secours dans le traitement de ces troubles, presque inévitables, de la calorification. Pendant le traitement des fractures, je propose d'exercer des *manipulations des muscles et du tégument des membres aussi précocement que possible, lorsque les conditions présentées par les fractures ne sauraient s'y opposer*[1].

Le massage peut être un moyen d'exploration permettant de reconnaître dans quelle mesure, chez les sujets atteints de lésions médullaires, le grand sympathique se trouve intéressé ; on peut penser que toute excitation de la peau n'est accompagnée de modifications de la température, que grâce aux réflexes ayant pour siège les centres nerveux. Le fait se trouve démontré par la différence observée dans les phénomènes de calorification chez un même malade, la température du côté hémiplégique étant comparée à celle du côté sain.

Nous empruntons à la *Revue d'hygiène thérapeutique* (décembre 1891) les conclusions du Dr Maggiora sur l'action physiologique du massage (*Giorn. d. r. soc. ital. d'igiène*, nov. 1890).

Contributo allo studio dell'azione fisiologica del massaggio.

De ses recherches, le Dr Maggiora tire les conclusions suivantes :

1° Dans le muscle fatigué, on peut, par le massage, améliorer notablement les conditions de résistance au travail;

1. Je rappellerai que ces lignes ont été imprimées en novembre 1885. Or *toutes les publications quelconques* sur le traitement des fractures du péroné par le massage sont postérieures à cette date.

2° Le massage peut empêcher que la fatigue ne s'accumule dans le muscle qui vient d'exécuter un travail trop soutenu. Il permet d'obtenir un travail mécanique notablement supérieur à celui fourni après des périodes équivalentes de repos ;

3° L'augmentation dans la résistance au travail du muscle est, entre certaines limites, proportionnelle à la durée du massage. Dix minutes de massage donnent le maximum ;

4° Il n'est pas encore établi que les muscles qui ne travaillent pas directement ressentent la fatigue de ceux qui travaillent ;

5° Enfin, le massage, pratiqué durant des périodes de temps de 5 à 10 minutes, est capable de faire cesser temporairement, dans les muscles, cet état d'affaissement qui se manifeste quand on est soumis, pendant un temps prolongé, à un travail physique très intense.

En raison de sa très grande importance, je crois devoir publier la partie du travail de Castex intitulée : *Etude expérimentale sur le massage* (*Arch. gén. de méd.*, 1891). Il s'agit ici de l'*examen microscopique des diverses parties ayant subi le massage.*

Examen microscopique des diverses parties ayant subi le massage. — Comme je l'ai déjà dit, un des buts de ce travail était d'examiner au microscope les divers éléments d'une région massée après le traumatisme et de les comparer aux éléments correspondants de la région symétrique, traumatisée de même, mais non massée. Je voulais chercher, dans les examens comparés, les effets du massage sur l'élément anatomique et peut-être trouver l'explication de son influence favorable.

J'ai sacrifié les animaux environ six mois après le début des expériences, pour donner aux lésions possibles le temps de subir leur évolution naturelle. J'ai pris des fragments de muscles sur le côté massé et le côté non massé, en des points symétriques. Ces fragments ont été placés, les uns non tendus, les autres tendus, sur des plaquettes de liège :

1° Dans l'alcool au tiers;

2° Dans l'alcool à 90°;

3° Dans le liquide de Müller.

J'ai pris de petits vaisseaux (les ramifications des fessiers entre autres) que j'ai mis dans l'alcool à 90°.

J'ai pris encore des ramifications nerveuses que j'ai tendues sur des plaquettes de bois, pour en mettre ensuite :

1° Dans du liquide de Müller;

2° Dans de l'acide osmique à 1/100. Vingt-quatre heures après, je les en retirai pour les placer, sans être lavés, dans l'alcool faible.

Enfin les moelles épinières ont été jetées dans le liquide de Müller, mis en grande abondance.

1° *Muscles.* — A. *Muscle deltoïde non massé.* — Il s'agit d'un fragment de muscle deltoïde pris sur un chien qui avait subi la luxation des deux épaules. Coupe préparée à l'hématoxyline.

Faible grossissement. — Le muscle est divisé en faisceaux secondaires très nettement séparés les uns des autres. Ces faisceaux, d'inégal volume, comprennent, les uns, un nombre de fibres variant de 16 à 20 (les petits faisceaux sont assez nombreux), les autres un nombre de 50 à 60 fibres (ils sont moins nombreux que les petits).

Le tissu conjonctif qui les sépare est un tissu lâche, formé de fibres très fines, renfermant peu de vaisseaux, excepté au niveau de certaines grosses travées où on voit des branches artérielles accompagnées de leurs deux veines. Ces travées interfasciculaires, dans certaines régions du muscle, sont *presque aussi larges que les faisceaux musculaires.*

Fort grossissement. — On voit entre chaque fibre un nombre assez considérable de noyaux assez minces, allongés, et on peut en compter de 7 à 8 autour de chacune des fibres. Ces noyaux semblent faire partie de la gaîne de la fibre musculaire. Outre les noyaux minces et allongés, on voit encore, çà et là, quelques traînées conjonctives à noyaux ovalaires avec quelques fibres extrêmement fines.

Les artères qu'on trouve dans les grosses travées fibreuses ont conservé leurs membranes interne et moyenne intactes, mais l'externe est épaissie et environnée d'une zone fibreuse dense.

En résumé. — Abstraction faite de la grosseur des fibres musculaires, dont il est difficile d'apprécier les variations de volume, ce muscle semble envahi par des travées fibreuses qui dissèquent les faisceaux et les séparent beaucoup plus nettement qu'à l'état normal. Cette sorte de sclérose atteint également le système artériel.

Il s'agit d'une *sclérose très régulièrement diffuse.*

B. *Muscle deltoïde massé.* — Dès l'abord, le muscle paraît normal. Les gros faisceaux principaux sont encore séparés par des travées fibreuses, mais il n'existe plus de travées secondaires dissociant les faisceaux, comme dans le muscle non massé. On ne voit pas non plus autour des branches artérielles la zone scléreuse si prononcée dans le muscle non massé. Quant aux fibres musculaires, elles semblent dans leur ensemble plus volumineuses.

De cet examen fait par M. Toupet, je puis rapprocher le suivant, dû à M. Remy.

B. *Deltoïde non massé.* — Le tissu conjonctif est épaissi avec hémorrhagies interstitielles, très intenses surtout dans le tissu cellulaire périmusculaire, c'est-à-dire que les deux périmysiums externe et interne sont infiltrés de sang, ainsi que les fascia périmusculaires.

La striation transversale qui indique la normalité du muscle est effacée en beaucoup d'endroits, tandis que la striation longitudinale (qu'on ne voit pas normalement) est très accusée.

La préparation à l'hématoxyline révèle un plus grand nombre de noyaux dans le sarcolemme et les périmysiums.

Deltoïde massé. — Le muscle paraît normal. Peu de tissu conjonctif. Les vaisseaux sont normaux, la striation transversale très nette. Par la préparation à l'hématoxyline, qui colore tous les noyaux, on voit qu'aucune modification n'est intervenue, ni dans le sarcolemme, ni dans le tissu conjonctif qui l'entoure.

C. *Muscle grand fessier non massé (après contusions de la hanche).* — A un faible grossissement, on voit que le tissu conjonctif est un peu plus épais, sans être enflammé, que les stries longitudinales sont *beaucoup* plus apparentes.

A un fort grossissement, la striation longitudinale est encore plus apparente, les fibrilles musculaires sont même dissociées. Les stries transversales sont à peine apparentes.

Muscle grand fessier massé (après contusions de la hanche). — Aux deux grossissements, fort et faible, le muscle se montre parfaitement normal. Il n'y a pas d'épanchements sanguins.

D. *Muscle grand fessier non massé (après contusions de la hanche).* — *Coupe transversale.* — Autre animal. Tissu conjonctif plus épais, taches brunes autour des vaisseaux. Hémorrhagies interstitielles dans le tissu conjonctif. Veines gonflées de sang.

Coupe longitudinale. — La striation longitudinale des fibres est très apparente; la striation transversale, moins visible.

Même muscle massé. — Normal, même l'enveloppe

fibreuse périphérique, même les éléments tendinaux. Striation transversale très évidente.

E. *Grand fessier non massé (après contusion).* — Tissu conjonctif plus épais, fibres musculaires volumineuses, apparence de transformation colloïde du muscle. Striation transversale peu apparente.

Grand fessier massé. — Fibres musculaires plus petites, mais aucune altération, ni au muscle, ni au tissu conjonctif, ni au tissu adipeux, ni au tissu tendineux.

Je crois inutile de multiplier les descriptions microscopiques. Presque toutes reproduisaient la même différence entre le muscle massé et non massé. Une seule fois, il n'existait pas de différence marquée entre les deux. Il s'agissait du moyen fessier, qui avait été peut-être moins atteint par l'action traumatique.

En somme, il résulte de ces diverses préparations microscopiques : 1° que, d'une part, le muscle traumatisé, mais massé, retrouve sa constitution normale ; 2° que le muscle traumatisé et laissé sans massage offre comme altérations :

a) Une dissociation en fibrilles de la fibre musculaire, marquée par les stries longitudinales très évidentes ;

b) Une hyperplasie, quelquefois un simple épaississement du tissu conjonctif annexe dans ses diverses parties ;

c) Par places, une augmentation du nombre des noyaux annexés au tissu conjonctif ;

d) Des hémorrhagies interstitielles ;

e) Un engorgement des vaisseaux sanguins avec hyperplasie conjonctive de leur paroi adventice ;

f) Le sarcolemme est intact en général. Sur une seule préparation, on voyait une multiplication de ses noyaux, traduisant un peu de myosite interstitielle.

2° *Vaisseaux et nerfs fessiers (côté non massé après contusions).* — *Vaisseaux.* — Le tissu conjonctif s'est hyper-

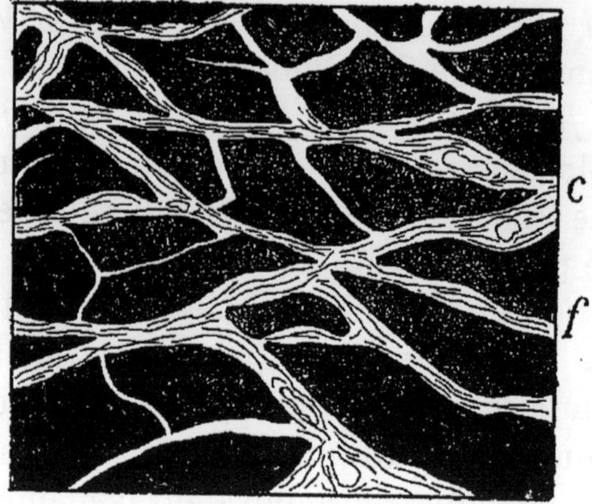

Fig. 21.
(Muscle traumatisé *sans* massage.)
f Faisceau musculaire.
c Cloison conjonctive.

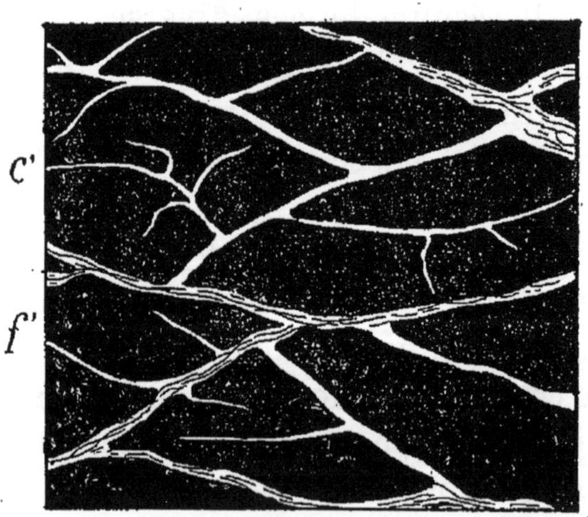

Fig. 22.
(Muscle traumatisé *avec* massage.)
f' Faisceau musculaire.
c' Cloison conjonctive.

(On voit, en comparant les figures 21 et 22, que le muscle massé — deltoïde de chien (fig. 22) — a conservé le volume normal de ses faisceaux musculaires et cloisons conjonctives qui, au contraire, sont devenus, les uns plus grêles et les autres beaucoup plus épaisses dans le deltoïde non massé de l'autre épaule (fig. 21).

plasié autour des petits vaisseaux. C'est leur couche externe qui s'est hypertrophiée presque exclusivement. Autour de ces petits vaisseaux existent un certain nombre de cellules plates du tissu conjonctif à noyau très apparent qui donnent à l'épaississement total une apparence concentrique.

Nerfs. — Sur une coupe transversale, le tissu conjonctif forme des enveloppes superposées autour du périnèvre. A l'intérieur du périnèvre se trouvent des amas d'une substance blanchâtre. Il en existe jusqu'à cinq dans une même enveloppe, comprimant l'élément nerveux.

Sur une coupe longitudinale, on voit que ces amas sont des bandes qui divisent le nerf en faisceaux. Il semble que ce soit le tissu conjonctif qui est autour des vaisseaux du nerf qui se soit développé à l'intérieur du périnèvre. Celui-ci étant inextensible, les fibres nerveuses sont comprimées.

Les noyaux de la gaine de Schwan ne paraissent pas multipliés. L'altération des cylindres-axes est considérable, puisque, sur une coupe transversale, nous trouvons que la moitié de la surface circonscrite par le périnèvre est remplie par la néoplasie périvasculaire. Le tissu conjonctif, qui est autour du périnèvre et qui est épaissi, est riche en noyaux. Le périnèvre est du moins trois fois plus épais dans le côté non massé que dans le côté massé (résultat très nettement visible).

En somme : périnèvre épaissi.

Les petits vaisseaux qui sont au milieu des éléments nerveux contenus dans ce périnèvre sont le siège d'une hyperplasie périphérique.

C'est la lésion nerveuse qui est la plus évidente (périnévrite, névrite interstitielle et compression des tubes nerveux).

Côté massé. — Tout est normal dans les vaisseaux et les nerfs.

3° *Moelle épinière.* — J'ai encore cherché dans les deux moitiés de la moelle épinière correspondant aux régions symétriques massée et non massée. Je n'y ai constaté aucune différence, malgré le long temps écoulé entre l'expérience et l'examen histologique. Mais mes recher-

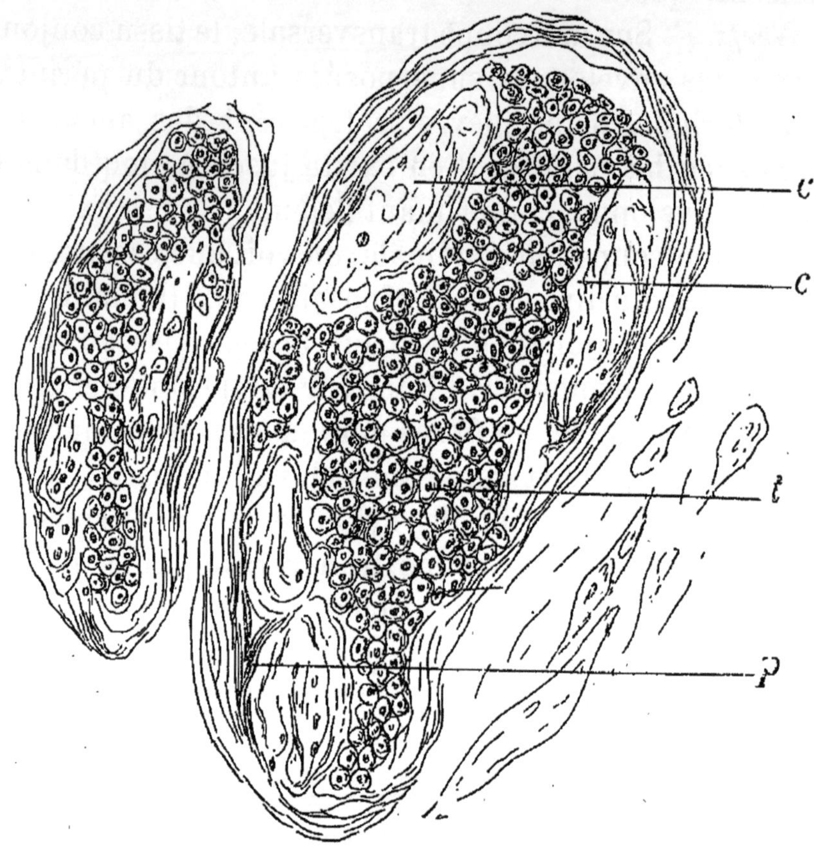

Fig. 23.
(Nerf traumatisé *sans* massage.)
p Périnèvre.
t Tubes nerveux.
c. c Néoformation conjonctive.

ches ont été peu nombreuses et de nouvelles investigations sur ce point pourraient être utiles.

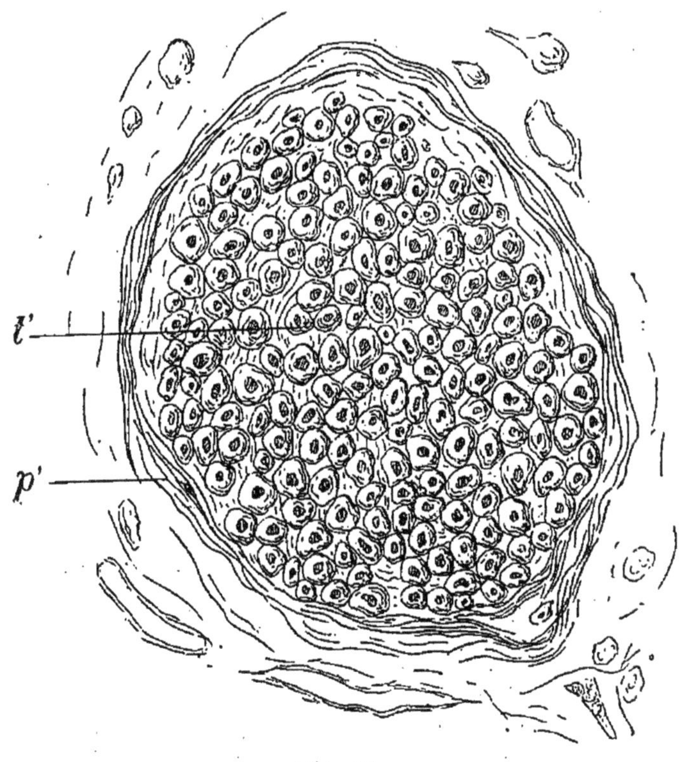

Fig. 24.
(Nerf traumatisé *avec* massage.)
p' Périnèvre.
t' Tubes nerveux.

(Par la comparaison des fig. 23 et 24, on voit que le nerf massé — rameaux d'un nerf fessier supérieur de chien (fig. 24) — est resté normal dans tous ses éléments, tandis que le même nerf de l'autre fesse non massé (fig. 23) a son périnèvre très épaissi et présente au-dessous de cette gaine des dépôts de néoformation conjonctive qui ont refoulé et comprimé les tubes nerveux.)

CONCLUSIONS

I. — *Résultats cliniques.*

Dans les *contusions simples*, le massage procure la disparition rapide des divers troubles, principalement de la douleur.

Dans les *contusions articulaires*, il dissipe les contractures musculaires réflexes ou les parésies, mais surtout il prévient les amyotrophies rebelles qui en sont la complication la plus grave.

Appliqué aux *entorses*, il est remarquable par la rapidité de ses bons effets. D'après ma statistique, le résultat cherché est obtenu entre trois et quatre jours.

Dans les *luxations*, on doit y recourir dès que la réduction est assurée, car il réduit au plus vite gonflement, ecchymoses, douleurs. Il éveille la fibre musculaire de cette stupeur locale où la plonge le traumatisme. Il prévient les atrophies et raideurs tardives.

Appliqué aux *fractures juxta-articulaires*, il vient rapidement à bout des douleurs et gonflements (une fracture simple, sans déformation, de l'extrémité inférieure du radius guérit en une quinzaine de jours, quand il en fallait quarante au moins avec l'immobilisation plâtrée). Si on y a recours après la levée des appareils, il assouplit les parties et dissipe les œdèmes.

Contre les *amyotrophies* acquises [1], le massage s'est montré impuissant. Il les prévient, si on l'applique d'une façon précoce.

Mes conclusions sont étayées sur les résultats, tant *cliniques* qu'*expérimentaux*, consignés au cours de cette étude.

II. — *Résultats histologiques.*

Le muscle traumatisé et non massé présente une *sclérose diffuse* avec : hypertrophie du tissu conjonctif annexe dans ses diverses parties, hémorrhagies interstitielles, engorgement des vaisseaux sanguins et hypertrophie de leur tunique adventice.

1. Nous ne partageons pas cette opinion un peu pessimiste de notre distingué confrère : nombre d'amyotrophies post-traumatiques sont susceptibles d'être guéries par le massage. V. l'article *Amyotrophie*. (Note de l'auteur.)

Le muscle traumatisé, mais massé, offre son histologie normale. C'est la *restitutio ad integrum.*

Les vaisseaux sanguins sont normaux dans le muscle massé. Dans le muscle non massé, ils offrent une hyperplasie de leur tunique externe.

Les filets nerveux normaux dans le muscle massé présentent, dans le muscle non massé, de la périnévrite et de la névrite interstitielle.

La lésion des nerfs est plus marquée que celle des vaisseaux.

III

En résumé : d'après mes recherches, on constate *de visu* que le massage agit en détergeant une partie des matériaux diversement nuisibles que le traumatisme y a versés, en ramenant cette partie à son état normal et en prévenant de la sorte le processus de sclérose diffuse qui en serait résulté.

Telle est l'explication positive de l'action du massage. Elle ne pourra qu'accroître son crédit.

(Castex, *Arch. gén. de Médecine*, 1891.)

TECHNIQUE OPÉRATOIRE

Tables de massage. Instruments. — J'ai pu constater, en Hollande et en Allemagne, que nos confrères en massothérapie se servaient de tables à massage, sorte de petits tréteaux exigus, trop courts, trop étroits, du haut desquels le patient, étendu en équilibre instable, pouvait faire une chute dans un mouvement mal combiné. Ajoutons que parmi lesdites tables, les unes, trop élevées, nécessitaient la station debout du praticien; d'autres, trop basses, obligeaient l'exécutant à se baisser trop. Autant d'attitudes fatigantes. Nous ne voyons aucune utilité à posséder autre chose, comme arsenal de massage, que des chaises longues d'une longueur et d'une largeur suffisantes, *sans rebords* et *sans dossiers*, munies de coussins pouvant se superposer, afin dans certains cas de pouvoir servir d'appui à un coude, un bras, une épaule.

Le médecin devra posséder, de plus, des coussins mobiles, de longueur et largeur variées, de consistance différente, depuis la balle d'avoine jusqu'au coussin de sable, qu'il fera supporter par des tables mobiles très légères. Le massage d'un poignet, d'une main, d'un coude sera ainsi rendu plus facile, grâce à l'appui que ces segments du membre supérieur pourront recevoir. Des tabourets de différente hauteur seront également utiles, pour servir d'appui aux membres inférieurs.

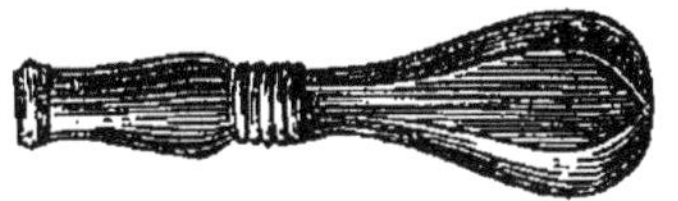

Fig. 25. — Ballon percuteur.

Il est bon de se munir de ballons en caoutchouc creux, montés sur des tiges en bois, afin d'exécuter les percussions brèves sur les attaches tendineuses des muscles et sur le corps même des groupes musculaires.

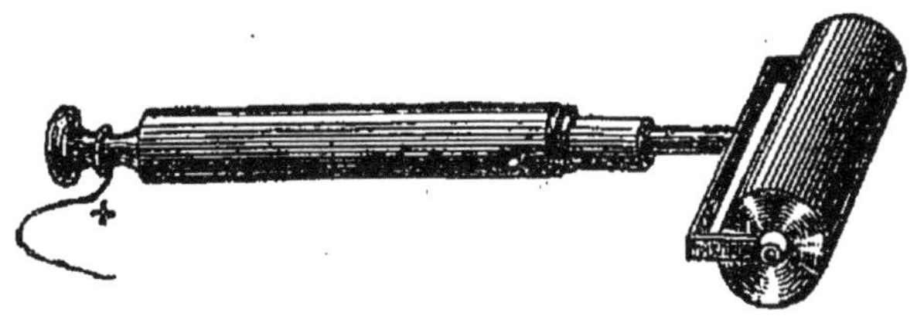

Fig. 26. — Rouleau de Butler.

L'usage du rouleau de Butler, du cylindre de Stein. des palettes et battoirs est abandonné. Les avantages du per-

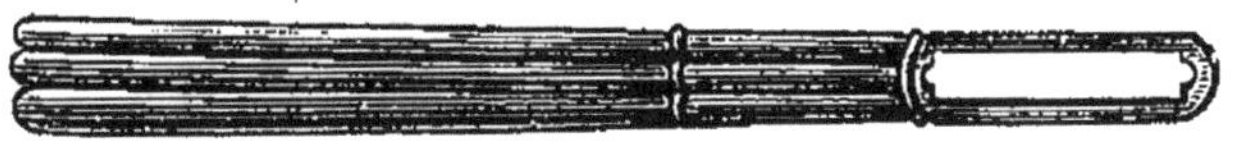

Fig. 27. — Battoir dorsal de Klemm.

cuteur de Sarlandières, du battoir dorsal de Klemm ne me paraissent pas supérieurs à ceux du percuteur élastique désigné plus haut.

Signalons le percuteur électrique de Granville, qui pourrait être conservé pour la production des vibrations très faibles (fig. 28, 29, 29 *bis*).

Technique du massage. — Le mot de *massothérapie*

devrait être substitué au mot massage usité communément.

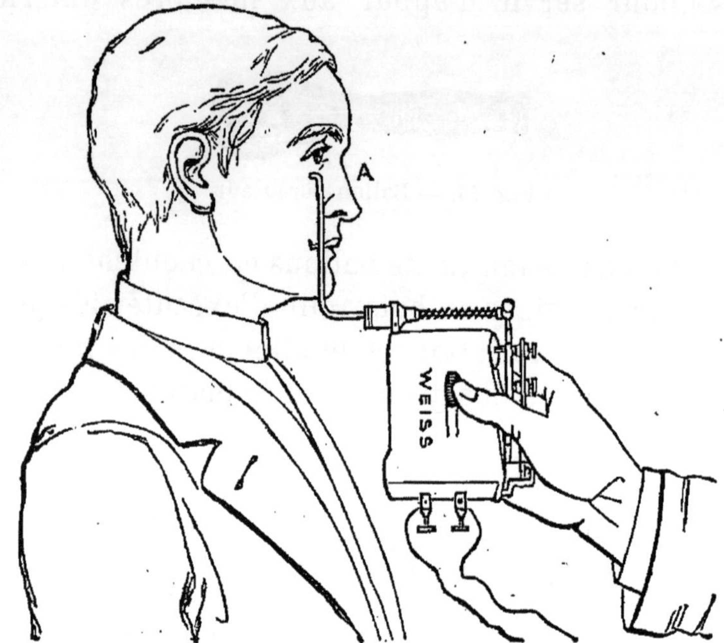

Fig. 28. — Percuteur électrique de Granville.

Massothérapie veut dire application du massage à l'art

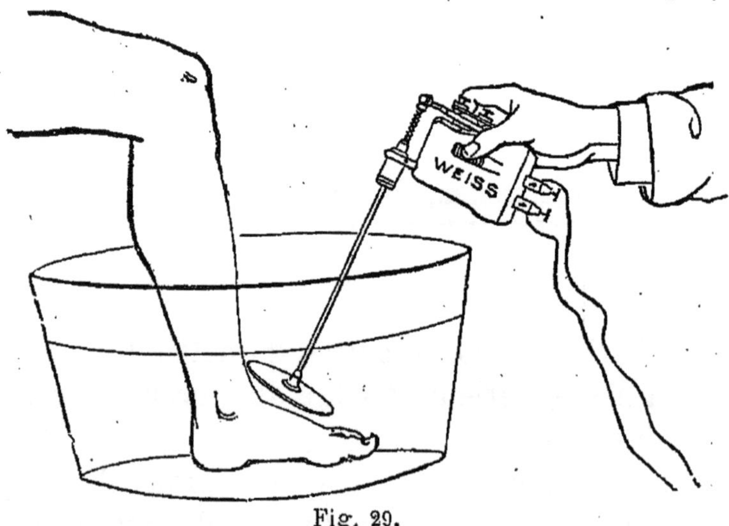

Fig. 29.

de guérir, utilisation de la *main* au traitement scientifique des maladies.

Dally avait proposé le mot de « manipulations ». L'intention était sans doute louable, mais le mot était long et n'exprimait que l'acte matériel pur et simple, sans lui adjoindre la désignation de son emploi scientifique.

Le massage est tellement entré dans la pratique journalière qu'il nous semble tout à fait inutile d'en donner ici une plus complète définition; nous nous bornerons donc à exposer en un tableau synoptique les manœuvres variées du massage, à expliquer leurs effets, tout en indiquant les motifs qui doivent déterminer le choix du praticien.

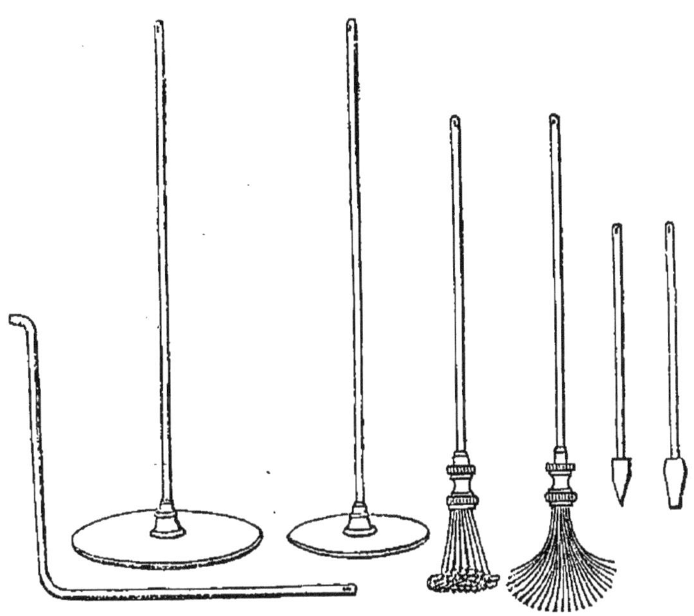

Fig. 29 *bis*. — Série de percuteurs et pinceaux électriques.

Avant d'aborder cette partie purement technique, nous devons nous élever contre un préjugé trop répandu dans le public et, bien que cela puisse surprendre, même dans un certain groupe médical ; à savoir : que tout le monde peut pratiquer le massage sans avoir étudié le manuel opé ratoire et sans avoir appris, sous la direction d'un maître, exactement l'anatomie du corps humain, les indications et les contre-indications de l'emploi de la massothérapie. C'est là évidemment une erreur profonde et qui explique les insuccès nombreux, les accidents dus aux pratiques de manœuvres ignorants autant que téméraires, n'hésitant pas à traiter par le massage les phlébites en pleine évolution et les arthrites suppurées, au risque de provoquer de redoutables accidents[1].

Pratiqué par des comparses de l'art, le massage n'a donné pendant longtemps que des résultats insignifiants ou déplorables ; on attribuait l'insuccès à la méthode thérapeutique, alors qu'il n'était imputable qu'à l'opérateur.

Pour retirer du traitement par le massage tous les effets curateurs qu'il peut fournir, il faut donc absolument qu'il soit pratiqué par *un médecin instruit*, expérimenté. Il est indispensable de posséder une connaissance entière du *diagnostic* et du *pronostic* des maladies. La lecture des traités spéciaux ne suffit donc pas et ne saurait remplacer ce qu'une véritable pratique de la médecine peut seule enseigner.

Ces manipulations sont en effet nombreuses et variées; chacune a son application suivant les cas ou suivant les différentes phases successives d'un état pathologique déterminé.

En voici un tableau synoptique que nous avons dressé avec le plus grand soin.

1. On m'a cité récemment un cas de rupture de varices volumineuses, sous l'influence de massages pratiqués par un opérateur de fantaisie.

- A. Effleurage.........
  - Frôlements.
  - Onctions.
- B. Pétrissage........
  - Pincements.
  - Malaxations.
- C. Pressions.........
  - Douces....
    - Rectilignes.
    - Elliptiques.
    - Spiroïdes.
  - Fortes....
    - Froissement.
    - Foulage.
- D. Percussions.......
  - A plat, calmantes hyposténisantes.
  - A poings fermés..
    - Douces.
    - Fortes (éclatement, résorptions).
- E. Mouvements......
  - Secousses.
  - Traction.
  - Torsion.
  - Flexion.
  - Extension.
  - Rotation.
  - Circumduction, supination, pronation.
  - Adduction.
  - Abduction.
- D. Massages vibratoires (Braun-Garnault).

Il nous reste maintenant à dire quelques mots sur chacune de ces manipulations, à en indiquer le manuel opératoire, les modifications qu'il subit suivant les régions et aussi suivant les cas particuliers.

Les différentes manœuvres du massage nécessitent de la part de celui qui veut se livrer à leur pratique une réelle vigueur physique ; elles sont en effet très fatigantes dans certains cas. Pour exercer avec facilité la massothérapie, il convient de posséder un corps robuste et résistant ; sans cette condition, le praticien est exposé à ressentir de grandes lassitudes, pouvant même l'obliger à renoncer à sa profession. Il faut aussi que l'opérateur puisse se servir indifféremment de l'une ou l'autre main, faculté qu'il acquerra par des exercices fréquemment répétés ; les ongles doivent être limés régulièrement, afin de ne pas déchirer les téguments du patient. Contrairement à l'opinion commune, j'estime qu'ils doivent de plus ne pas être coupés trop courts, car après des séances réitérées de massage, la matrice unguéale deviendrait douloureuse; l'ongle est en effet le protecteur naturel des parties molles des phalangettes. Il faut de plus que les doigts soient souples, très mobiles et vigoureux. Des éminences thénar et hypothénar pourvues de muscles volumineux constituent deux véritables coussinets charnus dont l'élasticité rend les pressions d'autant plus douces et supportables. C'est pourquoi le massage exécuté par l'homme est en général mieux toléré que celui dû aux mains féminines, peu musclées d'ordinaire.

Ainsi donc, vigueur et grande dextérité de mains, telles sont les qualités physiques nécessaires.

Mais il est de nécessité absolue que le praticien ajoute à ces qualités naturelles une *connaissance approfondie de l'anatomie* et de la physiologie.

Ainsi s'explique, sans qu'il soit besoin d'insister davantage, la différence des résultats obtenus par la massothérapie appliquée par les rebouteurs d'une part et les médecins.

Le médecin opère en connaissance de cause, avec mesure; l'empirique pétrit, percute et mobilise à tort et à travers, « au petit bonheur».

Il existe entre eux toute la différence qui sépare dans les diverses branches de l'activité humaine l'homme de l'art et le manœuvre.

Dans la pratique du massage, je me sers, suivant les régions et suivant l'âge et le sexe du patient, de certaines substances dont je donne ici les formules.

Pour les hommes à système pileux très développé :

Pommade	Acide borique........................	8 gr.
	Vaseline.............................	60
	Baume de Fioravanti..................	10

Essence de citron ou teint. de bergamote, q. s. p. aromatiser.

Chez les sujets dont le système pileux est peu développé, ou lorsqu'il s'agit de régions dépourvues de poils, j'emploie la vaseline simple ou la fécule de pommes de terre (celle-ci *dans les points qui ne répondent pas aux plis articulaires*).

Dans les régions périarticulaires ou dans les plis articulaires, c'est à l'huile d'olive fine que je donne la préférence ou à la vaseline; cela s'applique surtout au massage chez les femmes et les enfants, dont l'épiderme est particulièrement susceptible.

On fera prendre au malade la position la moins fatigante pour lui et pour l'opérateur; le système musculaire du patient devra être autant que possible maintenu dans

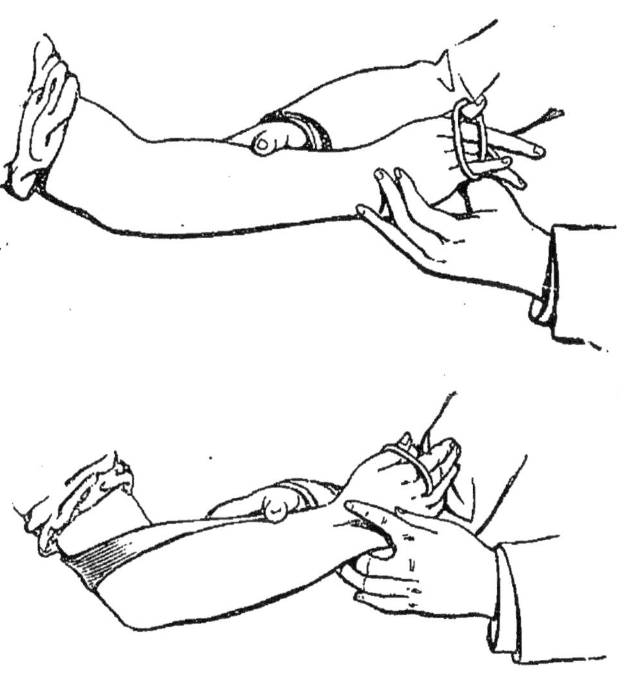

Fig. 30 et 31. — Fixation de quelques groupes musculaires pour faciliter le massage.

un état de relâchement absolu pour éviter de gêner la circulation veineuse, lorsque cela est possible, dans le décubitus dorsal; les parties périphériques doivent être tenues plus élevées que le tronc, pour faciliter le cours du

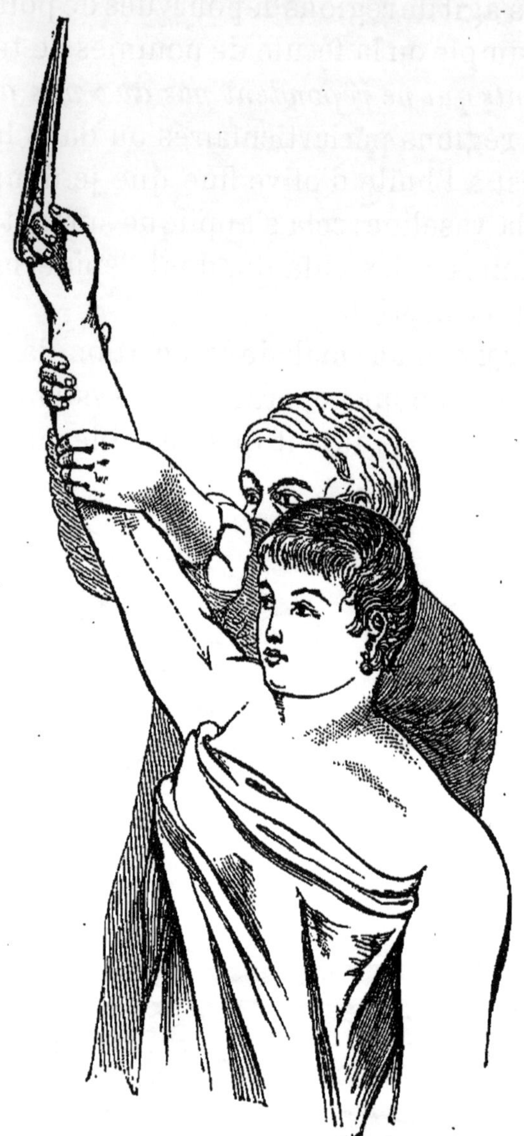

Fig. 32. — Suspension pendant le massage.

sang veineux et de la lymphe, de telle sorte que l'action de la pesanteur soit utilisée (fig. 32).

ENSEIGNEMENT DES MANOEUVRES FONDAMENTALES DU MASSAGE

1er EXERCICE

Effleurage. — L'effleurage doit se pratiquer avec la *face palmaire de la main* ou la pulpe des doigts ; dans cette manœuvre on ne doit jamais se servir de l'extrémité des phalanges (fig. 33).

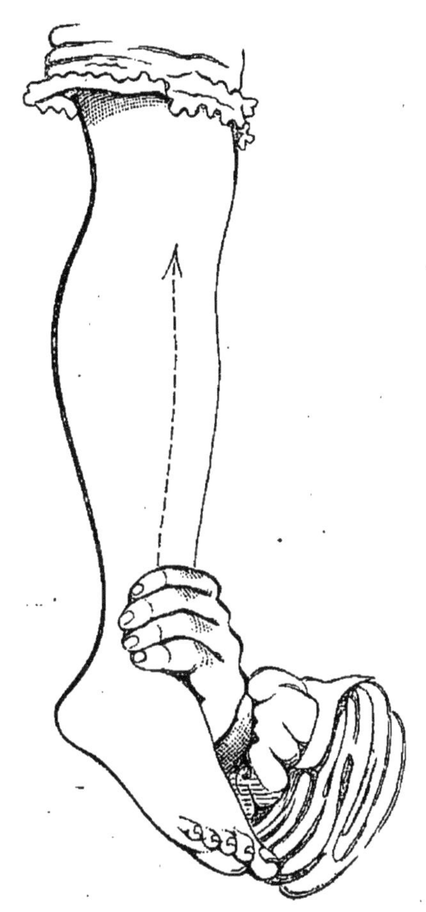

Fig. 33. — Effleurage dans l'entorse du pied.

La main tenue à plat est promenée avec un mouvement rapide de va-et-vient accompagné d'une légère pression dans un seul sens. Dans certains cas, s'il est nécessaire d'augmenter la pression sur un point, c'est à l'aide des

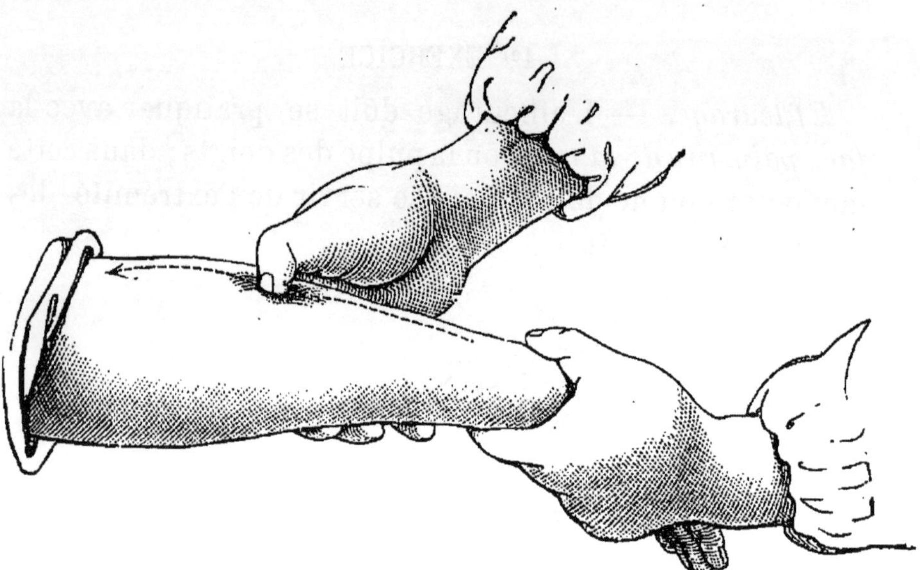

Fig. 34. — Effleurage avec l'extrémité du pouce.

éminences thénar et hypothénar ou des bords de la main qu'on le fera

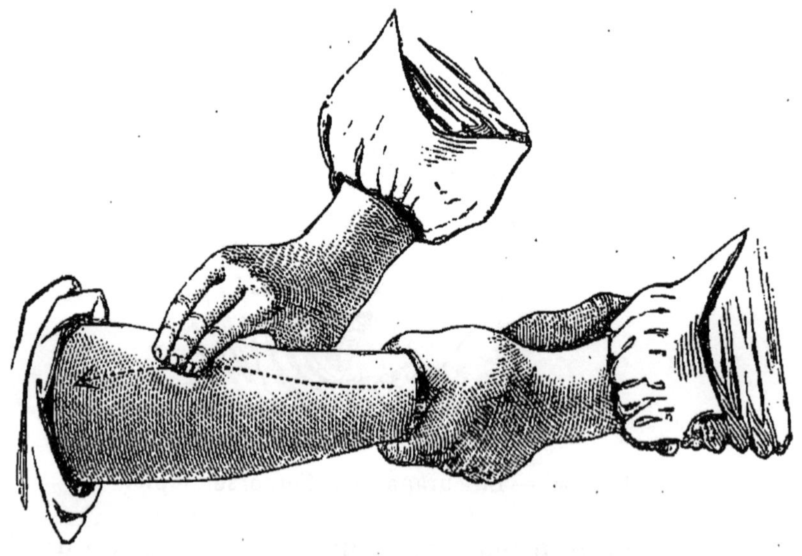

Fig. 35. — Effleurage avec plusieurs doigts, dans les espaces intermusculaires.

La main doit être souple, non contractée, exercer une pression uniforme et refouler les liquides du côté du cœur, c'est-à-dire vers la racine des membres, vers les ganglions et les veines de la région *dans le sens centripète* (fig. 34, 35 et 36).

Doux quand il s'adresse à des lésions superficielles, l'effleurage devient plus accentué pour les lésions profondes, où il va se modifiant alors depuis le simple frôlement jusqu'à l'*onction* et l'*expression profonde*.

2e EXERCICE

Pétrissage. — Pétrir, c'est exercer sur les parties molles des pressions alternatives. Comme pour l'effleurage, cette

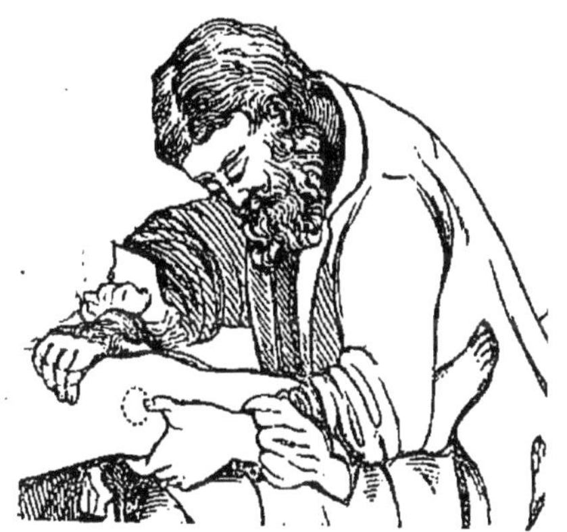

Fig. 36. — Massage à frictions dans un cas d'arthrite chronique du genou droit.

manœuvre doit être pratiquée avec la *face palmaire* de la main et la pulpe des doigts, jamais avec l'extrémité des doigts (fig. 37, 38, 40).

Pour être bien pratiquée, c'est-à-dire pour ne pas occasionner de douleurs au patient et ne pas déterminer d'ecchymoses, elle demande une grande dextérité de

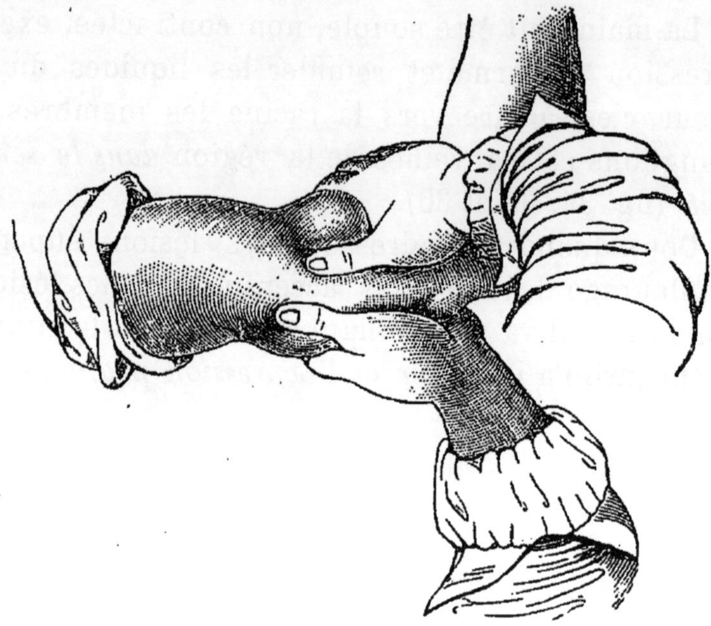

Fig. 37.

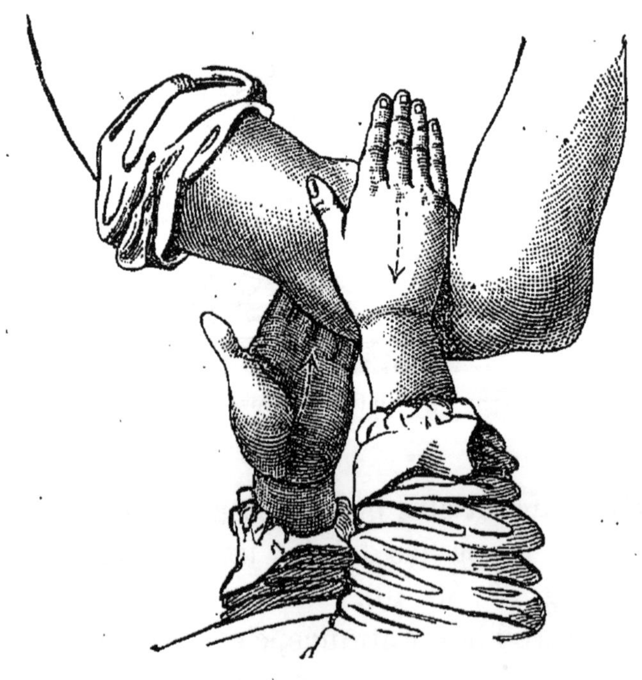

Fig. 38

mains, qui ne peut être acquise que par des exercices souvent répétés.

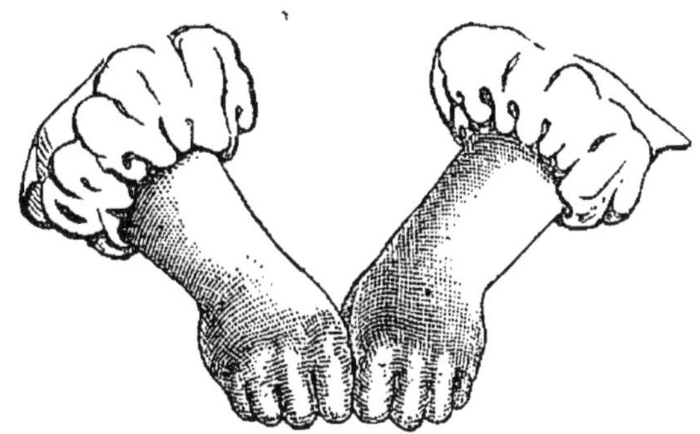

Fig. 39. — Le krammgriff[1].

Eviter avec soin le pétrissage des régions pourvues de veines, nerfs, artères et ganglions lymphatiques volumi-

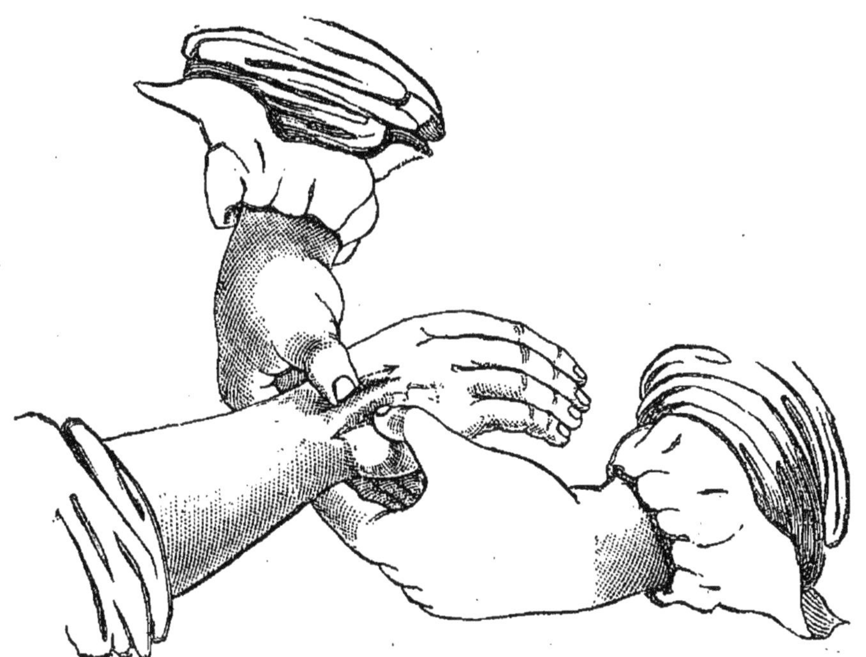

Fig. 40. — Pétrissage avec les deux pouces d'un kyste tendineux du poignet.

1. Ce mouvement, dit du « coup de peigne », peut s'opérer avec une seule main.

neux (triangle de scarpa et creux de l'aisselle), d'où nécessité absolue de connaître l'anatomie.

Le pétrissage, en déterminant une légère anesthésie des téguments, permet d'arriver progressivement à des manœuvres plus énergiques, qui n'auraient pas été tolérées au début.

Le pincement est surtout employé quand on veut agir sur une lésion bien nettement délimitée et sur un organe d'un volume restreint (muscles des gouttières vertébrales); il s'exerce avec la pulpe des doigts ; il peut être *faible* ou *fort* ; ce n'est qu'une variété du pétrissage.

Les malaxations, autre variété du pétrissage, s'adressent aux lésions plus étendues ; elles s'exercent soit d'une main, soit avec les deux mains, mais en ce cas la pulpe des doigts seule est insuffisante, il faut employer aussi la face palmaire de la main.

En général, on doit malaxer toute région qui a été soumise au pincement pour amener la diffusion des produits exprimés par le pincement et par là leur plus rapide absorption par les lymphatiques et finalement leur élimination.

3e EXERCICE

Pression. — Les pressions se pratiquent soit avec la pulpe des doigts, soit avec la paume de la main ; elles peuvent être *douces* ou *fortes*.

Lorsqu'elles sont douces, elles peuvent s'exercer, suivant les cas et les régions, sous forme de pressions *rectilignes*, *elliptiques* ou *spiroïdes;* ces variétés s'appliquent aux lésions superficielles ou récentes.

Lorsqu'il s'agit de lésions anciennes ou profondément situées, on a recours aux pressions fortes, qui peuvent aller jusqu'au froissement, pour les lésions situées à une profondeur moyenne et au foulage pour les lésions très profondes ou très anciennes.

On peut exercer des pressions avec : 1° le talon de la main ; 2° le poing fermé en exécutant le mouvement de peigne, krammgriff (fig. 39) (estomac-intestin, épaule et fesses) ; 3° le pouce (partie antérieure de l'avant-bras, interstices intermusculaires) ; 4° avec l'extrémité des index (foulage) (périarthrites, etc).

Nous employons fréquemment « le foulage », c'est-à-dire des mouvements consistant en pressions circulaires ou elliptiques, au moyen des extrémités digitales (les index en général), lorsqu'il s'agit de fouiller (ou fouler *ad libitum*) plus ou moins profondément une région articulaire, par exemple, dans les cas d'entorse ou de périarthrite (fig. 41, 42, 43).

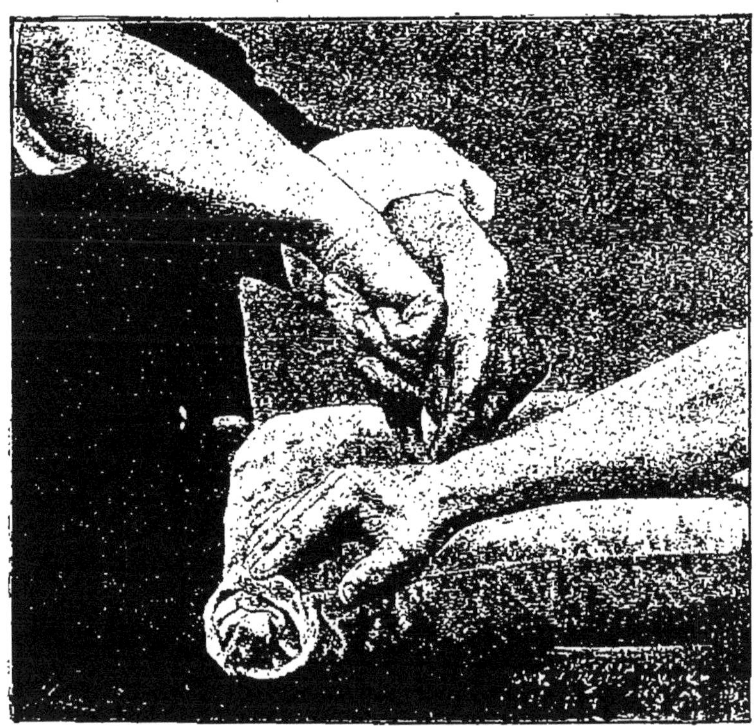

Fig. 41. — Manœuvre de « foulage » du poignet.

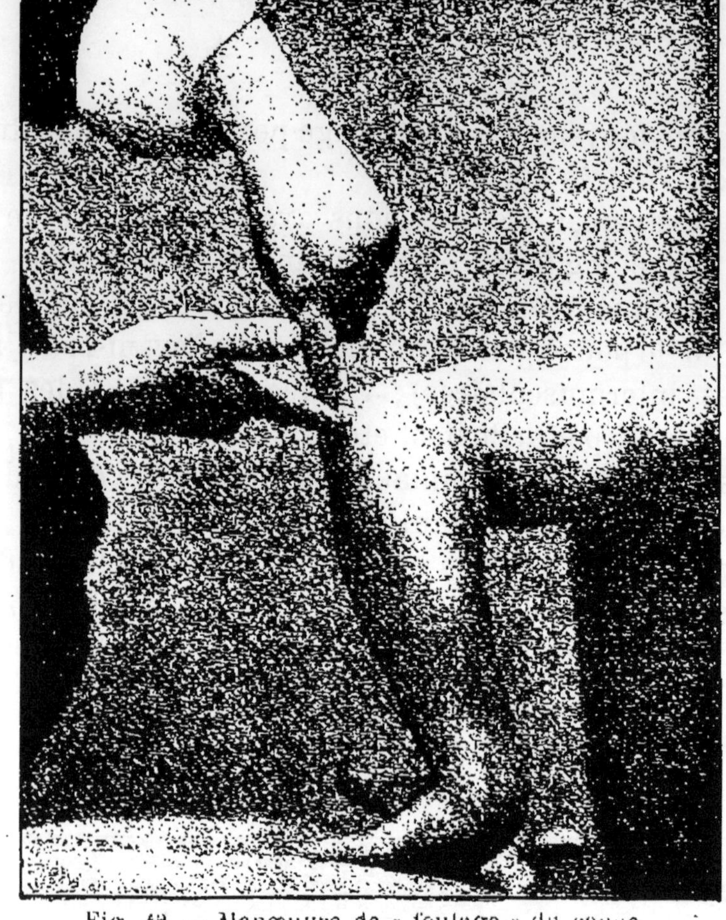

Fig. 42. — Manœuvre de « foulage » du coude.

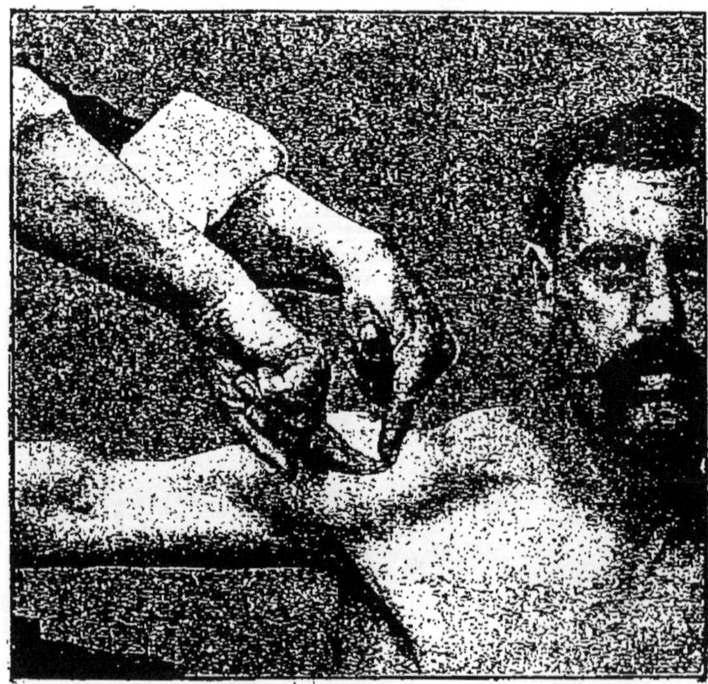

Fig. 43. — Manœuvre de « foulage » de l'épaule.

4e EXERCICE

Percussion.

- 1° Percussion avec la main
  - ouverte
  - un seul doigt, pouce ou index — pression et mouvements ondulatoires.
  - fermée
    - en cône.
    - pour surf. cubitale.
- 2° Percussion avec un instrument.

1° Percussion avec la main.

- *x* Main ouverte (*Hachures.*)
  - A. Les doigts formant éventail, on percute avec le bord cubital de l'auriculaire, les autres doigts viennent successivement percuter la région à la manière d'un instrument passif (fig. 44).
    Effets : excitation.
    Moyen excellent pour produire l'excitation des grandes masses musculaires (muscles des gouttières vertébrales).
  - B. Au moyen de la paume de la main et de la face palmaire des doigts (Percussion à plat.) (Main en creux).
    Effets : *effet calmant.* Action particulière sur les filets nerveux et qui est peut-être due à une vibration spéciale communiquée aux éléments nerveux ?
- *y* Main fermée.
  - A. Percus. faib. Employée surtout dans les régions avoisinant les grandes articulations.
    Effets : action hyposthénisante sur les gros troncs nerveux.
    Stimulation des muscles.
    Résorption des exsudats.
  - B. Percussion forte. Grande variété dans l'intensité suivant l'effet à produire. Je ne l'applique qu'au cul-de-sac de l'articulation du genou.
    (Traitement de l'hydarthrose par le procédé de l'éclatement.)
    (Méthode de l'auteur.)
    Effets :
    Production d'une fissure dans le cul-de-sac, permettant le passage du liquide dans les tissus voisins (peut être appliquée à toute rupture de poche séreuse anormale).

2° Percussion avec un instrument.	*a*) Percuteur à surface plane.	Révulsion cutanée. Excitation des téguments. Augmentation de la température locale.
	b) Percuteur cylindrique.	Contractions musculaires (muscles vertébraux).
	c) Percuteur cylindrique digité.	Stimulation (muscles des membres).
	d) Percuteur sphérique. (Modèle de l'auteur.)	Stimulation des muscles profonds. (Fesse, cuisse, épaule.)

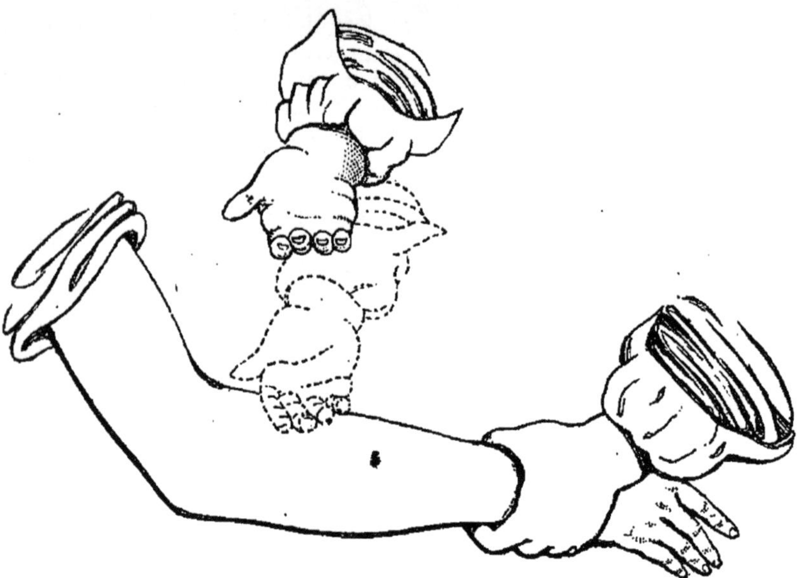

Fig. 44. — Tapotement avec la face dorsale des phalanges dans la paralysie des muscles de l'avant-bras.

Mouvements actifs et passifs. — Pour pouvoir faire exécuter avec sûreté et précision les divers mouvements actifs et passifs propres aux articulations, il est indispensable d'en connaître les fonctions normales. Il va de soi que le praticien devra, par des exercices préalables sur un sujet sain, connaître « les résistances » des différentes parties constituant les articulations et les membres.

L'opérateur priera le malade, tantôt de fléchir l'avant-bras sur le bras, tantôt de pratiquer l'extension du membre (*mouvement actif*).

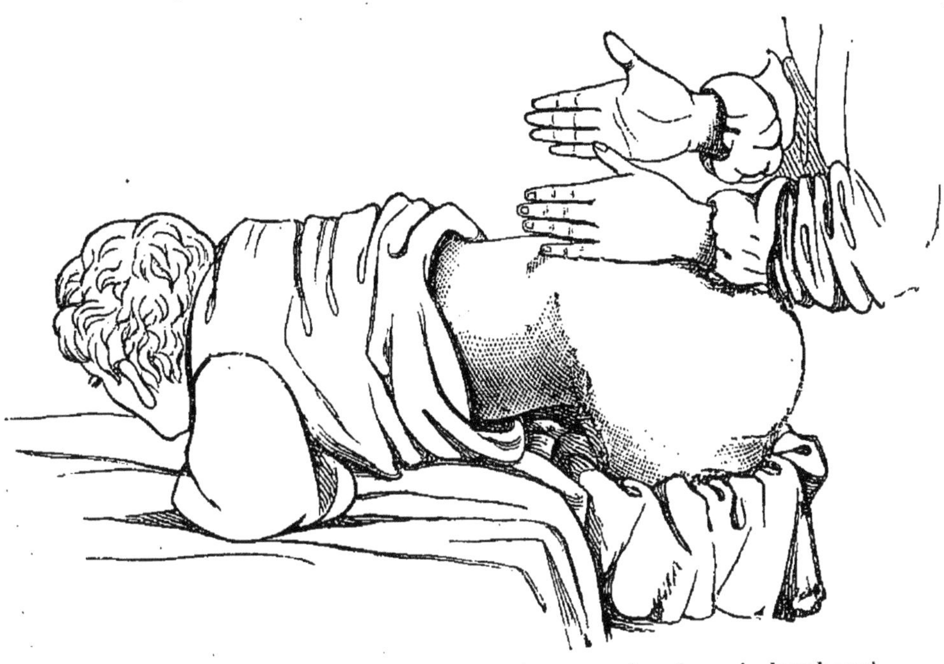

Fig. 44 *bis*. — Tapotement (hachure des muscles dans le lumbago).

D'autres fois, le médecin, saisissant le poignet, ordonnera au patient de fléchir l'avant-bras plus ou moins énergiquement sur le bras, malgré la résistance (*mouvement contrarié*) (fig. 45).

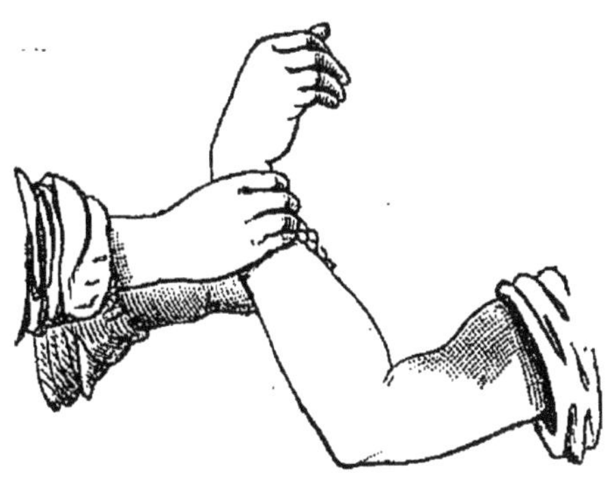

Fig. 45. — Mouvement contrarié.

Chez certains sujets, ces divers mouvements peuvent être variés, multipliés à l'infini suivant le but que l'on se propose ; il sera nécessaire d'utiliser parfois des moyens mécaniques. J'ai eu l'occasion d'observer il y a un an chez un enfant, les bons effets produits par le chevauchement « d'un cheval à ressort ». Le petit sujet, que j'ai traité par le massage, était atteint d'un certain degré d'atrophie des muscles fessiers et lombaires. La mère avait fort ingénieusement pensé que le « dandinement » produit par l'exercice du cheval à ressort aurait une influence favorable sur les muscles. L'enfant marche aujourd'hui et son état s'améliore chaque jour.

Les mouvements passifs doivent être imprimés aux jointures atteintes de raideur, aux diverses variétés d'ankyloses curables.

C'est dans l'exécution de ces mouvements qu'il faudra se garder de toute violence. Une articulation doit être mobilisée progressivement, *anatomiquement.* Lorsque, après une flexion trop longtemps prolongée, suivie d'adhérences et raideurs tendineuses, une articulation est soumise au traitement massothérapique, on doit se rappeler (en particulier pour le genou) que parfois un raccourcissement très considérable des gros vaisseaux de la région a pu se produire, et qu'il est de toute nécessité d'en éviter l'allongement brusque et la rupture possible. Nous ne pouvons donner de règle à ce sujet ; tout est subordonné à la connaissance exacte du cas particulier.

Nous renvoyons à l'article « Gymnastique » pour les mouvements à faire exécuter activement.

LÉSIONS ARTICULAIRES

CONTUSIONS ARTICULAIRES

Bien que les contusions des articulations ne paraissent pas, *a priori*, exiger une intervention aussi active que les entorses, je crois devoir insister sur la nécessité d'utiliser la massothérapie très précocement, surtou lorsqu'il s'agit de la hanche ou de l'épaule, afin d'obvier à ces atrophies musculaires si rapides survenant à l'occasion de contusions parfois très minimes[1]. (Valtat, Lefort, Guyon, Féré, Castex, Poirier ont signalé cette prompte apparition de l'atrophie.) Raymond et Onanoff ont montré, au moyen d'expériences de laboratoire exécutées au collège de France, que l'influence des troubles médullaires réflexes jouait un rôle prépondérant dans la production des phénomènes d'amyotrophie.

Le massage produit la guérison des contusions avec une surprenante rapidité. Ce moyen, non seulement favorise la résorption du sang épanché dans les parties molles périarticulaires, grâce à la désagrégation produite au sein des éléments coagulés du sang extravasé, mais, tout en rétablissant la circulation, conserve aux muscles leur énergie, leur vitalité, alors que l'influence médullaire pa-

1. Il s'agit, dit Castex, de « lutter de vitesse ».

rait momentanément annihilée, probablement sous l'influence du choc traumatique. Sans doute aussi, le massage doit décongestionner les nerfs de la région contusionnée, et par ce moyen s'opposer à ces phénomènes de névrite traumatique ascendante, qui, par voie réflexe et avec l'intermédiaire de la moelle, peuvent avoir, du côté de l'appareil musculaire du membre, un si fâcheux retentissement, alors que la lésion articulaire est en apparence peu importante.

Traiter précocement par le massage les contusions articulaires, c'est assurer la conservation de l'état normal des muscles, c'est préparer le retour *ad integrum* de la fonction.

Nous n'ignorons pas que la tonicité musculaire (propriété physiologique) dépend du système nerveux. On admet, avec Brondgest, Testut, Tschirieff, Charcot, qu'il suffit de sectionner les nerfs sensitifs d'une région pour faire disparaître la tonicité des muscles correspondants. Le tonus musculaire serait donc lié non seulement à l'intégrité des nerfs moteurs et de la substance grise de la moelle, mais encore à celle des nerfs sensitifs (Testut).

Testut pense que le point de départ du réflexe produisant le tonus musculaire « se trouve dans les terminaisons nerveuses des aponévroses et des tendons ». La contusion d'une région articulaire peut, on le conçoit, produire des lésions des extrémités nerveuses expliquant les phénomènes d'atrophie. D'autre part, rien ne prouve que les lésions cutanées qui s'associent à l'attrition plus ou moins complète de rameaux nerveux, lors d'une contusion, ne produisent cette perte du *sens musculaire* qui est probablement la première étape de l'atrophie.

Erb et Westphall ont démontré que les points de départ des réflexes tendineux avaient pour siège les tendons eux-mêmes. Il n'est pas douteux que le traumatisme peut abolir plus ou moins ce réflexe par lésion de ces mêmes extrémités tendineuses, d'où abolition de ces « sensations *inconscientes ou excito-motrices* en rapport avec la tonicité et la nutrition des masses musculaires ». (Testut, th. *Syst. osseux fibreux*, etc. Agrégation 1880.)

Ajoutons que si, avec ce même auteur, nous nous reportons aux travaux de Cl. Bernard, nous admettons que le sang veineux qui revient d'un muscle paralysé ou privé de sa tonicité contient 7.20 p. 100 d'oxygène, tandis que celui revenant d'un muscle possédant son tonus intact présente 5 p. 100 d'oxygène; cet état traduit le trouble profond apporté à la nutrition du muscle. Le massage peut, à un haut degré, réveiller la tonicité du muscle et par là concourir à maintenir la nutrition dans l'intimité des tissus musculaires.

Dans son important et très ingénieux travail paru en 1891 (*Etude clinique et expérimentale sur le massage*), Castex a démontré, par des expériences, les bons effets du massage dans le cas de contusions.

Nous faisons presque *in extenso* l'exposé de ces recherches, en raison de la nouveauté du sujet ainsi présenté et de l'intérêt qui s'y rattache au point de vue scientifique.

Expérience I (Castex)

Contusions simples.

Chien de garde de haute taille.

Le chien est étendu sur la table à vivisection, reposant sur le ventre, les quatre membres et la tête attachés, mais non trop serrés, afin que l'animal puisse exécuter quelques mouvements de défense et se trouver dans les conditions d'un individu qui reçoit une contusion accidentelle. Le gras de la cuisse est rasé à la tondeuse. Je profite du moment où le chien est un peu dressé sur ses pattes de derrière pour faire la contusion.

Avec une grande bouteille vide en grès (une de ces bouteilles dans lesquelles on met du mercure), je frappe douze coups violents et consécutifs sur les faces externe et antérieure de la cuisse. Mon bras droit s'abat à toute volée sur la partie désignée. L'animal, par ses cris de plus en plus violents, indique que la contusion est forte et vivement ressentie. Elle s'arrête pourtant à ce degré où j'ai l'impression qu'une plus grande force fracturerait les os.

Immédiatement après ces coups redoublés, on voit un gonflement bleuâtre modéré se dessiner sur les parties contusionnées. L'animal se calme peu à peu. On le laisse ainsi reposer pendant environ 1/2 heure, puis le massage commence et est continué sans interruption pendant dix minutes exactement. Il est pratiqué à droite exclusivement.

Il consiste en frictions centripètes avec les pouces, puis avec le talon de la main, par écrasement, enfin en pétrissages avec toute la main.

L'animal ne manifeste aucune douleur. Le massage terminé, la mensuration montre 1 cent. de moins de circonférence à droite qu'à gauche.

L'animal est détaché de la table à vivisection, puis promené dans le laboratoire, tenu en laisse au moyen d'un collier. Tout d'abord la marche paraît naturelle, mais en y regardant de près on voit manifestement que l'animal a le membre inférieur gauche raide ; il ne boite pas à proprement parler, mais la jambe traîne un peu et présente beaucoup moins de souplesse que le membre inférieur droit, dont les fonctions semblent absolument intactes.

10 juillet. 2e massage. Il résulte de l'examen attentif du chien qu'il y a raideur dans le membre gauche, tandis que le droit fonctionne librement. Massage de dix minutes supporté très docilement. Après le massage, le membre droit fonctionne librement sans apparence de douleur. Le gauche paraît toujours un peu raide.

Le 11. 3e massage. Deux observateurs se placent en face l'un de l'autre, à une trentaine de mètres, pendant que le chien est promené au collier de l'un à l'autre, pour mieux observer l'expérience. Le chien traîne un peu la patte postérieure gauche et glisse de cette jambe lorsqu'il gambade. — Massage pendant cinq minutes, parce qu'on remarque que pour les chiens la séance de dix minutes est vraiment excessive. Massage non douloureux. On renouvelle l'observation après le massage, elle n'apprend rien de plus. En somme, on voit dès à présent que le membre massé ne se ressent plus de l'accident.

Le 12. 4e massage. Mêmes observations qu'au troisième massage.

Le 15. L'animal traîne toujours un peu la jambe gauche. Elle reste en arrière et semble plus difficile à mettre en mouvement. Il ne peut y avoir erreur, car le Dr Spehl, professeur à l'Université de Bruxelles, qui est de passage au laboratoire, constate le fait sans savoir quel côté a été massé. En examinant comparativement les deux cuisses, on voit que la cuisse gauche reste un peu plus gonflée que la droite (de 1 cent. 1/2). On suspend le massage, puisque les bons effets qu'il a produits sont acquis.

Le 30 septembre 1890, deux mois et demi après ces expériences, j'examine attentivement ce grand chien noir. D'abord an point de vue des contusions de cuisse : en le faisant aller d'un bout à l'autre du laboratoire, je ne constate rien de particulier dans la marche. Peut-être la cuisse gauche est-elle un peu paresseuse quand l'animal court, mais c'est très peu sensible. Les différences dans les deux côtés se montrent au contraire très manifestes quand on fait la palpation et surtout la mensuration des deux cuisses.

La cuisse gauche, en effet, celle qui n'a pas été massée, présente à quatre travers de doigt au-dessus du genou une circonférence de 24 cent. La cuisse droite au contraire en mesure au même niveau 26 ; du reste la palpation montre que cette cuisse droite est plus ferme et plus pleine que la gauche.

Remarques. — Cette première expérience nous montre :

1° Que l'effet immédiat du massage, loin d'aggraver la contusion violente de la cuisse, a sur-le-champ réduit les extravasations et diminué le gonflement traumatique;

2° Que les fonctions musculaires d'une partie fortement contusionnée sont sauvegardées si le massage intervient après l'accident;

3° Que les manœuvres du massage ont encore pour effet de prévenir l'amyotrophie qui survient à la longue dans la partie contusionnée.

La comparaison des deux cuisses de ce premier chien, deux mois et demi après l'expérience, et surtout leur mensuration, l'établit péremptoirement.

Expérience II (Castex)

Contusions d'articulations.

Chien de chasse de haute taille.

L'animal est fixé identiquement comme le premier sur la table à vivisection. Les deux régions de l'épaule sont rasées à la tondeuse.

Faisant renverser un peu l'animal sur le flanc, de manière à ce que mon maillet puisse successivement aborder les diverses masses musculaires qui enveloppent la tête humérale, et me plaçant moi-même à une certaine hauteur pour que mon maillet s'abatte avec force sur la partie en expérience, je donne de toute la force de mon bras droit douze coups successifs avec un gros maillet en bois, tantôt sur le deltoïde même, tantôt sur le haut de l'épaule, tantôt en arrière, tantôt en avant. J'en fais de même pour les deux épaules, donnant à la contusion toute la force possible, mais évitant dans la mesure du possible de fracturer le squelette.

Comme le premier, ce chien indique par ses cris que la contusion est très douloureusement ressentie, puis il tombe dans une sorte de sommeil entrecoupé de plaintes, pendant environ dix minutes après lesquelles il se réveille, s'agite, se plaint et semble souffrir beaucoup plus que le premier, qui a été seulement contusionné au gras des cuisses.

Un quart d'heure après, on pratique le massage de tous les muscles de la région de l'épaule droite : frictions avec les pouces, refoulements centripètes avec le talon de la main, pétrissages circulaires et centripètes. L'animal ne manifeste aucune douleur. Il semble même éprouver du soulagement de ces manœuvres. La séance du massage est continuée pendant dix *minutes* exactement, après lesquelles l'animal détaché est promené de long en large dans le laboratoire. Rien non plus au premier abord ; mais lorsqu'on se place en face de lui à une certaine distance et qu'on le fait venir à soi, on voit que la patte antérieure gauche, qui n'a pas été massée, a peu de souplesse. Ses diverses articulations s'abstiennent de jouer et le membre s'appuie obliquement en dehors, en s'écartant de l'axe du corps, rappelant ainsi l'attitude de l'homme qui a reçu une forte contusion de l'épaule et qui maintient le membre atteint dans une certaine abduction.

Très nettement, la patte droite fonctionne sans la moindre irrégularité.

10 juillet. 2e massage. Raideur sensible du membre gauche. Massage de dix minutes supporté docilement. Après le massage, le membre droit fonctionne très librement. Le gauche est dans le même état que précédemment.

Le 11 juillet. 3e massage. On examine le chien au sortir du chenil, dans les mêmes conditions que le premier. L'animal boite manifestement de l'épaule non massée ; en outre, quand on presse légèrement sur cette région, qui est restée gonflée, il pousse des cris de souffrance, et cette constatation est réitérée plusieurs fois. Massage du côté droit, qui n'est ni gonflé ni douloureux, pendant dix minutes. Avant le massage, on a remarqué que la boiterie de l'épaule non massée était encore plus accentuée que la veille.

Le 12 juillet. 4e massage. Mêmes observations qu'au 3e massage.

Le 15. On se contente d'examiner le chien en le faisant marcher d'un observateur à l'autre, comme précédemment. On évite de le faire courir, car lorsque les animaux courent, la boiterie est moins évidente. On remarque que l'épaule droite ne boite aucunement. Au contraire, l'animal boite de l'épaule gauche ; mais il faut dire qu'une ulcération de la dimension d'une pièce de 2 francs s'est produite sur le moignon de cette épaule. En outre, non seulement l'épaule massée ne présente pas d'ulcération, mais elle reste absolument indolore aux manipulations. Le chien est ramené au chenil pour attendre la cicatrisation. On cesse le massage, puisque, malgré une interruption de quarante-huit heures, l'épaule massée reste guérie, au contact comme à la marche.

Remarques. — L'influence favorable du massage se montre ici de toute évidence. Des deux épaules, celle qui a subi les manipulations se trouve préservée de toutes les fâcheuses conséquences de la contusion. L'autre, au contraire, gonfle, devient douloureuse au toucher et le membre correspondant ne peut porter l'animal.

Expérience III

A la suite d'une autre expérience, Castex conclut en ces termes :

En dégageant ce que cette observation présente de particulier, on voit que :

1° Malgré l'intensité particulière du traumatisme, le massage n'était pas douloureux et faisait au contraire disparaître l'élément douleur résultant des contusions fortes ;

2° L'amélioration est rapide, puisque après quarante-huit heures et trois séances de massage, le membre gauche, plus atteint par le traumatisme, n'est pas moins valide que le droit, et qu'après la 5e séance il ne boite plus ;

3° Les mensurations en circonférence, prises en haut et en bas des cuisses, sept jours et soixante jours après le début de l'expérience, concordent pour indiquer que le massage a fait disparaître le gonflement sur la cuisse gauche ;

4° Cette observation est particulièrement intéressante parce qu'elle tend à prouver que dans les traumatismes de la hanche (sans fracture ni luxation), qui, bénins d'apparence, laissent si souvent après eux des impotences fonctionnelles et boiteries rebelles d'origine musculaire, un massage précoce et persistant pourrait conjurer le danger.

C'est dans le but de m'éclairer sur ce point spécial que, dans mes expériences, j'ai compris des contusions sur les hanches.

ENTORSES

Entorse. — On peut dire que l'entorse est un des accidents les plus fréquents que rencontre le chirurgien dans sa pratique.

Le public médical emploie aujourd'hui presque exclusivement un procédé longtemps dédaigné par les chirurgiens (le massage), bien supérieur aux antiphlogistiques, aux compresses résolutives, au repos absolu, à l'immobilisation [1].

En quelques mots nous allons tracer l'anatomie pathologique de l'entorse.

L'entorse (de *in*, en ; *torquere*, tordre) est le déplacement partiel, brusque, momentané, des surfaces articulaires ; c'est le résultat d'une luxation avortée.

Elle est produite par des mouvements faux ou forcés résultant soit d'une violence extérieure (chute habituellement), d'une contraction trop énergique des muscles. — La peau reste saine et les surfaces reprennent immédiatement leurs rapports normaux.

L'entorse peut atteindre toutes les articulations. Elle semble avoir pour lieu d'élection l'articulation tibio-tarsienne.

1. Thèse de Bertrand (Paris, 1888).

Le professeur Bonnet, de Lyon, a fait de nombreuses recherches à ce sujet. (Bonnet, *Maladies des articulations*, tome Ier, p. 200. Lyon, 1845.)

Quelques autopsies de malades morts avec une entorse ont été décrites par Dupuytren, J. Cloquet, etc. — Moutard-Martin (Société anatomique, 1876) trouva à l'autopsie d'un malade mort avec une entorse du genou une rupture du ligament latéral interne. Sedillot, dans une entorse de même nature, trouva une rupture des muscles de la patte d'oie (1817).

Dans une articulation atteinte d'entorse, nous devons considérer :

1° Le tissu cellulaire péri-articulaire;

2° Les muscles;

3° Les vaisseaux;

4° Les nerfs;

5° Les ligaments;

6° La synoviale;

7° Les cartilages;

8° Les os.

Tissu cellulaire. — Toujours déchiré plus ou moins, d'où gonflement et ecchymoses superficielles. Décollement possible de la peau.

Muscles. — Les muscles extenseurs sont parfois rompus et cette rupture se produit à l'union des fibres musculaires et des fibres tendineuses; les tendons peuvent être déchirés, luxés, expulsés de leurs gaines.

Vaisseaux et nerfs. — Ils sont rarement le siège de lésions graves; leur élasticité les met à l'abri d'une rupture par traction ou élongation ; la gangue plus ou moins épaisse de tissu qui les entoure les protège suffisamment. (Assaky, thèse Paris, 1886.)

S'il y a ecchymose, elle est due soit à la rupture des petits vaisseaux des ligaments (on a l'occasion de constater dans la pratique des cas d'ecchymoses dues à la rupture probable des ligaments croisés), soit au sang versé par les vaisseaux d'un os lésé.

Ligaments. — Tantôt les ligaments se rompent, tantôt ils arrachent leur surface d'implantation (c'est le cas pour les ligaments épais et solides). Il est facile de comprendre ce phénomène en songeant au développement des ligaments et des épiphyses. (Variot, Thèse d'agrégation, 1883.)

Les lésions osseuses par arrachement ne sont pas les seules ; il peut s'en produire par contusion, par écrasement, ainsi que l'ont observé Dupuytren et J. Cloquet.

En 1863 et 1881 (*Revue de chirurgie*), Ollier a décrit les accidents produits dans les régions juxta-épiphysaires par les mouvements forcés des articulations. Ces accidents, très fréquents chez les enfants jusqu'à l'âge de trois ans, consistent en écrasement, tassement, fractures trabéculaires du tissu spongieux, décollement plus ou moins étendu du périoste.

Notons en passant la coïncidence si fréquente de l'entorse et de la fracture du péroné par arrachement ; ce fait se produit aussi pour le radius dans l'entorse du poignet, mais avec une moindre fréquence.

Synoviale. — La synoviale est rouge, vascularisée ; elle peut se recouvrir de fausses menbranes ; elle est le siège d'un épanchement plus ou moins abondant de liquide séreux, séro-fibrineux, séro-sanguinolent, parfois hémorrhagique, etc.

Les tissus péri-articulaires, les cartilages, les os eux-mêmes offrent quelquefois les altérations caractéristiques de l'inflammation, surtout lorsqu'il y a arthrite, ce qui est l'exception.

Ce qui nous intéresse plus particulièrement, c'est l'épanchement sanguin. C'est le sang extravasé en effet qui provoquerait, s'il n'était expulsé, dans le tissu séreux cette inflammation caractérisée par une vascularisation exagérée de la synoviale et la production d'une fausse membrane épaisse, vasculaire, enkystant complètement le caillot sanguin. (Expériences de Baillarger, Vulpian, Laborde et Luneau. Voir Farabeuf, *Séreuses*, 1876.)

Si on en rapproche les expériences de Ranvier et Cornil (Société de biologie, 1871), qui arrivent à cette conclusion que le sang défibriné à une action moins irritante sur les séreuses, on accordera sans peine que c'est le cas ou jamais de mettre en œuvre l'action favorable du massage.

Symptômes. — Douleur. — Douleur très vive, marche impossible. On a même quelquefois constaté des phénomènes de syncope.

Cette douleur est due à la distension des nerfs des ligaments et surtout peut-être à la compression des nerfs par le sang extravasé. — Plus l'épanchement est considérable, plus la douleur est vive ; elle disparaît à mesure que le sang et la sérosité sont résorbés.

Gonflement. — Plus ou moins considérable, il est produit par le liquide qui s'épanche hors des petits vaisseaux déchirés.

S'il existe un épanchement sanguin assez abondant, l'*ecchymose* se produit.

La température peut s'élever du côté malade de 3 ou 4 degrés. (Terrillon, la *Chronique*, thèse Paris, 1881.)

Plus tard apparaissent d'autres phénomènes, tels que dégénérescence et paralysie des muscles. (Th. de Valtat.)

Le Dr Poirier a observé, consécutivement à des entorses graves, des lésions atrophiques des péroniers, des triceps et des muscles fessiers du côté correspondant (communication orale). L'extravasation sanguine constitue le phénomène important. C'est afin d'obtenir la résorption de ce sang que l'on doit pratiquer ces effleurages profonds destinés à faire cheminer le sang de la périphérie vers la racine des membres ; la main « faisant le vide, *fait en quelque sorte appel* » et attire loin de la jointure le sang extravasé. (Expériences de Von Mosengeil sur le cheminement de l'encre de Chine au sein des lymphatiques des membres.)

Les résultats obtenus par le massage sont d'autant plus rapides *que le sang est extravasé depuis moins de temps*. Après quelques jours en effet il devient moins fluide et chemine plus difficilement à travers les réseaux veineux et lymphatiques, d'où résorption plus lente.

Traitement de l'entorse. — Nous nous bornerons à énumérer :

Les réfrigérants, les lotions froides, les compresses glacées, l'eau-de-vie camphrée, l'alcool, l'eau blanche, les applications topiques de narcotiques, la saignée, les sangsues, etc., tous moyens d'une efficacité à peu près nulle et qui ne produisaient leur effet curatif qu'à une échéance lointaine. Nous nous élevons surtout contre l'emploi de l'arnica, qui, à notre connaissance, a plusieurs fois occasionné des érysipèles. De même, nous ne saurions guère nous déclarer partisan de l'emploi de la bande en caoutchouc. Si l'on admet qu'une bande élastique doive en effet être serrée suffisamment, pour pouvoir faciliter *la circulation en retour*, il faut avouer que dans ces conditions elle constitue une gêne fort grande et qu'elle est mal tolérée par les patients. Ajoutons que si, rigoureusement appliquée, elle semble favoriser la circulation veineuse et lymphatique, en revanche elle produit souvent un arrêt plus ou moins grand de la circulation artérielle. De là ces battements qui, suivis d'engourdissement douloureux du membre, obligent les malades à solliciter l'abstention de toute pratique de cette nature. Bien serrée, la bande élastique est mal tolérée ; insuffisamment serrée, outre qu'elle est inutile, elle produit une sorte de fermentation nauséabonde et fort désagréable de la sueur qu'elle provoque au niveau des tissus sous-jacents [1].

Ravaton (*Pratique moderne de chirurgie*, t. IV, p. 227) s'exprime ainsi :

« Je saisis l'articulation blessée de mes deux mains en croisant les doigts en dessus et la presse en tous sens pour ramener les os, s'ils sont dérangés, dans leur position normale.

» Je glisse ensuite mes doigts sur les tendons extenseurs pour les remettre en place ; je fais étendre et fléchir l'articulation et passe ensuite au pansement. »

Ribes conseille aussi les mouvements provoqués.

Bonnet est d'avis d'imprimer à l'articulation malade tous les mouvements qu'elle peut exécuter à l'état sain et d'exercer des tractions, s'il est nécessaire, pour que ces mouvements se produisent.

Cet avis était loin d'être partagé par tous les chirurgiens ; un grand nombre le proscrivaient comme dangereux. (Lagrange, article *Entorse* du *Dict. encyclopédique*, 1887.)

Quels étaient les résultats de ces traitements par l'immobilisation, les réfrigérants, les antiphlogistiques?

Dans les cas d'entorse légère, le malade gardait le lit de quinze à vingt jours.

Dans les cas graves, avec épanchement considérable, arrachement minime des extrémités osseuses, le patient était condamné à un repos absolu pendant des semaines

1. Je ne veux parler ici évidemment que de l'application permanente de la bande élastique ; celle-ci peut être employée utilement d'une *façon intermittente*, pendant un quart d'heure ou vingt minutes. Elle peut, dans ces conditions, ainsi que Reclus le recommande, être utilisée concurremment avec le massage.

et quelquefois des mois, au grand détriment de sa santé générale.

Il n'était pas rare en effet de voir chez les scrofuleux et les tuberculeux une entorse être suivie d'altérations profondes dans la nutrition de l'articulation, de suppuration, d'abcès, de tumeur blanche.

Les résultats étaient donc désastreux.

Une autre thérapeutique s'imposait, celle qui avait été abandonnée jusqu'à ce jour aux rebouteurs : le massage.

Le massage dans l'entorse. — Par l'exposé succinct de l'anatomie pathologique de l'entorse au début de cette étude, nous faisons pressentir quel but doit être poursuivi par le praticien ; je rappelle pour mémoire les expériences de Von Mosengeil (cheminement des produits injectés artificiellement dans les synoviales). (V. *Physiologie.*)

Soumettant au massage une articulation atteinte d'entorse, on doit s'efforcer d'obtenir *la résorption du liquide* épanché (infiltration sanguine ou séro-sanguine dans le tissu cellulaire et dans l'intérieur même de la cavité articulaire).

Le massage a pour premier effet de transporter mécaniquement et instantanément le liquide sanguin dans un point plus rapproché des centres circulatoires et d'en provoquer la diffusion sur une surface beaucoup plus étendue, ce qui en facilitera la résorption.

Les caillots sanguins et fibrineux qui jouent dans les mailles du tissu cellulaire le rôle de corps étrangers sont écrasés, réduits à un état voisin de la forme liquide, et par suite sont résorbés plus facilement ; la circulation s'active ainsi à la fois dans l'appareil veineux et l'appareil lymphatique. A ce premier effet purement mécanique produit par les manœuvres du massage, viendra encore s'ajouter un second phénomène d'ordre physiologique et qui sera dû aux excitations de la fibre musculaire.

Ces contractions, dues à la propriété idiomusculaire, ont ceci d'éminemment favorable qu'elles n'entraînent pas un raccourcissement total du muscle, puisqu'elles ne provoquent pas de secousses brusques, mais agissent simplement sur l'ensemble de l'appareil vasculaire intramusculaire, et, lorsqu'il y a fracture, elles ne sont pas de nature à déplacer les fragments, dans les cas où le massage est appliqué précocement, car il s'agit alors de fractures dans lesquelles les fragments n'ont pas de tendance à se déplacer.

On pratique sur les muscles une véritable action « d'expression » destinée à agir sur les vaisseaux (veines, lymphatiques) qui traversent les muscles ; ces manœuvres activent donc la circulation. Ainsi donc, le massage agit de deux manières :

1° Directement, par les pressions de la périphérie vers le centre ;

2° Indirectement, en provoquant des contractions fibrillaires dans les muscles et en assurant ainsi la conservation du « sens musculaire ».

Le liquide épanché aura donc tendance à disparaître rapidement, résorbé sur place ; les autres symptômes de l'entorse cesseront d'exister.

La douleur due à la compression des nerfs des ligaments et de la synoviale par le sang extravasé, diminue rapidement et disparaît parfois si vite que nombre de malades peuvent marcher sans douleur après la première séance.

L'ecchymose, dans les divers traitements de l'entorse indiqués plus haut, met un certain temps à disparaître ; les manœuvres du massage, par leur double action mécanique et physiologique, hâtent sa disparition.

Par le massage donc, disparition rapide des trois symptômes de l'entorse : gonflement, douleur, ecchymose.

Quelle que soit l'efficacité du massage, il est des cas où, en raison de certaines complications, il peut devenir absolument nuisible ; d'où la nécessité de n'appliquer le massage qu'en parfaite connaissance de cause.

Le massage doit être rejeté :

1° Lorsqu'il y a une plaie étendue des téguments ;

2° Lorsqu'il y a coïncidence ou menace de phlébite ;

3° Lorsque le malade présente un état diathésique avancé (diabète, albuminurie, goutte) ;

4° Lorsqu'il y a coïncidence de l'entorse avec une fracture compliquée.

DES DIFFÉRENTS PROCÉDÉS DU MASSAGE

C'est l'entorse du pied que nous avons choisie comme type ; c'est à elle que nous allons appliquer les différents procédés de massage pour en donner la description.

Ces procédés sont au nombre de cinq ;

1° Procédé de Lebâtard ;

2° Procédé de Girard ;

3° Procédé de Magne ;

4° Procédé de Milet, de Tours ;

5° Procédé proposé par l'auteur.

Procédé de Lebâtard.

1° *Traction énergique sur le tendon d'Achille ;*

2° Pression des pouces dirigée du bord externe au bord postérieur de la malléole externe ; — même manœuvre sur la malléole interne ;

3° Pression à l'aide du pouce exercée de la racine du gros orteil au devant de l'articulation tibio-tarsienne ; —

mouvements de va-et vient imprimés au gros orteil ;

4° Pression de bas en haut dans les rainures sous-malléolaires du calcanéum, aux bords du tendon d'Achille jusqu'à l'extrémité inférieure du mollet ;

5° Fortes pressions sur la face dorsale du pied dirigées de l'extrémité inférieure à l'extrémité supérieure, en contournant l'articulation d'avant en arrière et obliquement de chaque côté.

Procédé de Girard.

1° Frictions *très légères* pendant dix à quinze minutes ;

2° Pressions *légères* dont on augmente progressivement l'intensité pour arriver jusqu'aux pressions fortes (de vingt à trente minutes).

Ces frictions et pressions partent de l'extrémité des doigts pour remonter *jusqu'au tiers supérieur du tibia.*

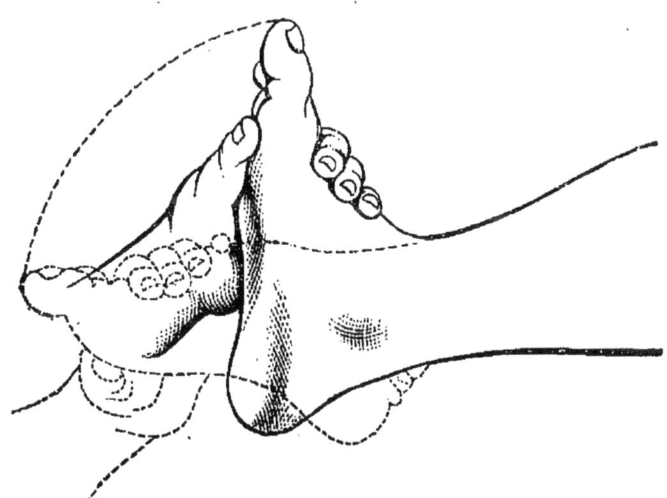

Fig. 46. — Mouvements passifs dans l'entorse du pied.

3° On imprime à l'articulation des mouvements dans tous les sens. Cette troisième manœuvre ne doit être appliquée que lorsque les pressions les plus fortes n'éveillent plus aucune sensation douloureuse (fig. 46).

Procédé de Magne.

1° Frictions très légères dont on augmente graduellement l'intensité. *Ces frictions doivent être faites sur toute l'articulation en insistant sur les points douloureux;*

2° On imprime quelques légers mouvements à l'articulation, puis on recommence les frictions, que l'on fait suivre de mouvements complets.

Procédé de Milet, de Tours.

1° A l'aide des pouces, *passes légères* de la racine des orteils au tiers inférieur de la jambe (faces dorsale et latérales du pied);

2° *Pressions plus fortes à l'aide des pouces qui suivent le contour des tendons;*

3° Pressions énergiques, malaxations, pétrissage, légers mouvements latéraux d'élévation et d'abaissement.

Procédé de l'auteur.

Manœuvres par rotation et foulage. — L'effleurage, si léger qu'il soit, n'est pas toujours toléré d'emblée par les malades. J'ai donc recherché un moyen qui me permît d'aborder progressivement l'articulation sans provoquer de douleurs trop vives.

J'applique la paume de la main droite sur l'extrémité des orteils, tandis que la main gauche fixe l'extrémité inférieure de la jambe. Puis j'imprime à la main droite une série de mouvements rotatoires qui se transmettent aux coulisses tendineuses des extenseurs. C'est le premier temps, ou *rotation des orteils.* Ces mouvements ne s'accompagnent en général d'aucune douleur; ils « apprivoisent » en quelque sorte le malade ; et au cas où il existerait une douleur, même vive, ces manœuvres la font disparaître rapidement (fig. 47).

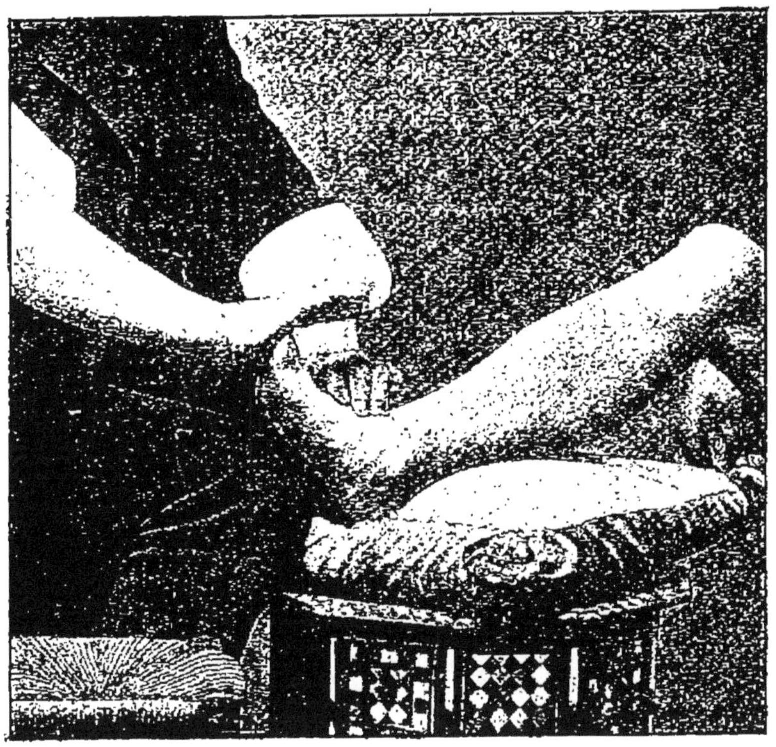

Fig. 47. — Rotation des orteils (procédé de l'auteur).

Cette manœuvre terminée, je pratique l'*effleurage*, non pas directement au niveau de l'entorse, mais *au-dessus, à deux ou trois travers de doigt de l'articulation;* appliquant largement la main sur la région externe de la jambe, je place mes pouces de chaque côté du tendon d'Achille et je remonte de bas en haut jusqu'au creux poplité, pratiquant ainsi ce que je nomme un *mouvement d'appel*, destiné à vider au préalable les vaisseaux sanguins et lymphatiques destinés à recevoir le sang qui va être chassé de l'articulation (fig. 48).

Ensuite j'imprime à l'articulation des mouvements très légers dont j'augmente progressivement l'étendue suivant la tolérance du malade ; j'opère des tractions sur le talon et le tendon d'Achille. Ces tractions, d'abord douces, sont augmentées graduellement (fig. 49).

J'attaque alors la partie externe de l'articulation, m'efforçant de suivre dans leur direction les ligaments laté-

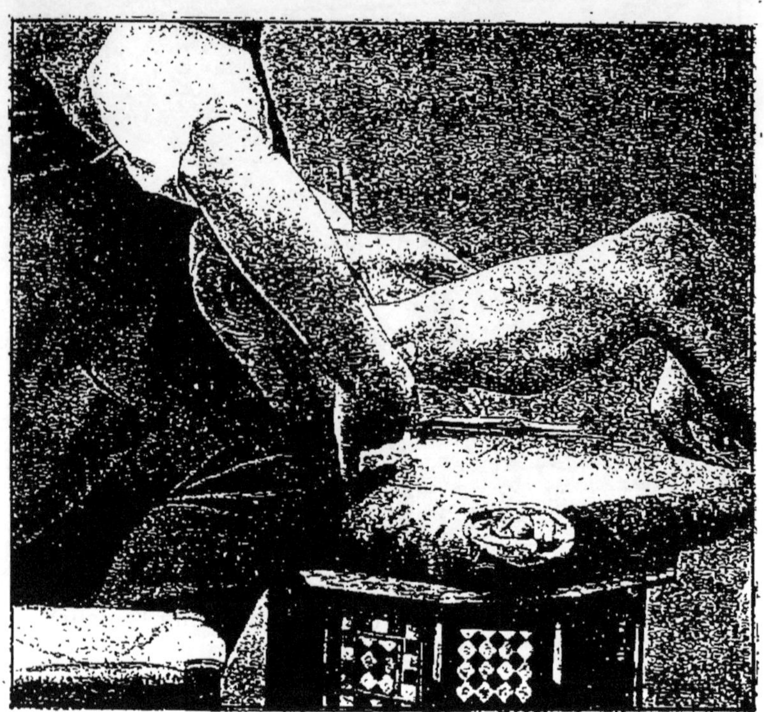

Fig. 48. — Effleurage.

raux externe, moyen et antérieur de l'articulation péronéo-tibiale, ainsi que le ligament (externe) de l'articulation calcanéo-astragalienne.

Mes deux pouces étant placés sous la plante du pied, les deux index exercent un mouvement de rotation sur leur axe, mouvement alternatif d'après lequel l'extrémité d'un des index décrit une sorte d'ellipse, tandis que l'autre décrit des circonférences d'un plus petit rayon.

Cette variété de foulage constitue le moyen le plus commode pour faire pénétrer l'index au-dessous du péroné, dans cette partie comprise entre le ligament latéral externe moyen, l'articulation et le ligament latéral externe antérieur, point où siègent en général les lésions de l'entorse (fig. 50).

Si cette manœuvre n'est pas immédiatement tolérée par le patient, je pratique un effleurage d'abord très su-

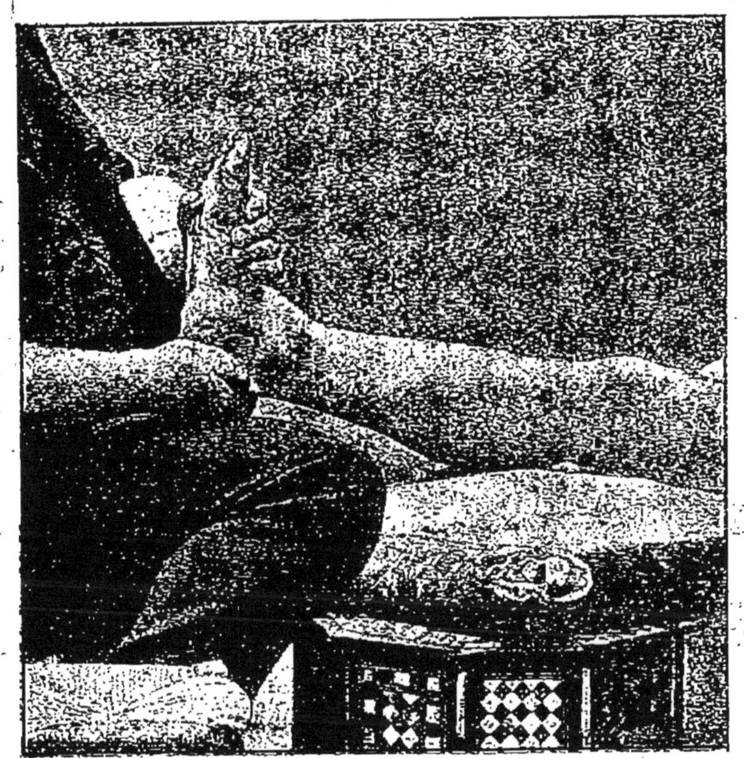

Fig. 49. — Traction du tendon d'Achille.

perficiel, puis de plus en plus énergique, jusqu'à ce que je puisse exécuter la manœuvre ci-dessus décrite.

Ensuite j'applique la paume des mains sur les bords externe et interne du pied, auquel j'imprime des mouvements de rotation autour de son axe de dedans en dehors et réciproquement. Le mouvement de dehors en dedans peut s'accompagner d'une assez vive douleur qui cède brusquement, au point de permettre la marche immédiate.

Bon nombre de mes malades ont pu marcher dès la première séance, et généralement, lorsqu'il s'agit d'entorses simples, lorsque j'ai pu instituer le traitement immédiatement après l'accident, trois ou quatre séances ont suffi en moyenne pour obtenir la guérison. J'ai l'habitude, après chaque séance de massage, d'appliquer un

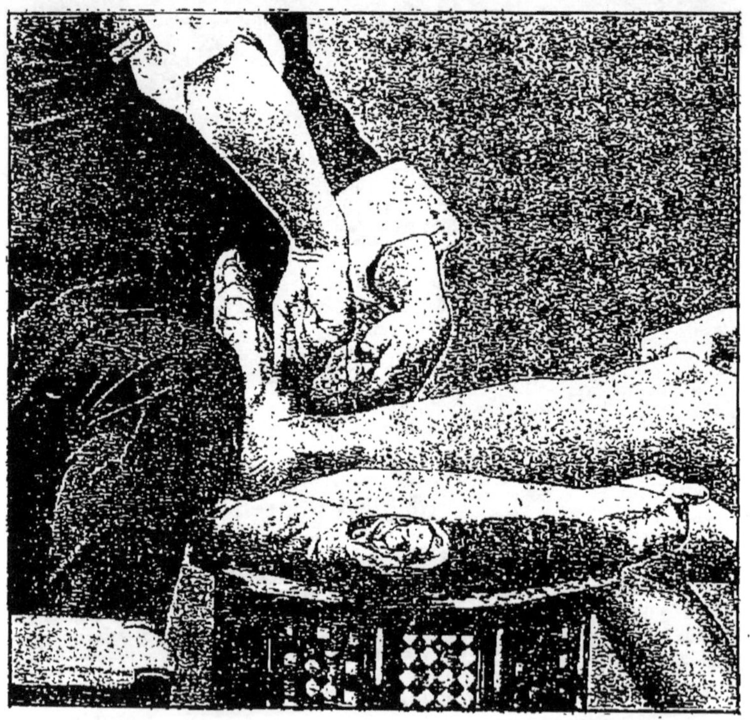

Fig. 50. — « Foulage » de l'articulation tibio-tarsienne.

léger bandage ouaté, maintenu par une bande de flanelle ; celle-ci est préférable à toute autre, car elle s'applique très exactement et, d'autre part, présente l'avantage d'exercer une compression *doucement élastique* fort bien supportée par le patient.

Il est de toute évidence qu'une entorse compliquée

d'arrachements osseux, de lésions de gaines tendineuses et des tendons périarticulaires, ou encore de ruptures musculaires plus ou moins voisines de l'articulation, sera plus longue à guérir, plus difficile à traiter et exigera ces soins spéciaux appropriés à la nature des désordres et dont la pratique enseigne l'application raisonnée. On aura dans certains cas à appliquer un bandage ouaté compressif sur tout un segment de membre, à immobiliser plus ou moins rigoureusement, suivant que la marche devra être permise ou défendue momentanément. On doit se rappeler que malgré toute la rapidité habituelle des bons effets du massage, il faut un temps relativement long pour la réparation de fibres musculaires déchirées ainsi que de téguments arrachés avec leurs points osseux d'insertion.

De quelques entorses en particulier. — Nous nous sommes longuement étendu sur l'entorse tibio-tarsienne et sur son traitement par le massage ; nous allons donner rapidement quelques indications sur les manœuvres spéciales à quelques articulations.

Membre supérieur. Entorse des articulations des phalangettes et des phalanges. — Segond (*Bull. de la S. anat.*, 1879) a bien décrit l'entorse des articulations des phalangettes. Il existe dans ces cas une lésion constante : « l'arrachement des deux languettes d'insertion phalangettienne du tendon extenseur ».

Une parcelle, une lamelle osseuse de quelques millimètres est emportée par ces languettes tendineuses; la phalangette reste fléchie à angle droit, « en marteau sur la phalangine étendue » ; ecchymose dorsale. Avant tout traitement par le massage, il convient d'abord d'immobiliser le doigt au moyen d'une petite attelle, en forçant même l'extension de la phalangette, de façon à réparer l'arrachement osseux, à l'exemple de Nélaton. (Nélaton,

Traité de chirurgie.) Nous empruntons au travail de Lagrange (*Rev. de chir.*, 1882) ce qui a trait aux entorses *phalango-métacarpiennes* et *phalango-phalangiennes*. Lagrange a observé, sur le cadavre :

1° Qu'après l'inflexion latérale forcée des doigts, avec légère rotation, il y avait déchirure des ligaments latéraux ; cette déchirure ne s'accompagnerait d'aucun arrachement osseux ;

2° Si le doigt est renversé en extension sur la face dorsale de la main, par une poussée brusque, un petit craquement se fait entendre ; la dissection montre constamment l'avulsion par le ligament antérieur d'une bandelette osseuse linéaire transversale sur le bord de la cavité glénoïde phalangienne ou phalanginienne ; les aréoles du tissu spongieux sont ainsi ouvertes. On ne constate pas dans l'entorse métacarpo-phalangienne du pouce d'arrachement osseux. Il peut y avoir simple éraillure ou désinsertion du ligament métacarpo-sésamoïdien externe (Huguier, Farabeuf, Nélaton). L'arthrite est à craindre dans ce genre d'entorse, ainsi que l'ankylose ; « le doigt de polichinelle », l'atrophie, l'amaigrissement peuvent se produire. « Le meilleur traitement consiste à immobiliser le doigt par une petite attelle palmaire, afin de favoriser la réparation osseuse, puis, vers le *huitième jour*, à rétablir les mouvements par le *massage* et les mouvements communiqués. Cette dernière méthode nous paraît la meilleure. » (Nélaton.)

Le traitement massothérapique consiste en des mouvements de flexion, d'extension et de traction, lesquels, modérés au début, sont progressivement étendus.

On y ajoute des frictions, du pétrissage de l'articulation et de tout le doigt. Éviter une immobilité trop prolongée par crainte de l'ankylose.

Entorse du poignet. — Pétrir le métacarpe, le carpe, le

poignet et diriger le pétrissage et l'effleurage profonds jusqu'au milieu de l'avant-bras.

Faire tour à tour le pétrissage et la malaxation des muscles de l'éminence thénar et hypothénar et du centre de la main, en appuyant fortement pour atteindre les interosseux. Imprimer à l'articulation des mouvements d'extension, de flexion et de latéralité. L'entorse du poignet étant *très douloureuse*, il faut procéder lentement et n'arriver au foulage que progressivement. Je pratique le foulage avec l'extrémité des index, ceux-ci pénétrant très loin, en refoulant les ligaments dans l'interligne articulaire. On peut ainsi pratiquer une malaxation des plus complètes et des plus énergiques.

Entorse du coude. — Après de larges effleurages, ne pas oublier d'exécuter de chaque côté de l'olécrâne (le coude étant maintenu en flexion) de profonds mouvements de *foulage* avec les extrémités des index. Ensuite, mouvements passifs d'extension et de flexion; ne pas omettre le massage très soutenu de la partie interne de la jointure, car en ce point existe parfois un très abondant épanchement au niveau de la déchirure du ligament latéral interne. « Il est long à se résorber; l'ankylose du coude peut en résulter. » (Nélaton.)

Entorse de l'épaule. — Pour l'entorse de l'épaule, dès que, soit au début, soit après quelques jours, le traitement est institué, un aide est nécessaire. Ce dernier doit tirer horizontalement sur le bras afin d'obtenir un léger écart des surfaces articulaires, pendant que le médecin exerce des frictions et des pressions sur les parties périarticulaires. Chaque séance doit durer de quatre à cinq minutes; les répéter deux fois par jour; pétrir le deltoïde très soigneusement, car on connaît la fréquence de la paralysie et de l'atrophie de ce muscle. Le massage constitue au début du traitement le meilleur moyen d'éviter la formation de la périarthrite.

Entorse des orteils. — Rien de particulier à signaler qui ne soit applicable aux doigts ; étendre le massage aux muscles de la jambe, afin d'éviter les contractures et les atrophies.

Entorses médio-tarsiennes et tarso-métatarsiennes. — Toutes les variétés d'entorses peuvent se produire au sein des articulations de ce genre. Nous en avons constaté principalement chez des cavaliers, soit qu'il y ait eu chute (le pied s'étant trouvé retenu par l'étrier, ou encore ayant été comprimé entre un cheval tombé et le sol, ou encore pendant une course sous bois, l'avant-pied ayant butté contre un obstacle : arbre, cavalier venant en sens inverse, etc.). Ces entorses sont en général longues à guérir.

Larges effleurages, mouvements passifs appropriés, bandage méthodique soutenant la voûte plantaire. Éviter de permettre au malade la marche trop précoce.

Entorse de la hanche. — Massage méthodique ; puis, le tronc étant fixé par un aide, on fait exécuter des mouvements divers à l'articulation coxo-fémorale, en commençant toujours par des mouvements légers et finissant par des mouvements plus étendus.

Dans un cas d'entorse coxo-fémorale très douloureuse et très nette, que notre savant confrère Le Roy de Méricourt avait constatée et qui était survenue chez l'une de nos principales artistes chorégraphiques, en 1885, la marche devint possible dès le 2e jour du traitement; le 8e jour, la guérison fut assez complète pour lui permettre de créer avec succès un rôle important et de continuer sa carrière, dès ce moment, avec l'entière possession de ses moyens.

Il y a loin, on le voit, de tels résultats à ceux qu'auraient pu produire les traitements dits classiques et qui auraient nécessairement immobilisé la malade pendant un ou plusieurs mois. (Notons que le traitement par le massage fut commencé quelques heures à peine après l'accident. C'était là une circonstance des plus favorables.) Dans les traumatismes de la hanche, il y a grand intérêt à agir vite, afin d'éviter ces atrophies rapides des muscles qui se manifestent, pour la hanche, avec une fréquence qui égale celle de l'atrophie deltoïdienne, dans les traumatismes de l'épaule. Voir à ce sujet le travail de MM. Guyon et Féré (*Progrès médical*, 2 avril 1881), cité par Castex, page 10, *Étude sur le massage* (*Arch. gén. de Méd.*, 1891).

Dans d'autres circonstances, j'ai eu dans ma pratique des cas d'entorse de la hanche accompagnés de douleurs violentes, que j'ai pu guérir en une ou deux semaines.

Entorse du genou. — Pour Segond (*Prog. méd.*, 1879), l'entorse du genou succède à des mouvements de rotation. La jambe étant en état maximum de flexion sur la cuisse, avec rotation du pied, soit en dehors, soit en dedans, c'est dans ces conditions, lors d'une chute, que l'entorse du genou se produit le plus aisément.

La situation du talon, en dehors ou en dedans de la cuisse, détermine la déchirure des parties internes ou externes du genou. Les ligaments croisés à leurs attaches supérieures, le ligament adipeux peuvent être rompus.

A la rupture du ligament latéral externe peut s'adjoindre « l'arrachement d'une bandelette osseuse de 5 à 10 millimètres de profondeur », située sur la marge de la tubérosité externe du tibia, immédiatement en arrière du tubercule de Gerdy.

Le faisceau de fibres nacrées qui, dépendant de l'aponévrose fémorale, forme la partie antéro-externe du surtout fibreux périarticulaire, s'attache sur le tubercule d'insertion du muscle jambier antérieur, étant très distendu, la parcelle osseuse qui répond à son implantation se trouve arrachée. Ainsi se produit l'ouverture des aréoles du tissu spongieux tibial, d'où hémarthrose. (Segond, *Prog. méd.*, 1879, et Nélaton, *Traité de chirurgie.*)

Voici son traitement : on fait coucher le malade horizontalement sur le dos ; un aide fixe solidement le bassin, un autre opère une légère traction pour éloigner le tibia du fémur ; l'opérateur fléchit la jambe sur la cuisse et imprime à l'articulation tous les mouvements qui lui sont propres et que l'on considère comme compatibles avec la tolérance du patient ; il convient donc de s'arrêter dès que les manœuvres deviennent douloureuses.

Après une période d'immobilisation de quelques jours, lorsqu'il y a douleur trop vive (8 à 10), ou d'emblée, lorsque le cas paraît sans gravité, le massage uni à la compression ouatée donne des résultats excellents. Je l'ai plusieurs fois employé d'emblée dans certains cas d'entorse avec épanchement abondant. Nous devons évidemment tenir compte de ces cas signalés par Segond, où l'articulation est littéralement inondée par le sang. La ponction immédiate et antiseptique, suivie d'immobilisation, sera indiquée. Il est de toute nécessité de pratiquer un examen des plus attentifs avant de se déterminer à appliquer l'un ou l'autre de ces trois moyens.

Entorse du rachis. — Au cou, après les frictions et le pétrissage des parties, on doit terminer la séance par des mouvements de latéralité et de rotation.

J'exerce la massage le long de la colonne vertébrale de bas en haut, avec les pouces ou les extrémités des doigts réunis en faisceaux, ou avec la main tout entière. Quoique très douloureuses, ces entorses cèdent facilement.

Vieilles entorses. — Certains malades viennent consulter les praticiens, pour des raideurs siégeant sur des articulations jadis atteintes d'entorses ; en général, celles-ci ont subi divers traitements plus ou moins rationnels. Les unes traitées par les compresses froides imbibées d'arnica ou d'eau de Goulard, par l'emploi de l'eau froide en affusions ou en irrigations continues, l'eau très chaude employée comme moyen exclusif, ainsi que la bande élastique, l'immobilisation exagérée, les cataplasmes, les emplâtres variés, le massage mal fait par l'un de ces innombrables et ignorants comparses de l'art qui pullulent, tant à la ville qu'à la campagne. Tantôt l'application trop longtemps prolongée de l'eau froide pure ou additionnée d'une substance médicamenteuse a réveillé le rhumatisme latent chez certains sujets ; tantôt, appliqué sans méthode et sans précision, avec excès ou insuffisance dans les manœuvres, le massage d'un empirique a produit une irritation, ou au contraire n'a pu parvenir qu'à diminuer d'une manière imparfaite l'épanchement sanguin consécutif à l'accident. J'ai eu à examiner plusieurs cas de ce genre, chez lesquels il s'agissait pour moi de « reprendre » un traitement de seconde main, le premier n'ayant pas réussi entre les mains d'un rebouteur. En général, le malade se plaint d'éprouver une certaine gêne dans la marche; soit qu'une douleur, une raideur soient ressenties au niveau (le plus ordinairement) de la partie externe de l'articulation calcanéo-astragalienne, soit encore en bas, à l'extrême limite de l'articulation péronéo-tibiale inférieure. Dans d'autres cas, la douleur, presque constamment réveillée par la marche, siège aux points correspondant aux articulations du groupe tarsien ou encore tarso-métatarsien (la 5e le plus ordinairement). Dans d'autres cas, en examinant la partie sous-jacente à la malléole interne, on peut constater une sorte d'état d'empâtement des tissus, qui à première vue pourrait simuler des fongosités, mais qui offre un aspect plus étalé, une consistance différente. La périarthrite est fréquemment, chez les rhumatisants, la conséquence d'une entorse traitée par l'immobilisation trop sévère chez un sujet prédisposé. Le massage rend de signalés services dans ces cas de vieilles entorses. C'est un moyen puissant auquel il est bon d'adjoindre la balnéothérapie à thermalité très élevée. Les eaux d'Aix-les-Bains, de Dax, de Luchon, etc., constituent d'utiles adjuvants dans le traitement des cas rebelles.

KYSTES ARTICULAIRES

Kyste du creux poplité communiquant avec l'articulation. — Traitement par la méthode de la rupture sous-cutanée. — M. X..., valet de chambre, 45 ans, présentait à la partie postérieure du genou une tumeur élastique en partie réductible, gênant la marche et datant d'une année et demie; j'examinai le malade maintenu couché sur le ventre; je n'eus pas de peine à constater l'existence d'un kyste séreux occupant exactement la ligne médiane au niveau de l'espace inter-condylien. Il me sembla que dans le mouvement de flexion de la jambe sur la cuisse, ce kyste avait des tendances à se réduire partiellement; mais, pour obtenir la rupture sous-cutanée du kyste, je priai le malade de mettre le membre dans l'extension. Saisissant avec chacune de mes mains les parties latérales du genou, j'appuyai mes deux pouces sur la partie moyenne du kyste et pressai avec énergie de bas en haut, afin que le maximum de tension fût supporté par la partie supérieure. Je ressentis brusquement une sensation de détente : la poche du kyste se trouvait rompue. Il me suffit d'un bon appareil ouaté compressif pour exercer une pression continue sur la poche kystique.

J'ai revu le malade les jours suivants ; il se plaignait d'éprouver une légère cuisson au niveau du creux poplité.

Cette sensation cessa rapidement; je revis mon malade après une période de repos que je lui avais ordonnée. Le kyste ne se reproduisit plus.

Kyste synovial tendineux de la partie interne du genou. — Un sportsman vint me consulter pour un kyste siégeant à la partie postéro-interne du genou; la poche kystique n'offrait aucune tendance à la réduction par flexion de la jambe. Dès la 1re séance, je m'efforçai de provoquer la rupture de cekyste à la partie supérieure; cela nécessita de ma part des efforts plus énergiques que dans le cas précédent; il me sembla, du reste, que j'obtenais une réduction plus complète que dans le dernier cas.

Je mis un appareil ouaté compressif, mais permettant la marche. J'ai revu le malade pendant plusieurs jours, l'opération n'avait laissé aucun phénomène douloureux, mais le kyste, au bout de 4 à 5 jours, avait récupéré une partie de son volume. — Je renouvelai mes tentatives de rupture. — La guérison fut enfin obtenue au bout d'une quinzaine. Je n'ai pas eu l'occasion de revoir le malade.

On voit que ces kystes sont faciles à rompre et que leur rupture ne s'accompagne d'aucun phénomène douloureux ni de complications d'aucune sorte.

Massage dans les kystes séreux extra-articulaires. — Ces affections étant surtout fréquentes au poignet et à la main, c'est le kyste séreux de cette région que nous prendrons pour type de notre description. Rappelons quelques données anatomiques :

Chez les fœtus, il existe deux synoviales au poignet.

L'une, externe, entoure le tendon du long fléchisseur du pouce et remonte jusqu'au niveau de l'articulation métacarpo-phalangienne;

L'autre, interne, entoure les tendons des fléchisseurs superficiel et profond et remonte au même niveau que la précédente.

En bas, elle envoie un prolongement sur chaque tendon des trois doigts médians en formant une ligne oblique de haut en bas et de dehors en dedans, pour se terminer au niveau de l'articulation métacarpo-phalangienne du petit doigt. Chaque doigt a sa gaine propre indépendante.

Chez l'adulte, la gaine externe du poignet s'est fondue avec la gaine digitale du pouce ; la gaine interne communique avec la gaine du petit doigt.

Les gaines synoviales des autres doigts conservent leur indépendance.

Chez les ouvriers, il n'est pas rare que les gaines externe et interne fusionnent pour constituer une gaine unique commune au poignet, au pouce et à l'auriculaire.

En résumé, les gaines synoviales de la paume de la main varient avec les individus, tout en affectant cependant une forme générale qu'il est utile de connaître.

En effet, vu leur disposition, toutes les tumeurs développées dans leur intérieur devront affecter une forme en bissac, bridées qu'elles sont vers la partie médiane par le ligament annulaire.

Lorsqu'elles sont indépendantes l'une de l'autre, la tumeur développée dans la gaine externe communiquera toujours avec le pouce ; la tumeur développée dans la gaine interne pourra ne pas communiquer avec l'auriculaire, mais se prolongera, dans tous les cas, jusqu'à la racine de ce doigt.

Dans le cas de communication des deux gaines interne et externe, la tumeur affectera de chaque côté les particularités indiquées plus haut.

Quel que soit le siège de ces kystes séreux, ils sont justiciables du même traitement par le massage.

J'ai eu maintes fois l'occasion de traiter des kystes synoviaux peu considérables des gaines tendineuses ou communiquant avec celles-ci. Lorsque la paroi qui les constitue est relativement mince, il est facile d'en pratiquer l'écrasement, soit au moyen des deux pouces, soit au moyen d'une pièce de monnaie qui sert à le comprimer fortement sur les parties sous-jacentes. Parfois, en procédant au simple examen de l'un de ces kystes, il arrive que l'opérateur sent sous son doigt que le kyste « cède» ; la poche s'est rompue en un point. Il arrive que ce phénomène donne lieu à une sensation particulière bien mieux perçue du malade que du praticien. On est surpris de voir que la tumeur kystique s'est à peu près alors complètement effacée. D'autres fois, il est nécessaire de développer une certaine force pour parvenir à rompre la paroi. Si nous n'obtenons pas dès les premières séances la rupture du kyste, nous recommençons nos tentatives; il est rare que la membrane ne cède pas après quelques séances. Ainsi s'obtient une rupture subite que nous avions plusieurs fois recherchée en vain. Une compression exercée sur la poche rompue, au moyen d'une bande de flanelle, d'ouate et d'un corps dur (pièce de monnaie, segment d'une sphère en caoutchouc dur, etc.), nous permet d'accoler les parois du kyste et d'en provoquer la disparition par adhérence définitive des surfaces. Plusieurs séances seront nécessaires, en général, pour obtenir l'effacement complet de la tumeur. Certains cas sont entièrement rebelles à ce traitement et sont entièrement du ressort chirurgical.

Hydarthrose[1]. — L'hydarthrose peut être aiguë, subaiguë ou chronique. C'est de l'hydarthrose subaiguë et chronique que nous nous occuperons.

Nous n'avons point à traiter ici de l'étiologie de l'hydarthrose ; nous nous attacherons simplement à exposer succinctement ses symptômes. Nous fondant sur les effets physiologiques du massage, nous aurons à démon-

1. V. *Union médicale*, 1889. (Berne, procédé de l'éclatement.)

trer l'efficacité de ce mode de thérapeutique, la supériorité qu'il présente sur tous les autres moyens, lorsqu'il s'agit de certains cas rebelles à l'action des procédés classiques.

L'hydarthrose est caractérisée par un épanchement de liquide séreux dans la cavité d'une synoviale; c'est là le phénomène capital; d'où gonflement de l'articulation et douleurs variables dans leur degré, impotence fonctionnelle plus ou moins marquée. Certaines hydarthroses du genou se montrent particulièrement rebelles à l'action thérapeutique; la compression ouatée, l'immobilisation, l'application de teinture d'iode, les cautérisations ignées, etc., n'ont d'autres résultats que d'accroître les souffrances du malade, ou en somme de n'être suivies d'aucune espèce de résultat. Dans ces cas, le massage peut être susceptible de produire une évolution vers la guérison.

Actuellement, ce mode de traitement est entré dans la pratique courante. Après qu'on a constaté chez certains sujets l'inefficacité des moyens classiques, on a volontiers recours au massage. Son action, parfois très prompte, est en effet très rationnelle : le massage atteint directement, profondément, les culs-de-sac synoviaux et peut même, ainsi que nous l'exposerons plus loin, déterminer la rupture de l'un des culs-de-sac, ce qui constitue une condition de guérison.

Dans ma pratique, j'use d'un procédé particulier que j'ai été le premier à employer et au sujet duquel j'ai fait une communication à la Société de médecine de Paris (1888-1889), c'est le procédé « de l'éclatement ». Je dois dire qu'il diffère complètement des procédés timides d'effleurage employés jusqu'à ce jour. J'emploie le mot d'éclatement, pour exprimer la rupture brusque d'une petite partie de la membrane séreuse, mais ce mot n'implique nullement l'idée d'une violence quelconque.

Lorsqu'on examine un genou atteint d'hydarthrose, on s'aperçoit aisément que c'est à la partie supéro-interne de la jointure que la fluctuation est perçue avec le plus de facilité. Le cul-de-sac supérieur de la synoviale soulève la partie correspondante du vaste interne après s'être réfléchie sur l'extrémité inférieure du fémur. Si l'on place le genou dans la demi-flexion, cette partie du cul-de-sac synovial présente une étendue relative plus considérable. Dans les épanchements synoviaux de quantité moyenne, on peut circonscrire le liquide de ce cul-de-sac en appliquant, au-dessus de la rotule et contre le condyle interne du fémur, la partie concave de la main comprise entre le pouce et l'index. Si l'on presse avec une certaine force tous les tissus interposés entre la main et le condyle, on circonscrira ainsi une sorte de kyste séreux sur lequel on peut opérer de deux façons :

1° Soit avec le pouce resté libre, on peut presser le liquide de bas en haut, en dirigeant ses efforts vers l'extrémité supérieure du cul-de-sac ;

2° Soit au moyen de la partie cubitale du poing fermé, on exécute une série de percussions plus ou moins énergiques.

Si parfois on observe une détente brusque survenue dans l'ensemble du liquide, il faut déclarer qu'on ne produit pas toujours ce phénomène, mais que la mensuration du genou révèle fréquemment une diminution notable dans la quantité du liquide épanché.

En quelques séances, le liquide peut disparaître complètement.

Ces percussions produisent ou peuvent produire une rupture du cul-de-sac synovial en son point le plus faible, peut-être au niveau des insertions de la synoviale, immédiatement sur le pourtour du cartilage articulaire.

Je ne saurais me prononcer sur le point exact où

l'excès de pression exerce son action. Je crois pouvoir admettre qu'une fissure plus ou moins étendue se produit au sein de la membrane en son point le moins résistant, et permet ainsi le passage du liquide de l'hydarthrose vers les vaisseaux lymphatiques et veineux, qui sont répandus en si grand nombre dans le tissu cellulaire voisin de la jointure.

La manœuvre très simple que je viens de décrire est d'autant plus facile à exécuter que la demi-flexion du genou est mieux faite, que la surface présentée par la partie antérieure du condyle fémoral est plus ample et, bien entendu, que l'hydarthrose est plus récente.

En ce dernier cas, en effet, la membrane est peu épaisse et plus facile à rompre; et, d'autre part, le liquide épanché est plus fluide[1].

Après la manœuvre de « l'éclatement », je pratique un massage très profond dirigé du genou vers le pli inguinal et consistant en larges et énergiques pressions centripètes.

Après chaque séance il est bon d'appliquer un bandage ouaté comprimant la partie interne et la partie externe du genou, et laissant libre autant que possible la partie sus-rotulienne de la synoviale, car c'est là que s'est produite la rupture; c'est donc en ce point que la pression intra-articulaire déterminée par la compression ouatée devra être à son minimum, puisque nous cherchons l'expulsion de la synovie hors de la membrane par cette voie.

Plusieurs séances de traitement sont nécessaires, ce qui peut faire supposer que la rupture *ainsi produite est de peu d'étendue*.

Le procédé de l'écrasement des kystes synoviaux du

1. Des dépôts fibrineux se rencontrent fréquemment dans les jointures jadis atteintes d'inflammation; sans doute le massage, et mieux encore l'éclatement, facilitent le passage de ces dépôts de fibrine hors de la cavité synoviale. (N. de l'auteur.)

dos de la main n'agit pas autrement et tout le monde reconnaît sa parfaite innocuité.

Le Dr Tillaux, dans son *Traité d'anatomie des régions*, signale plusieurs cas de ruptures spontanées d'hydarthroses survenues sans qu'aucun accident en soit résulté.

Le moyen que je propose offre le double avantage d'être d'*une action rapide* et d'une *innocuité parfaite*. Il m'a donné de nombreux succès.

On peut objecter à ce procédé qu'il ne doit pas infailliblement guérir tous les cas d'hydarthroses, et qu'il existe parfois un tel épaississement de la membrane, que l'on ne saurait la rompre qu'au prix d'efforts et de percussions violentes, constituant autant de traumatismes. Je répondrai : que mon procédé de « l'éclatement » ne s'adresse qu'aux hydarthroses relativement récentes, à paroi mince.

Une synoviale qui a présenté les phénomènes de « l'hydarthrose à répétition », dont les culs-de-sac, quoique non pourvus de fongosités, offrent un rebord saillant, dur, comme lardacé, donnant au doigt la sensation d'un « bourrelet », ne pourra guère être rompue au moyen de nos percussions à poing fermé [1]. De tels cas sont justiciables de la ponction et de l'arthrotomie, en un mot des pratiques de la chirurgie active proprement dite.

Je ne propose pas l'éclatement comme moyen exclusif, mais je crois devoir le mettre au premier rang des procédés à employer dans le traitement des hydarthroses rebelles ; en raison de sa complète innocuité, il peut toujours être mis à l'essai, avant toute intervention chirurgicale.

1. Je crois devoir faire remarquer que Marjolin a signalé des cas d'hydarthrose où l'épaississement de la membrane est *partiel* ; il en résulte qu'on peut toujours considérer comme légitime de tenter là l'éclatement sous-cutané, si l'on a lieu de penser que la membrane n'est pas épaissie dans sa totalité.

Hémarthrose traumatique. — Les épanchements sanguins de l'articulation fémoro-tibiale consécutifs aux contusions et aux mouvements forcés de l'articulation ont été signalés par Bonnet.

Indiquons, en 1874, la thèse de M. Hennart : *De l'entorse du genou* ; en 1876, celle de M. Noulis sur le même sujet ; la même année, celle de M. Guedeney : *Etiologie et symptômes des épanchements sanguins traumatiques* ; en 1879, le très remarquable mémoire de M. Segond : *Recherches cliniques et expérimentales sur les épanchements sanguins du genou par entorse.* Nous ferons ici de larges emprunts à ce travail.

Parmi les causes directes, nous trouvons les coups et chutes sur les genoux.

Parmi les causes indirectes, il faut citer tous les mouvements exagérés de l'articulation : extension, flexion, rotation en dedans et en dehors, mouvements de latéralité.

Les lésions doivent être classées sous deux chefs :

1° Lésions intra-articulaires (contusion ou rupture de la synoviale, du ligament adipeux ou des ligaments croisés, fractures complètes ou incomplètes des os communiquant avec l'articulation) ;

2° Lésions périarticulaires (rupture du ligament rotulien, du ligament postérieur ou des ligaments latéraux).

Les fractures de la rotule et de l'épiphyse fémorale donnent lieu à un épanchement sanguin dans l'articulation; les fractures de la diaphyse fémorale s'accompagnent aussi de cet accident. Ces faits ont été particulièrement étudiés par notre savant maître M. Paul Berger ; d'après lui, l'épanchement est généralement séreux, parfois séro-sanguin.

M. Segond signale, dans les cas de traumatisme par rotation forcée en dedans, une lésion remarquable par la fixité de son siège : c'est une petite cavernule creusée dans les tissus spongieux du tibia ; elle communique avec l'intérieur de l'articulation par une fente antéro-postérieure dont la lèvre externe est formée par la synoviale déchirée et dont la lèvre interne répond exactement à cette crête mousse constituée par l'union de la face supérieure et de la face externe du plateau tibial.

Cette fissure, cachée par le fibro-cartilage semi-lunaire externe, a une largeur variable. C'est la portion d'os située en arrière du tubercule de Gerdy qui cède. Ce fait explique la prompte formation de l'hémarthrose dans certains cas.

La *déchirure de la synoviale*, peu riche en vaisseaux, ne donne lieu qu'à une *hémorrhagie lente*.

La *rupture des ligaments* croisés produit la déchirure des rameaux de l'articulaire moyenne; la lésion spéciale décrite par M. Segond, la fracture du fémur ou de la rotule, l'arrachement des parcelles osseuses aux points d'insertion des ligaments intra-articulaires ont pour résultat la communication des aréoles spongieuses très vasculaires avec l'articulation. Le ligament adipeux pourvu de petits vaisseaux rectilignes peut être rompu; dans tous ces cas l'*hémorrhagie* sera rapide.

Quant aux lésions des ligaments périarticulaires, il faut qu'elles s'accompagnent de déchirures de la synoviale (ce qui est la règle) pour qu'il y ait épanchement intra-articulaire.

Si l'on a choisi le genou pour étudier l'hémarthrose, c'est parce que cette articulation tient le premier rang dans l'ordre de fréquence de cette lésion.

Bonnet a signalé ce fait : « Il n'est pas d'articulations, dit-il, où ces épanchements soient plus considérables et plus fréquents que dans celle du genou. »

Cette prédisposition s'explique par la présence dans

cette articulation de ligaments intra-articulaires, par la vaste étendue de la séreuse, qui se laisse facilement distendre ; dans certaines positions du membre, les parties entourant l'articulation ne résistent pas et le sang s'épanche librement dans l'articulation.

Il ressort des observations faites jusqu'à ce jour sur la nature du liquide épanché, que si une ponction est pratiquée peu de temps après l'accident (4 à 5 jours), le liquide extrait est du sang pur ou presque pur ; l'épanchement est-il ancien ? le liquide est hydrohématique, cela tient à ce que des caillots se sont formés ; en ce cas, le liquide qui sort n'est plus que de la sérosité teinte par la matière colorante du sang.

D'où la nécessité d'une intervention rapide pour empêcher la formation des caillots, qui deviendraient d'une résorption de plus en plus difficile.

On trouve aussi dans le liquide extrait de nombreuses gouttelettes huileuses, donnant par refroidissement une légère couche de margarine cristallisée en aiguilles. On n'a pas encore donné d'explications de ce fait.

Voici les symptômes de l'hémarthrose :

1° La *douleur*, qui peut être plus ou moins vive, avec ou sans craquements, et à laquelle succède bientôt une douleur très faible. Si la douleur vive persiste, elle indique d'ordinaire une lésion osseuse ;

2° L'*épanchement*, généralement très rapide, met de 24 à 48 heures à se produire ;

3° L'*attitude du membre :* jambe demi-fléchie, le pied et le membre entier dans la rotation en dehors.

4° La *déformation* : la rotule est soulevée, les culs-de-sac latéraux sont distendus, le cul-de-sac inférieur fait deux saillies de chaque côté du tendon rotulien.

La palpation permet de reconnaître le choc prérotulien, une fluctuation pâteuse, la crépitation sanguine ;

5° L'*impotence* fonctionnelle. En général, pas de réaction inflammatoire locale, pas de fièvre, pas de frissons.

Livrée à elle-même, la marche de cette affection est bénigne, mais la guérison est lente à se produire, par suite de la longueur de temps que demande la résorption. De cette lenteur dans la résorption peuvent résulter des raideurs articulaires, une arthrite, de l'ankylose, la présence de corps étrangers dans l'articulation.

Vésicatoires, compression, ponctions simples, ponctions aspiratrices, le tout accompagné de l'immobilisation du membre, constituent autant de moyens qui ne sont pas toujours absolument efficaces. C'est dans de tels cas, qu'appliqué précocement, le massage peut intervenir très utilement ; ajoutons qu'on peut presque toujours l'employer dès le début de l'accident, au grand avantage du malade.

On peut établir en principe ceci : plus le massage est exécuté précocement, plus il est actif. Il consiste en de larges pressions commençant au niveau du cul-de-sac supérieur de la synoviale et remontant jusqu'au sommet du triangle de Scarpa.

1° Ces pressions, pratiquées aussi largement que possible avec la paume de la main, ont pour effet de « faire le vide » dans les vaisseaux absorbants ;

2° On fera de plus des pressions progressives au moyen de la pulpe des pouces appliqués de chaque côté de l'articulation, suivant le ligament rotulien et les ligaments latéraux. Je propose de donner à cette manœuvre le nom de « mouvements ondulatoires d'attrition » ; on pourra se servir également, pour ces pressions, du talon de la main ; ils doivent toujours être dirigés vers le cul-de-sac supérieur, l'articulation étant dans l'extension ;

3° Placer le genou dans la demi-flexion, se servir alors de l'extrémité des index qui, adossés l'un contre l'autre, exerceront des mouvements *concentriques* et *centripètes* partant de la bourse séreuse sous-jacente à la moitié inférieure du ligament rotulien, pour gagner l'espace inter-articulaire; suivre par conséquent la ligne correspondant au fibro-cartilage inter-articulaire externe, puis, en dedans, la partie comprise entre l'extrémité postérieure de l'interligne articulaire interne et de là jusqu'à la masse adipeuse sous-jacente, à la partie supérieure du tendon rotulien. Les mêmes doigts, toujours mus d'un mouvement rotatoire, presseront avec leur pulpe en longeant le bord interne de la rotule pour regagner le cul-de-sac supérieur de l'articulation. J'ai coutume alors d'exercer des mouvements alternatifs de flexion et d'extension de l'articulation, en pressant avec le pouce d'une main appliqué successivement sur les divers points répondant au fibro-cartilage articulaire, pendant que l'autre main exerce une traction assez énergique sur le segment inférieur de la jambe;

4° Ramener le genou dans la demi-flexion et pratiquer sur les parties latérales de l'article des percussions à poing fermé (avec le rebord cubital de la main);

5° Renouveler les larges pressions centripètes, terminer par le massage du triceps (torsion, percussion, etc.), puis appliquer un bandage au moyen d'une bande de flanelle et de deux coussinets de ouate en forme de croissant, appliqués l'un à la partie interne, l'autre à la partie externe de la rotule, en ayant bien soin d'exercer le minimum possible de pression au niveau de l'extrémité du cul-de-sac supérieur. (Je fonde cette pratique sur mon expérience personnelle, conforme aux observations d'Amodru, Schwartz et Henriet sur la moindre résistance de la synoviale à sa partie supérieure.)

Dans les cas exempts de complications, lorsque la douleur est modérée, l'épanchement médiocrement abondant, la guérison peut être obtenue en quatre, cinq ou huit jours, alors que les ponctions suivies de compression exigent une immobilisation minimum de 25 à 30 jours.

Je permets toujours la marche très modérée dès les premiers jours, lorsque la douleur n'est pas trop vive et lorsque le sujet n'est entaché d'aucune diathèse ; on ne saurait oublier en effet que trop fréquemment, en ce qui concerne l'hémarthrose, se confirme cet aphorisme de l'éminent professeur Verneuil : « Le traumatisme bat le rappel des diathèses. »

ARTHRITES

Affections inflammatoires des articulations. — S'il est un fait actuellement bien établi, c'est que dans la plupart des arthrites, sauf l'arthrite tuberculeuse, où la lésion primitive siège dans le tissu osseux (le plus habituellement), qu'elles soient produites par un traumatisme ou par une autre cause, c'est la synoviale qui est primitivement atteinte : c'est la synovite qui prime tout.

On doit se rappeler que les synoviales présentent moins d'élasticité que la peau ; il en résulte qu'un choc du genou par exemple, qui n'aura pas entamé le tissu cutané, peut avoir déterminé une déchirure de la synoviale suivie d'un épanchement sanguin dans la jointure ; et en général c'est la contusion articulaire et l'épanchement sanguin dans la cavité synoviale qui produisent la synovite. C'est une notion importante à connaître, car le praticien devra tenir compte beaucoup plus de l'état des culs-de-sac synoviaux que des lésions plus ou moins marquées des téguments et des parties molles périarticulaires.

Puisqu'il y a épanchement d'un liquide qui par sa composition ne possède aucun caractère de nocivité à l'égard des parties voisines, le massage est indiqué, pour faciliter par ses effets, énumérés à l'article *Physiologie*, une rapide résorption du liquide épanché.

C'était autrefois un axiome en chirurgie qu'une articulation récemment luxée (même alors que la réduction avait été obtenue complètement), ou bien encore qu'une articulation offrant ou ayant offert des phénomènes inflammatoires même très minimes et tout à fait à leur déclin, devaient être rigoureusement immobilisées. On conçoit que l'excès d'immobilisation puisse provoquer la formation d'une ankylose irrémédiable, comme résultat d'un traumatisme en lui-même insignifiant.

Mais il ne faudrait pas tomber dans un excès trop grand en fait de mobilisation. Le professeur Verneuil recommande d'immobiliser rigoureusement les articulations chez lesquelles peut se réveiller l'inflammation aiguë, par ce motif que l'immobilisation tendra moins à créer ces produits plastiques qui sont à redouter à la suite d'inflammations articulaires aiguës, comme produisant des ankyloses serrées et parfois au-dessus des ressources de l'art. Il s'agit d'établir nettement les cas où l'immobilisation doit être maintenue ou proscrite. L'indication varie avec la nature même de la lésion.

Quelques médecins cependant, Malgaigne entre autres, désireux d'éviter cette ankylose, conséquence du repos prolongé, se sont montrés partisans de la mobilisation précoce des articulations faiblement irritées ou atteintes de traumatismes. Ce n'est pas l'articulation seule qui a besoin de reprendre son jeu, mais tout le membre, afin d'éviter les lésions engendrées par le manque d'exercice et en particulier la cessation du fonctionnement de l'appareil musculaire.

S'il est parfaitement rationnel d'immobiliser les articulations atteintes d'inflammations suraiguës ou aiguës, il n'en est pas de même pour celles qui sont le siège d'un processus subaigu, comme dans certains cas d'arthrite blennorrhagique par exemple, où il s'agit d'exercer une action des plus promptes.

Dans le traitement de certaines inflammations articulaires subaiguës, on peut à leur déclin, sans hésitation, imprimer des mouvements à l'articulation atteinte. Conserver la fonction de l'organe malade doit être la préoccupation principale du praticien. Bien entendu, l'expérience est ici un guide très sûr. Tel malade atteint de polyarthrite rhumatismale infectieuse présentant la diminution complète des phénomènes d'acuité, l'absence de fièvre, pourra subir sans danger quelques mouvements articulaires très prudents, très doux, et qui pourront être progressivement augmentés. Ici, la parfaite connaissance de l'état général sera l'élément prédominant qui servira de guide dans le traitement à établir. Il est évident que des rechutes peuvent se produire, au moment où l'on était en droit d'attendre une convalescence bien nette. Le praticien doit donc se garder de trop promettre dans de telles circonstances, car ici son habileté manuelle n'est pas seule en jeu.

A l'immobilisation doit succéder le traitement par les frictions, l'effleurage, les mouvements de flexion, d'extension, la marche, aussitôt que cela sera possible.

Il est bon toutefois de faire remarquer que dans le cas d'arthrite infectieuse il ne faut point mobiliser précocement l'articulation ; il faut se borner à faire tous ses efforts pour éviter l'atrophie musculaire, et attendre que tout se calme pour commencer les mouvements, d'abord passifs. Il faut aussi rappeler que dans certaines arthrites (genou et coude), quels que soient les efforts du médecin, certaines conditions produites par une inflammation intense déterminent un obstacle qui échappe à l'application d'un moyen thérapeutique mécanique. Dans le cas d'arthrite rhumatismale du genou, il se produit souvent une adhérence irréductible de la rotule avec l'extrémité inférieure du fémur. Dans l'arthrite du coude, il se fait, au niveau de l'extrémité inférieure de l'humérus, des productions analogues à l'exostose, qui empêchent à tout jamais l'article de récupérer l'intégrité de ses fonctions. (Cas de périostite de l'extrémité inférieure de l'humérus, formant un obstacle invincible à la flexion, ou encore gonflement extrême du cubitus à son extrémité supérieure, s'opposant à l'extension. — (Faits signalés par Quénu.)

Arthrites infectieuses. — La massothérapie s'adressant le plus fréquemment aux articulations, nous croyons devoir consacrer dans ce travail un certain développement à l'étude des arthrites en général. Grâce à de récents et importants travaux, les arthrites sont mieux connues, tant au point de vue bactériologique qu'au point de vue de l'anatomie pathologique et de la clinique.

Notre savant maître le professeur Lannelongue a classé les arthrites sous les cinq chefs suivants :

1° Les arthrites traumatiques ;

2° Les arthrites inflammatoires par propagation ou de voisinage ;

3° Les arthrites généralisées du rhumatisme ou de la goutte ;

4° Les arthrites des maladies de l'encéphale et de la moelle épinière, de l'ataxie musculaire progressive, etc. ;

5° Les arthrites septiques, parasitaires ou virulentes, microbiennes pour la plupart, secondaires aux maladies générales. (Voir thèse d'agrégat. du Dr de Lapersonne, 1886.)

Les arthrites infectieuses dues à la contamination de l'organisme par un principe spécial venu du dehors, quelles que soient d'ailleurs l'origine et la nature de cet agent morbifique (Griesinger, de Lapersonne), peuvent être rapportées aux huit groupes suivants, pour nous conformer à la classification adoptée par de Lapersonne.

Pyohémie chirurgicale et médicale dite spontanée :

1° Ostéomyélite ;
Angines septiques ou infectieuses ;
Non diphtériques ;
Lymphangites ;
Kystes hydatides.

2° Blennorrhagie ;
Maladies des organes génito-urinaires ;
Puerpéralité[1].

3° Morve et farcin ;
Charbon.

4° Pneumonie ;
Erysipèle ;
Méningite cérébro-spinale.

5° Scarlatine ;
Variole ;
Rougeole ;
Diphtérie ;
Oreillons ;
Erythème polymorphe.

1. Charcot, en 1853, signale les arthrites survenant à la fin de la grossesse ou quelques semaines après l'accouchement naturel. Tous les tissus articulaires sont pris, lors de l'arthrite des rhumatismes secondaires de la grossesse ; il y a grande tendance à la purulence, à la chronicité. Il existe des empâtements périarticulaires, des demi-ankyloses (Quinquaud). Pronostic toujours grave (Lorrain).

Dans le rhumatisme secondaire suite de couches, le rhumatisme atteint :

A. Les petites articulations (Tuméfaction. Ténosynovites. Guérison lente) ;

B. Une ou deux grosses jointures (Lésions remarquablement fixes. Tendance à l'ankylose).

6° { Fièvre typhoïde;
Dysenterie;
Choléra;
Fièvres intermittentes.

7° { Pseudo-rhumatisme infectieux;
Endocardite ulcéreuse.

8° { Syphilis.

Pyohémie chirurgicale[1]. — Siège de prédilection : l'épaule et le genou, quelquefois le coude, rarement les autres articulations. A l'autopsie, on trouve du pus dans les articulations. En raison de l'envahissement rapide de l'articulation par le pus, l'ensemble des parties constituantes de l'articulation, les surfaces articulaires, ligaments, cartilages, n'ont pas le temps d'être intéressées profondément (Lagrange).

Pyohémie médicale. — On trouve des collections purulentes dans les articulations ; c'est la maladie arthrito-phlegmoneuse de Quinquaud (1871), ou pyohémie sporadique de Tuffier. (*Revue de chirurgie*, 1883.)

Ostéo-myélite. — Les régions prédisposées sont l'épaule et le genou, le point de départ est une ostéomyélite épiphysaire ; quelquefois ces arthrites ne sont que des inflammations de voisinage ; le massage peut être utilisé contre les raideurs qui se produisent à la suite « d'ostéomyélites prolongées », une fois que le ou les séquestres ont été expulsés.

Angines septiques. — E. Gaucher cite un cas d'arthrite suppurée du poignet droit consécutive à une rhinopharyngite infectieuse.

Lymphangites. — En 1878, le professeur Verneuil pré-

1. Nous publions ici, sous une forme résumée, la plupart des documents du travail de Lapersonne, qui nous ont paru pouvoir être utilement rappelés au lecteur.

sente à l'Académie un mémoire relatant cinq cas d'arthrites ou hydarthroses du genou consécutives à une lymphangite du membre inférieur.

Kystes hydatides. — Le professeur Verneuil cite le cas d'un enfant opéré de kyste hydatide du foie par le procédé du gros trocart et qui fut atteint de douleurs vagues des articulations, avec éruption confluente d'urticaire et arthrite suppurée de l'articulation du gros orteil.

Blennorrhagie. — La blennorrhagie donne lieu dans bien des cas à des arthralgies, des arthrites, des hydarthroses, et même parfois à des arthrites suppurées d'emblée. Certaines formes d'arthrite blennorrhagique ont une remarquable tendance à produire *l'ankylose rapide.* On est en droit de tenter une action précoce dans le but d'éviter les conséquences de la *variété plastique ankylosante.* Dès que la douleur le permet, et malgré qu'il y ait encore des signes d'un état subaigu léger, je conseille d'essayer, par une série de tâtonnements, le degré de tolérance de l'articulation malade. On peut s'inspirer de ce principe énoncé par Le Fort (Soc. de ch., 1880), que l'on devra imprimer des mouvements gradués *aussitôt que possible*, c'est-à-dire lorsque « la mobilisation n'éveillera que les douleurs dues à l'extension des parties rétractées[1] ». Lagrange ajoute, dans un remarquable article sur cette question : « C'est surtout à l'égard de l'arthrite blennorrhagique qu'il s'agit d'être ankylophobe ; l'immobilisation trop prolongée aurait certainement pour elle des inconvénients, et il serait imprudent de trop compter sur la mobilisation naturelle, le libre jeu des muscles, après l'enlèvement tardif de l'appareil[2]. » On doit rester dans de justes limites entre l'excès d'une intervention trop audacieuse et le trop d'abstention.

1. Lagrange, *Traité de chirurgie*, article « arthrites infectieuses ».
2. Lagrange, *Traité de chirurgie*.

On a constamment retrouvé les gonocoques de Neisser dans le pus des articulations atteintes d'arthrite suppurée d'origine blennorrhagique.

Maladies des organes génito-urinaires. — Ces arthrites ont été signalées pour la première fois par Velpeau. Le professeur Guyon, Ollier, Bazy en ont cité des cas ; leurs lieux d'élection sont le genou, le poignet, le coude, l'épaule, l'articulation acromio-claviculaire.

Puerpéralité. — Les arthrites sont fréquentes, quelquefois elles constituent de véritables arthrites infectieuses, d'autres fois c'est à une véritable attaque de rhumatisme que l'on a affaire.

MM. Pasteur et Doléris ont démontré dans les liquides articulaires la présence des streptococci.

Raymon, dans sa remarquable thèse d'agrégation, 1880, traite la question du rhumatisme puerpéral en se fondant sur ce fait : que toutes les affections des organes génito-urinaires semblent exercer une influence de même ordre que la blennorrhagie. Lorain a montré qu'on pouvait observer des affections arthritiques dans des cas d'écoulements leucorrhéiques et de lochies. Bouillaud avait insisté sur la ténacité des arthrites d'origine puerpérale. Rappelons l'opinion du professeur Bouchard : « On a décrit sous le nom de rhumatisme de la grossesse une inflammation le plus souvent monoarticulaire, tenace, avec *tendance à l'ankylose*, qui ressemble singulièrement au rhumatisme blennorrhagique, qui n'est certainement pas le rhumatisme vrai et que j'ai bien de la peine à considérer comme gravidique. Je me fonde sur l'extrême rareté de ce rhumatisme comparé à l'extrême fréquence de la grossesse. Il y a deux pseudo-rhumatismes : l'un puerpéral, qui tend à la suppuration, l'autre en rapport avec la lactation, qui tend à l'ankylose. L'allaitement réalise chez la femme certaines conditions de la nutrition générale et de la composition chimique des humeurs, qui rapproche la nourrice du diabétique et des malades à dyscrasie acide, chez lesquels les attaques rhumatismales sont loin d'être exceptionnelles. » (Bouchard, *Mal. par ralent. de la nutrit.*, page 354.)

Morve, Farcin[1]. — Le lieu d'élection de ces arthrites *est le genou;* souvent on constate des périarthrites, des synovites; toutes ces manifestations s'accompagnent de suppuration. (*Observation de Bucquoy à l'Académie de médecine*, 1883.)

MM. Bouchard, Charrin et Capitan ont pu reproduire la maladie typique chez le solipède en prenant le microbe à la cinquième culture.

La culture avec les produits recueillis chez l'homme n'a pas encore été faite.

Charbon[2]. — La nature parasitaire du charbon a été démontrée par les travaux de MM. Davaine et Pasteur.

Dans son *Traité de la suppuration*, Chassaignac cite des arthrites suppurées du genou, de la hanche, du cou-de-pied, survenues au cours de cette affection.

Pneumonie. — La pneumonie est une maladie parasitaire.

M. Talamon a fait des cultures et des inoculations qui prouvent le fait. Max Schuller a démontré l'existence des pneumococci de Friedlander. Les arthrites sont fréquentes, elles sont souvent multiples, leur lieu d'élection *est l'épaule.*

Erysipèle. — Dans le cours de l'érysipèle, il se produit souvent des arthrites *monoarticulaires* ou *multiples.*

Fehleïsen a démontré la nature parasitaire de cette affection par la culture et les inoculations du streptococcus.

Méningite cérébro-spinale. — Les arthrites qui surviennent dans le cours de cette affection sont aiguës, souvent

1. De Lapersonne.
2. Id.

suppurées; en général elles se localisent dans les *grandes jointures*. On rencontre même des lésions du côté des articulations de la colonne vertébrale. Cornil et Babès ont démontré l'existence de bactéries rondes zooglées.

Scarlatine. — On constate dans le cours de cette affection des arthrites séreuses aiguës, non suppurées, des arthrites suppurées et même purulentes d'emblée (Hebra, Kaposi, Henoch).

Existence d'un micro-organisme encore indéterminé (Schuller, Friedlander).

Variole. — On rencontre au cours de cette maladie des *arthropathies* à forme *rhumatismale, erratiques* (Rilliet et Barthez). Brouardel pense qu'il s'agit d'un *rhumatisme* proprement dit. Ces manifestations occupent les *grandes* et les *petites articulations* et s'accompagnent de fièvre.

D'après Bourcy, elles revêtent deux types :

1° Le type de *pseudo-rhumatisme erratique*, dont la durée ne dépasse pas 8 à 10 jours ;

2° Le type d'arthrites localisées à un petit nombre d'articulations ou à une seule; dans ce cas-là, la purulence survient rapidement.

Rougeole. — D'après Descroizilles, les arthropathies sont fréquentes dans le cours de cette affection; elles se produisent sous forme d'*arthrites ou de tumeurs blanches*, quelquefois elles manifestent de la tendance à la suppuration.

Pour Lagrange[1], les arthrites consécutives à la rougeole sont en général moins graves que celles de la variole et de la scarlatine. Il admet deux variétés :

1° Les arthrites légères, marchant naturellement vers la guérison sans laisser de traces de leur passage ;

2° Les arthrites aiguës, capables de suppurer et de se transformer en véritables tumeurs blanches.

1. *Traité de chirurgie* (Duplay et Reclus), article « arthrites infectieuses ». 1891.

Diphtérie. — On rencontre quelquefois des affections articulaires.

Max Schuller et Loefler ont trouvé et cultivé un bacille qu'ils considèrent comme caractéristique.

Pseudo-rhumatisme ourlien, de E. Boisset. — Ces lésions se localisent sur l'*extenseur commun des doigts, l'extenseur propre de l'index,* le *long* et le *court extenseur du pouce.* Toutes ces manifestations ont une tendance marquée à la guérison. MM. Chauvin et Capitan ont cultivé le microbe des oreillons.

Fièvre typhoïde. — Bouillaud le premier trace l'histoire de l'*arthrite typhoïdique.*

A. Robin, en 1878, publie des cas de synovites purulentes.

Ces arthrites revêtent en général une forme grave, se terminant par *suppuration* ou *ankylose.* Elles ont pour lieu d'élection la *hanche,* le *genou.*

Rarement les articulations du membre supérieur sont atteintes (Lannelongue).

Au cours de ces arthrites, des luxations spontanées peuvent se produire ; elles sont causées par l'atrophie musculaire précoce portant sur un seul groupe musculaire (Verneuil, Reclus). *L'extrémité osseuse est le siège de la lésion* (Lannelongue), d'où *impossibilité de la réduction.*

Dysenterie[1]. — Arthrite monoarticulaire, à début insidieux. Elle apparaît 4 ou 5 jours après la guérison. Exceptionnellement l'articulation se prend pendant le cours de la maladie (Quinquaud, Fradet).

Lagrange émet des doutes sur l'existence de la suppuration articulaire dans la dysenterie.

Lieu d'élection : *genou.* L'articulation est gonflée, tuméfiée, mais sans rougeur inflammatoire comme dans le rhumatisme ; on a affaire à un œdème blanc et mou.

S'il existe des arthrites multiples, l'amélioration se

1. De Lapersonne.

fait sentir au bout de quelques jours, sauf sur un genou généralement.

Epanchement parfois très abondant, sensation de fluctuation, mais pas de choc rotulien. Trousseau signale la rupture de la capsule produite par l'abondance de l'épanchement.

D'après Quinquaud, *tous les malades guérissent après un temps plus ou moins long* (2 *ou* 3 *mois*).

Thomas, de Tours, cite un cas d'arthrite suppurée. *Grande analogie avec le rhumatisme blennorrhagique.*

Choléra. — *Lésions articulaires étudiées* par M. Poulet, agrégé du Val-de-Grâce. On observe dans ce cas des *épanchements de synovie* ne ressemblant en rien à ceux qui accompagnent les arthropathies communes; *synovie concrète*, visqueuse, coloration blanchâtre, quelquefois rosée ; reste adhérente aux surfaces des condyles.

Désordres peu marqués de la synoviale; pas de lésions apparentes des cartilages.

En résumé, altérations diffuses très superficielles sous la dépendance des lésions vasculaires périphériques qui semblent appartenir au choléra.

Fièvres palustres. — Origine microbienne de la fièvre palustre démontrée par les travaux de Laveran.

M. Rejon, dans sa thèse, parle d'une hydarthrose intermittente due, d'après lui, à l'infection palustre.

M. Panas a cité une observation d'*hydarthrose intermittente* où il n'est pas possible d'invoquer l'intoxication palustre. Rien de précis sur ce sujet encore à l'étude.

Pseudo-rhumatisme infectieux. — Fleury, Quinquaud, Archambault, Lorrain ont signalé des états particuliers à débuts typhoïdes avec suppuration des jointures et terminaison fatale.

Le professeur Bouchard et Bourcy ont particulièrement appelé l'attention sur ces faits.

D'après Bourcy, ces affections revêtent deux types :

A. Les arthropathies tendent à la raideur plutôt qu'à la suppuration ;

B. Les arthrites évoluent en quelques heures vers la suppuration, l'autopsie révèle alors des lésions profondes des parties constituantes des articulations.

Le massage aura évidemment lieu d'être utilement appliqué dans le traitement de la première variété.

Endocardites infectieuses. — La nature parasitaire de l'endocardite ulcéreuse est hors de doute. Klebs, Orth, Cornil, Babès, Netter, Chantemesse, ont démontré la pluralité des différentes espèces de microbes capables de se greffer sur un endocarde.

On a noté la coïncidence fréquente de l'endocardite ulcéreuse avec les arthropathies.

Les arthrites qui accompagnent la forme pyohémique de l'endocardite infectieuse sont de véritables abcès articulaires, le symptôme important est un œdème diffus.

Pronostic toujours très grave.

Dans la forme infectieuse non septique, signalée par Netter, il se produit des gonflements articulaires de nature séreuse et non purulente.

C'est dans le traitement de cette dernière variété que le massage peut être utilisé, mais tout à fait exceptionnellement.

Syphilis. — Les arthrites syphilitiques se manifestent dans la période secondaire et dans la période de transition. A signaler les travaux de MM. Lanceraux, Fournier, Bouilly, Voisin, Cornil, Méricamp, Verneuil.

Elles se manifestent sous trois formes :

1° *Arthralgies* ;

2° *Arthrites subaiguës* ;

3° *Hydarthroses.*

1° Dans les arthralgies, pas de signes objectifs ; simplement de la douleur. D'après Fournier, le repos accroît la douleur, l'exercice la fait disparaître.

D'après Cornil et Fournier, elles doivent reconnaître des altérations matérielles des parties qui en sont le siège.

Elles affectent principalement les épaules, les genoux, le coude, les articulations tibio-tarsienne, *radio-carpienne*, *temporo-maxillaires*. A l'exemple de l'exercice, le massage diminue généralement la douleur. .

2° *Arthrites subaiguës.* — Moins fréquentes que les arthralgies. Epanchement faible ou nul, douleur moins vive que dans l'arthrite aiguë du rhumatisme vrai.

Siège : le *genou* en général, parfois les *malléoles*, l'*épaule* et le *poignet*.

3° *Hydarthroses.* — L'hydarthrose syphilitique ne présente aucun caractère spécial qui permette de la distinguer des hydarthroses vulgaires.

Epanchement peu abondant, douleur insignifiante.

Le lieu d'élection est le *genou*. Souvent un seul genou est pris. Sa durée est généralement courte.

Souvent on voit survenir des *hydarthroses* très abondantes symptomatiques des lésions osseuses tertiaires.

MM. Richet et Defontaine ont signalé des infiltrations gommeuses de la synoviale.

Mais cette forme n'est justiciable que du traitement spécifique ; nous en exceptons le cas d'adhérences ou de cicatrices vicieuses qui pourraient être améliorées par le massage.

Dans toutes ces affections articulaires dues à une infection microbienne absolument démontrée pour les unes, très probable pour les autres, le massage *est absolument contre-indiqué pendant la période aiguë*. L'immobilisation s'impose, et ce n'est que plus tard, lorsque tout symptôme inflammatoire a disparu depuis longtemps déjà et que cette disparition de phénomènes aigus donne lieu de croire que tout agent septique est absolument détruit, que le massage doit intervenir au moyen des mouvements passifs, pour rendre à l'articulation ses fonctions, en réveillant au sein de la synoviale, aussi bien que dans les organes périarticulaires, cette activité vitale qui leur rendra leur souplesse, leur élasticité et leur tonicité.

Les arthrites tuberculeuses. — C'est en général du genou qu'il s'agit. S'il appartient à la chirurgie proprement dite d'établir quelle durée l'on devra assigner à l'immobilisation de la jointure dans un cas donné, comme aussi de provoquer le redressement par les moyens usités classiquement, c'est lorsque ces conditions ont été parfaitement remplies que le massage peut intervenir à son tour avec grand avantage. C'est par le massage, exécuté avec méthode et prudence, que l'on peut combattre les inconvénients dus à l'immobilité prolongée. Dans bien des cas, en effet, lorsque la *douleur articulaire* a disparu, lorsque les trajets fistuleux sont totalement taris, le praticien ne se trouve plus en présence que de troubles purement mécaniques dont le massage doit triompher. Teissier les a du reste signalés comme succédant à l'immobilisation; ce sont: la raideur des muscles périarticulaires, l'épanchement de sang et de sérosité intra articulaires, l'ankylose plus ou moins marquée. Gaujot a prétendu avoir retiré grand bénéfice de l'emploi du massage dès le début des arthrites tuberculeuses. Les manipulations, dans de tels cas, agiraient à la manière de la compression, lorsque la membrane non encore fongueuse est simplement épaissie. Nous estimons que c'est là un moyen prématuré. On comprendrait plutôt que le massage fût appliqué à la conservation de l'appareil musculaire, dès le début de la lésion, mais il va de soi qu'il n'a pas le pouvoir de s'opposer à l'évolution des tubercules. Il pourrait même avoir l'inconvénient d'arrêter ce processus curateur qui n'est autre que la transformation fibreuse. Après les résections, les muscles pourront être massés régulièrement, afin d'éviter la formation des *articulations flottantes passives.*

Il n'est guère de question qui soit plus embarrassante pour le praticien que celle d'établir le moment précis où, dans le traitement d'une arthrite tuberculeuse, il s'agit soit de maintenir rigoureusement l'immobilisation, soit de la cesser, pour commencer la mobilisation de l'article et se livrer aux différentes pratiques de la massothérapie.

Si l'on immobilise avec trop de rigueur, en effet, l'entourage d'un malade fait volontiers au médecin le reproche d'avoir trop attendu et de s'être laissé devancer par les troubles musculaires et les rétractions de l'appareil ligamenteux. Si, d'autre part, le malade n'a pas été maintenu dans une immobilité suffisante, il y a danger de faire récidiver l'arthrite dans toute son acuité. Croq [1] nous dit en fort bons termes : « Il faut déterminer, *saisir* le point où il faut commencer à imprimer quelques mouvements. »

Malgaigne (*De la scapulalgie. Journal de Chirurgie*, 1844) nous fournit une donnée positive sur ce point. Selon cet auteur, en effet, il faut exercer une pression sur certains points de l'articulation qu'il appelle *les lieux d'élection de la douleur*. Ainsi, *pour l'épaule : en avant du moignon;*

Pour le coude : sur la tête du radius;

Pour la hanche : à la partie postérieure du fémur, en arrière du grand trocanter.

Si cette pression ne provoque aucune douleur, il y a lieu de mobiliser. Si elle en provoque, il faut s'abstenir.

Croq émet l'avis qu'il faut faire cet essai sur le pourtour de l'articulation. *Il ne faut faire de mouvements qu'autant que toute douleur a disparu.* La *douleur* indique en effet l'existence d'un *point enflammé.* « Tout mouvement serait

1. Croq (Bruxelles, 1853). *Tumeurs blanches.*

dès lors nuisible [1]. Il faut de plus que de légers mouvements imprimés au membre ne provoquent pas de souffrance. Le contraire annoncerait aussi un reste d'inflammation. »

Le médecin devra donc explorer une articulation sur tous ses points, tantôt exerçant des pressions, tantôt cherchant par de petits mouvements à éveiller la douleur.

Il sera bon de faire fixer par un aide l'un des segments d'un membre, tandis qu'on tentera de donner aux mouvements proprement dits de l'autre segment le plus d'amplitude possible, dans les positions les plus variées. Si une douleur vive se manifeste, il y a lieu de s'arrêter. Il ne faudra pas toujours se montrer aussi pusillanime que le malade. La pratique enseigne à reconnaître s'il y a lieu de cesser ou de renouveler des manœuvres que le malade déclare trop douloureuses. Croq recommande de ne pas se laisser arrêter par la crainte d'augmenter le gonflement d'une jointure, lorsque tout paraît calmé, en fait d'inflammation ou de réaction quelconque.

Les mouvements peuvent en effet aider singulièrement, dans certains cas, à provoquer la résorption de certains reliquats d'une affection d'ancienne date ; le massage est très puissant pour amener un résultat prompt et définitif dans de tels cas. On peut fort utilement associer les mouvements passifs à l'immobilisation dans les appareils amovo-inamovibles. Il faudra se garder *de faire marcher trop tôt* les sujets atteints de lésions du membre inférieur. Chez ceux-là, il faudra attendre que la marche puisse s'exécuter *absolument sans douleur* avant de les libérer définitivement de tout appareil immobilisateur.

Luxations. — Il paraît presque superflu de dire qu'après la réduction des luxations, rien n'est plus avantageux, rien n'entre mieux dans la pratique courante que d'exercer

1. Croq (Bruxelles, 1853). *Tumeurs blanches.*

des massages aussi précoces que possible, destinés à favoriser la résorption du sang épanché dans certains cas et à prévenir les raideurs articulaires ; d'autre part, le jeu des muscles est ainsi entretenu et favorisé. Castex a entrepris une série d'expériences de laboratoire tendant à prouver les heureux effets du massage appliqué aux articulations luxées. Voici quelques-unes de ses observations du plus haut intérêt et qui, par la démonstration directe de faits que la pratique permet de prévoir, comblent une importante lacune dans l'étude de la massothérapie (*Arch gén. de médecine*, 1891).

18 juillet 1890. Un grand chien de garde est endormi avec 30 gr. de la solution chloral et morphine, en injections intra-abdominales.

J'essaie d'abord inutilement de luxer l'épaule par la torsion de l'humérus en dehors. Je n'arrive qu'à luxer le coude droit en dehors et à fracturer le carpe droit par torsion Je réussis au contraire à luxer très facilement les deux épaules par la torsion en dedans, sans même faire fixer l'omoplate, ce que j'avais fait inutilement pour la torsion en dehors. La tête de l'humérus devient très visible sous les téguments ; c'est une luxation en avant et en dedans qui me paraît intra-coracoïdienne; toujours est-il que la moindre traction sur le membre luxé la réduit instantanément.

Un appareil immobilisateur est appliqué sur les diverses parties du membre droit, qui a été lésé en plusieurs endroits pendant les manœuvres, et on fait pendant cinq minutes le massage de l'épaule droite. On respecte complètement la région de l'épaule gauche. On met un bandage en huit de chiffre sur les deux épaules et l'animal est rapporté dans son chenil sans y être immobilisé. On sait, en effet, que moins l'animal est attaché dans sa niche, moins il remue.

Les 19, 20 et 21. L'animal se meut difficilement sur les quatre pattes. L'épaule droite est moins douloureuse au toucher. Le chien semble relativement plus solide sur sa patte antérieure droite. Massage pendant cinq minutes chaque fois.

Le 22. L'animal est fatigué, il a de la diarrhée, de l'amaigrissement, les yeux chassieux.

En le faisant marcher, il appuie sur la patte de devant droite, modérément, il est vrai, tandis qu'il relève la patte de devant gauche, qui n'a pas été massée ; et quand on le pousse pour qu'il fasse quelques pas, on remarque qu'il tient toujours relevée et fléchie dans ses articulations cette même patte qui n'a pas été massée. On le couche sur la table de vivisection et on voit que toutes sortes de pressions exercées sur l'articulation massée ne sont aucunement douloureuses. Au contraire, quand on manipule l'articulation qui n'a pas été massée, l'animal s'agite et cherche à mordre.

Massage de cinq minutes. On reporte l'animal dans sa niche et on le met au régime du lait et du bismuth.

Il est d'autant plus intéressant de voir l'animal se servir de sa patte antérieure droite massée à l'épaule, qu'il a eu à cette patte luxation du coude et fracture du carpe.

Le 24. L'animal a été laissé au repos jusqu'à aujourd'hui, il est mieux comme état général. Il s'appuie bien sur la patte massée et tient toujours l'autre relevée et fléchie.

Les pressions sur la première articulation sont indolores, il n'y a pas d'arthrite, mais peut-être un peu d'atrophie musculaire ; il est vrai que le chien est émacié de partout.

L'articulation non massée est très gonflée, très douloureuse, le chien pousse des cris quand on la comprime, on y sent des craquements.

Les deux articulations restent réduites, malgré quelques mouvements passifs qu'on leur imprime.

Le 26. L'animal marche très bien sur sa patte massée, mais tient l'autre relevée. Le gonflement persiste à gauche. Massage de cinq minutes.

Le 28. L'animal se présente toujours dans les mêmes conditions, c'est-à-dire marchant très facilement sur sa patte massée et fléchissant dans toutes ses articulations celle qui ne l'a pas été. L'articulation de l'épaule massée est absolument indolore aux pressions ; pas de craquements articulaires.

L'articulation non massée est très tuméfiée, très douloureuse;

la luxation, qui semblait se faire et se défaire jusqu'à ce jour, ne se reproduit plus. J'ai même soin de porter l'animal par terre à deux reprises, après m'être assuré que la tête humérale est bien en place, et cependant l'animal reste avec son membre non massé fléchi.

D'instinct, il évite de s'en servir et le tient replié sous sa poitrine.

3 août. Massage de cinq minutes de l'épaule droite. L'animal, avant comme après le massage, se sert très bien du membre droit. Le membre gauche n'est pas encore rétabli, le chien s'en sert de temps à autre seulement.

30 septembre 1890. L'état de l'animal, quant à ses membres antérieurs, n'a guère varié.

1° Quand on le fait aller d'un bout à l'autre du laboratoire, un observateur se tenant à chaque extrémité du parcours, on constate qu'il se sert très bien de son membre antérieur droit, et dans la marche et dans la course, tandis que son membre antérieur gauche reste la plupart du temps fléchi dans ses jointures et n'appuie que très légèrement sur le sol, surtout dans la course ;

2° La palpation montre que les luxations sont bien réduites, qu'aucune n'est plus douloureuse, mais qu'il existe une atrophie non douteuse des masses musculaires autour de l'épaule gauche, tandis qu'à droite il faut la chercher avec plus d'attention ;

3° La mensuration établit d'une façon encore plus certaine les résultats acquis. Ainsi la circonférence de l'épaule droite mesurée à la racine du membre, celui-ci étant fléchi à 90 degrés du tronc, mesure :

Pour le côté droit............ 30 centimètres.
Pour le côté gauche.......... 28 —

De même, la circonférence du bras mesure :

Pour le côté droit............ 19 centimètres 5.
Pour le côté gauche.......... 18 —

Donc, l'atrophie autour de l'articulation non massée est certaine, et si le chien ne se sert pas de son membre antérieur gauche, c'est parce que ses muscles n'ont plus de force, et non pas parce qu'il en souffre, puisque toutes les manipulations exercées *aujourd'hui* sur les deux épaules ne sont douloureuses ni à droite ni à gauche.

L'autopsie qui sera faite complètera encore ces résultats.

22 octobre 1890. On examine à nouveau l'animal au point de vue de ses luxations.

On remarque que le membre antérieur gauche reste fléchi; l'animal ne s'en sert que très exceptionnellement. L'articulation de l'épaule est un peu gonflée, douloureuse au toucher; quand on lui fait exécuter des mouvements, on perçoit des frottements qui semblent bien être dans l'articulation. Le membre entier et surtout la région de l'épaule sont frappés d'atrophie manifeste. Quand on mesure comparativement le membre gauche et le membre droit, on voit qu'au milieu du bras il y a 4 cent. en moins de circonférence, et à l'avant-bras 2 cent. en moins.

Remarques. — L'heureuse influence du massage se montre encore avec évidence dans cette expérience, comme résultat immédiat et comme résultat tardif. Tandis que l'épaule massée ne conserve aucun souvenir de traumatisme, celle qui n'a pas été massée gonfle, devient douloureuse et a des craquements. L'animal évite de s'en servir. J'insiste particulièrement sur ce fait que, grâce au massage hâtif, l'épaule et le membre droits n'ont pas subi d'atrophie ; les chiffres le prouvent. Les résultats sont d'autant plus probants que j'ai choisi pour le massage le côté le plus endommagé par les manœuvres de luxation.

Expérience VII

Luxations de l'épaule.

17 octobre 1890. Grande chienne de chasse. Les dernières expériences faites après anesthésie n'ayant donné aucun résultat en ce sens que les animaux n'ont pas éprouvé les suites ordinaires du traumatisme artificiel, nous utilisons ces deux derniers animaux pour d'autres recherches. Nous procédons cette fois sans anesthésie, dans la pensée qu'elle a rendu vains les efforts produits.

L'animal attaché sur la table à vivisection, je lui luxe successivement les deux épaules, ce qui se fait avec peu de facilité et des résultats différents.

Chien mouton, que l'on endort avec 9 seringues de la solution connue de chloral et morphine.

Le sommeil arrive rapidement, et je pratique la luxation de chaque épaule, l'animal reposant sur le côté opposé du corps et moi prenant à deux mains le membre demi-fléchi dans toutes ses articulations et forçant la rotation en dedans de l'humérus sans fixation de l'omoplate jusqu'à ce que je sente la tête humérale sortir de sa place ordinaire. Ces luxations se font très facilement. Elles ne sont pas contestables :

1° Parce qu'on sent la tête humérale déplacée sous les muscles en avant et en dedans ;

2° Parce qu'en tirant sur le membre on produit l'échappement caractéristique de la tête rentrant dans sa loge, et cela à plusieurs reprises, toutes les personnes de l'entourage voyant et entendant ce mouvement de rentrée.

Les luxations réduites, l'animal est laissé un quart d'heure immobile, puis commence le massage *de l'épaule gauche*, choisie parce que la luxation a été plus difficile à produire et que, par suite, on doit supposer le traumatisme plus intense, les effets du massage plus probants.

La séance dure sept minutes environ.

Pressions centripètes sur le dehors de l'articulation, puis sur le dedans et tout particulièrement sur le deltoïde.

L'animal est reporté dans sa niche, mais auparavant je mesure la circonférence de l'une et l'autre épaule sans trouver une différence digne d'être notée.

2 août 1890. Deuxième massage. L'animal semble boiter davantage de la partie qui a été massée, mais cette boiterie est moins apparente après le deuxième massage, qui dure sept minutes.

Le 3. Au sortir du chenil, l'animal marche normalement. Je le replace sur la table à expérience et, *sans lui donner de chloral*, je luxe ses deux épaules comme l'avant-veille, à 5 ou 6 reprises, en exagérant et en forçant sur l'attitude normale.

L'animal pousse des cris de souffrance, je le maintiens ensuite pendant vingt minutes, ses deux épaules luxées et les coudes attachés ensemble derrière le dos. Après quoi je réduis la luxation, ce qui ne se fait pas spontanément, mais très facilement d'ailleurs, en tirant sur le bras. On fait marcher l'animal et on voit qu'il boite des deux épaules ; quand on lui demande de donner la patte, il se tient sur les trois autres, mais en fléchissant et s'affaissant un peu. Massage de cinq minutes autour de l'articulation gauche. Immédiatement après, l'animal marche plus aisément, surtout de l'épaule massée.

Le 4. L'animal ne boite que *très légèrement* de la jambe *droite*. Il lui est fait un massage de cinq minutes après lequel rien ne reste plus d'anormal dans la marche.

Le 6. L'animal était tout à fait remis.

On cesse le massage (quatre massages en tout.)

Remarques. — Ici encore, le traumatisme, quoique très violent, n'a que fort peu endommagé les deux épaules. Le massage cependant favorise l'état fonctionnel de l'articulation massée dans une mesure proportionelle.

Autopsie du chien mouton.

On commence par découvrir tout le groupe musculaire qui enveloppe l'épaule.

Sans se rappeler quel est le côte massé, on remarque que le côté droit (et les quatre personnes présentes font la même constatation) est moins rouge et surtout atrophié.

Les divers départements musculaires, au lieu de se présenter en saillie comme à gauche, se présentent en creux. Or c'est le côté gauche qui a été massé 4 fois. L'ouverture de l'articulation elle-même montre d'abord que les luxations ont été bien réduites, ensuite que la déchirure capsulaire, à peu près cicatrisée aujourd'hui, s'est faite en avant et près du col anatomique de l'humérus. On sent en effet là des rugosités et on voit des éraillures. Pas d'arthrite. On prend un fragment des deux muscles deltoïdes pour le microscope.

L'examen des muscles de la hanche n'indique rien. On prend aussi la moelle et on ne garde que le renflement cervico-brachial[1].

1. Castex, *loc. cit.*

PÉRIARTHRITES

Périarthrite. — La périarthrite, constituée, comme son nom l'indique, par l'inflammation des tissus périarticulaires, fut pour la première fois magistralement décrite par le professeur Duplay.

De même que pour l'hydarthrose nous avons pris pour type l'hydarthrose du genou, nous allons ici, pour donner plus de précision, décrire la périarthrite scapulo-humérale, dont le traitement par le massage a été de ma part le sujet d'une communication à la Société de médecine de Paris, juillet 1887 [1].

Cette affection est très fréquente, l'étiologie en est simple : traumatisme plus ou moins violent, contusion, torsion ou luxation réduite, mais immobilisation trop prolongée après la réduction. Notons également l'influence prépondérante du mouvement d'abduction forcée se joignant à la torsion [2].

Le moignon de l'épaule est en général aplati, amaigri (atrophie du deltoïde et des muscles sus et sous-épineux). — Douleur pendant les mouvements, principalement pen-

1. *Traitement méthodique des périarthrites scapulo-humérales par le massage*, G. Berne, 1887, *Union médicale.*

2. Signalons comme causes prédisposantes : le rhumatisme et la goutte.

dant l'abduction, douleur au-dessous de l'acromion, soit en avant, soit en arrière.

A cela s'ajoute l'existence d'une crépitation profonde qui a pour siège la région sous-deltoïdienne, bien nettement en dehors de l'articulation, le plus souvent au niveau de la séreuse sous-acromiale; parfois aussi les craque-

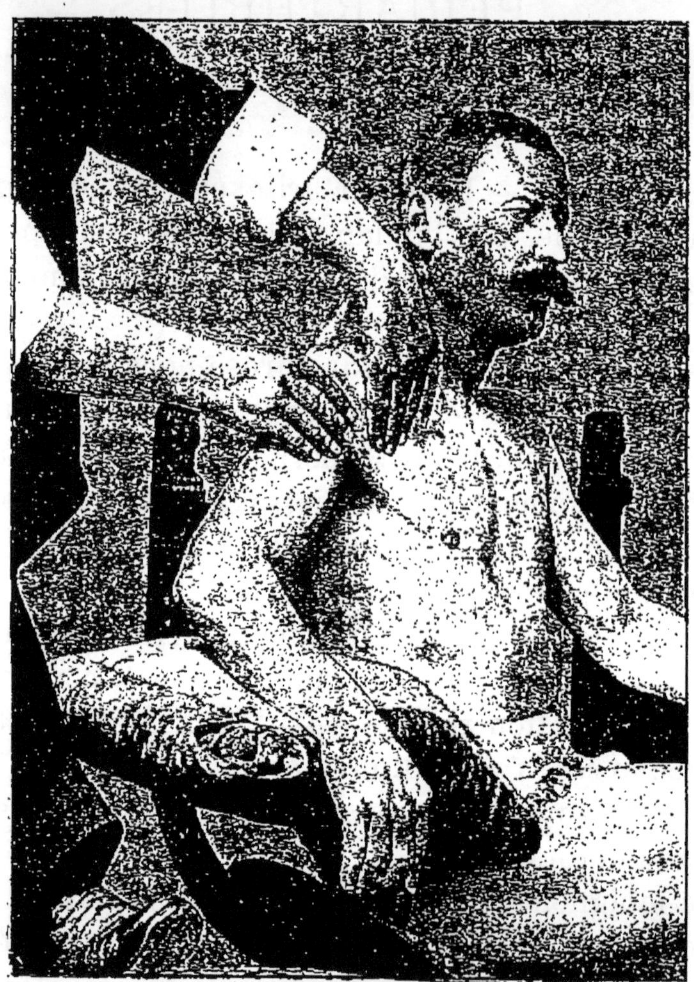

Fig. 51. — Pétrissage de l'épaule.

ments siègent au-dessous de l'apophyse coracoïde. L'extension horizontale du bras détermine un mouvement de bascule de l'omoplate; dans ce dernier mouvement, en effet, il faut que toutes les parties molles qui entourent l'articulation puissent présenter un degré d'élasticité qui permette à la capsule articulaire de subir son maximun d'élongation.

Normalement il existe une bourse séreuse entre la face inférieure de l'acromion et les tubérosités humérales, et

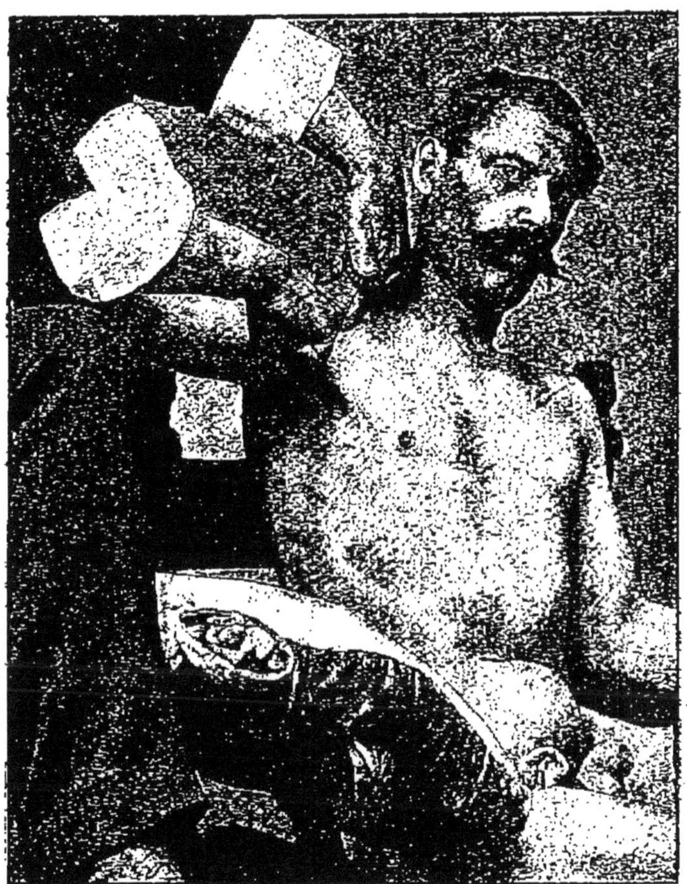

Fig. 52. — Manœuvre de « foulage » de l'epaule.

pour continuer en quelque sorte cette bourse séreuse un tissu cellulaire lamineux, lâche, extensible, entre l'humérus et la face profonde du deltoïde.

L'inflammation de cette bourse séreuse, sa propagation au tissu sous-deltoïdien produisent les désordres fondamentaux de la périarthrite : brides, adhérences, formations fibreuses. La périarthrite ne conduit pas à la suppuration, mais à l'épaississement des tissus périarticulaires.

C'est au massage qu'il faut recourir dans cette affection.

Je procède comme suit :

1° Pétrissage des parties antérieure et postérieure du deltoïde (fig. 51).

Je saisis à deux mains le moignon de l'épaule, j'exécute

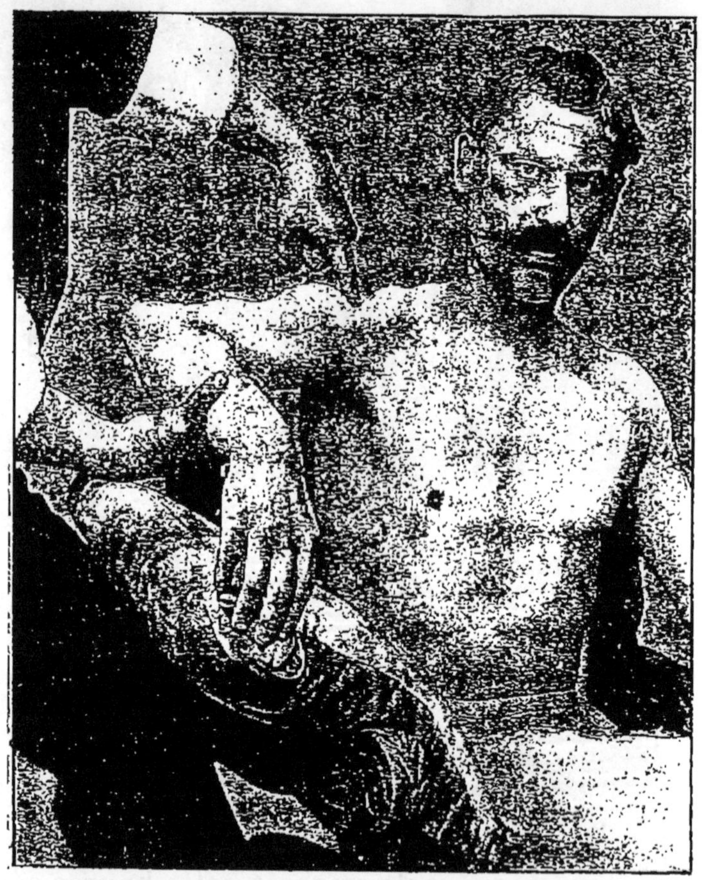

Fig. 53. — Rotation de l'epaule (l'index faisant successivement lévier sur l'interligne articulaire et les régions voisines.)

avec mes pouces un véritable pétrissage de toutes les parties situées au-dessous de l'acromion et de l'apophyse coracoïde, en imprimant aux pouces un mouvement alternatif de rotation.

Après avoir « fouillé » pour ainsi dire avec les deux index les parties molles au-dessous de l'apophyse coracoïde, je leur fais décrire un mouvement de rotation qui les amène progressivement dans la région sous-acromiale aussi profondément que possible (fig. 52).

Le bras du malade doit être tenu en abduction par un

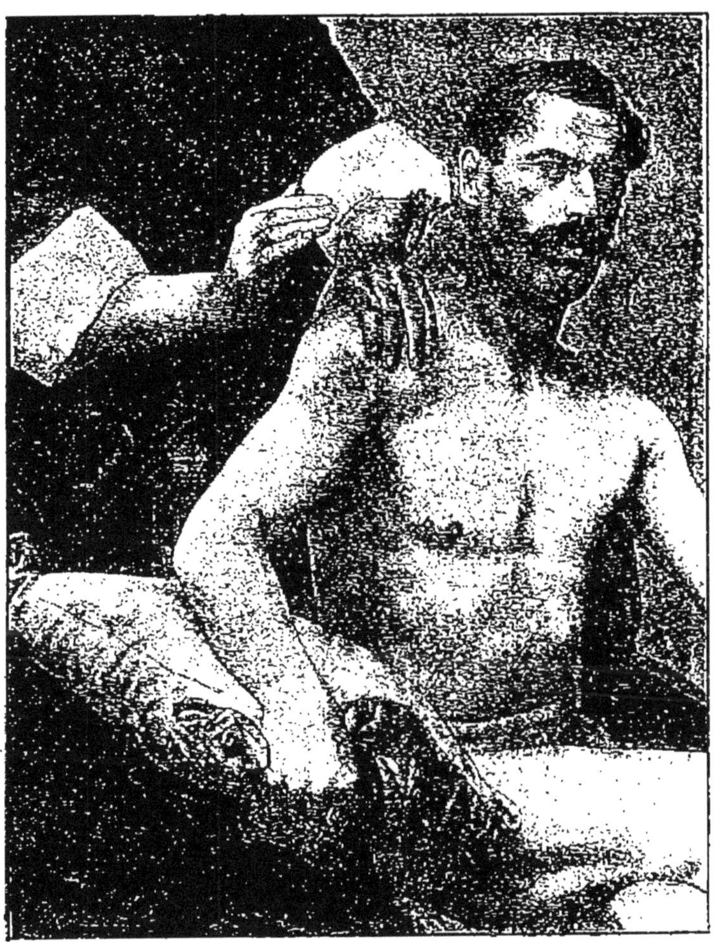

Fig. 54. — Percussion du deltoïde.

aide, afin d'obtenir un relâchement du deltoïde qui facilite les manœuvres.

Après cela, j'enfonce le plus profondément possible l'index de la main gauche au-dessous de l'acromion, pendant que de la main droite je saisis le coude du malade et imprime à l'humérus des mouvements d'abduction et de rotation assez brusques (fig. 53).

J'imprime aussi des mouvements de circumduction qui ont l'avantage de présenter successivement à la pression du doigt la grande et la petite tubérosité humérales.

Je percute le deltoïde pendant quelques secondes, afin d'en éveiller la contractilité (fig. 54).

Je termine en faisant exécuter à l'articulation des mouvements aussi étendus que possible.

Après chaque séance, j'applique une couche d'ouate sur l'articulation et je la maintiens à l'aide d'une bande de flanelle.

On peut exécuter deux séances par jour, de dix minutes chacune ; vingt à trente séances suffisent pour obtenir une guérison définitive.

Observation I

Mme O..., 71 ans, est tombée, le 17 février, dans son appartement. A ce moment, cette malade a reçu le choc d'un meuble sur son épaule droite (au niveau du passage du nerf circonflexe). Elle vient me consulter le 8 avril 1885. Impotence fonctionnelle marquée; impossibilité d'atteindre, avec la main droite, le lobule de l'oreille correspondante ; gêne du mouvement de flexion (en avant) de l'humérus ; douleur vive pendant l'extension communiquée avec rotation de l'humérus de dehors en dedans ; la main droite ne peut atteindre l'angle inférieur de l'omoplate gauche. Le deltoïde est flasque, ne réagit pas à la percussion brusque au moyen de mes doigts (formant éventail). Une douleur est réveillée par la pression au niveau du nerf circonflexe ; cette douleur s'étend à la partie externe du pli du coude et se manifeste à la région antéro-externe de l'avant-bras. Le muscle triceps huméral est douloureux à la pression à sa partie moyenne. Une douleur peu intense est facilement provoquée au niveau de la coulisse bicipitale, pendant le mouvement d'extension (en arrière) du bras ; très faible craquement au-dessous de l'apophyse coracoïde. Le mouvement d'abduction actif est impossible. Ce même mouvemen- est possible communiqué, mais il est limité au point qu'à chaque tentative la malade se renverse du côté gauche et fait suivre au thorax le mouvement que j'imprime au bras. Dans cette attitude, elle contracte énergiquement ses muscles trapèze et rhomboïde droits, et rapproche ainsi les deux bords internes de ses omoplates. Six séances de massage produisirent une sorte de détente qui me permit de procéder à une série de mouvements gradués d'abduction et de circumduction qui amenèrent une prompte amélioration. Bientôt, en effet (douzième séance), le tronc étant tenu vertical, le mouvement de flexion de l'humérus en avant dépassa l'angle droit. L'abduction était encore à ce moment fort imparfaite. Les séances suivantes furent presque exclusivement consacrées à perfectionner ce mouvement et à agir sur la région sous-acromiale du deltoïde. A la dix-huitième séance, la malade, très améliorée, suspend tout traitement. Les mouvements avaient récupéré leur ampleur et leur facilité habituelles.

Observation II

M. de B..., 49 ans, tombe dans un escalier, le 18 janvier 1885. Dans sa chute, le moignon de l'épaule frappe obliquement la rampe en fer ; cet arrêt brusque, tout en limitant le mouvement de propulsion, provoque une violente contusion de l'épaule. Vingt-cinq jours après cet accident, ce malade, d'aspect robuste, de haute taille, faiblement rhumatisant, vient me consulter. Il se plaint d'éprouver une grande gêne pour procéder à diverses fonctions : la main ne peut plus être portée vers la nuque ; c'est à peine si le malade peut atteindre son menton avec ses doigts. Il a donc été forcé d'abandonner l'habitude qu'il avait de se raser lui-même. L'épaule droite, qui est en cause, est plus flasque qu'amaigrie quant aux masses musculaires ; le deltoïde est toutefois peu saillant, si on le compare à celui du côté gauche. Je l'explore au moyen de la percussion du rebord cubital de ma main droite. La contractilité est très affaiblie. Le mouvement actif d'élévation du bras en abduction est très faible et ne dépasse pas 30 degrés. L'omoplate suit l'humérus dans ce mouvement et subit un déplacement total, surtout marqué pendant les mouvements communiqués. Le massage, de plus en plus énergique, a débuté par des manœuvres de torsion du bras de dehors en dedans, de flexion et d'extension et surtout de circumduction progressivement plus ample, à mesure que l'abduction devenait elle-même plus facile.

Dès la neuvième séance, le mouvement d'abduction est remarquablement modifié dans un sens favorable; déjà le malade peut porter l'index droit sur la région mastoïdienne du côté correspondant; mais ce mouvement est encore faible, le bras tremble; je remarque une sorte de trémulation des fibres deltoïdiennes, au début des efforts que fait le malade pour soulever le bras. Un mouvement est particulièrement pénible; c'est celui qui consiste à appliquer la région dorsale de la main droite sur la région lombaire gauche. Dans la suite, je me suis attaché à soulever peu à peu la main, jusqu'à ce qu'elle ait pu atteindre l'angle de l'omoplate gauche. Ce n'est pas sans une grande peine pour le malade et l'opérateur que ce dernier mouvement a pu être exécuté aussi complètement.

Au bout de vingt et une séances, je considère le malade comme suffisamment guéri pour lui permettre d'abandonner tout traitement. A ce moment, en effet, les mouvements étaient revenus, plus faibles peut-être, mais aussi amples que normalement. Le malade a conservé, par un exercice journalier consistant en mouvements variés de rotation et d'abduction, la souplesse de son articulation.

Observation III (Résumée)

Mlle Y..., 20 ans, nous est adressée par le docteur Pioger, de Bois-Colombes. Périarthrite chez une rhumatisante, atrophie deltoïdienne.

Un mois et demi de traitement a fait disparaître les craquements qui pouvaient être perçus au niveau de la bourse séreuse sous-acromiale et au-dessous de l'apophyse coracoïde. La pression du doigt réveillait une assez vive douleur au niveau de la coulisse bicipitale.

OBSERVATION IV (Résumée)

Mme Z..., 32 ans, rhumatisante (blanchisseuse). Étant dans un wagon, reçoit à l'épaule droite le choc d'une des parois du véhicule, au moment d'un arrêt brusque. Douleurs, faiblesse pendant quelques jours. La malade reprend son travail, mais éprouve une grande lassitude. Un mois après, elle cesse de nouveau son travail et se décide à se faire traiter.

Je constate tous les signes de la périarthrite classique: douleur, craquements périarticulaires. La malade conservait de préférence son avant-bras droit dans la demi-flexion. Un certain degré de contracture du biceps correspondant s'ajoutait aux autres signes. Quinze séances environ suffirent à produire une grande amélioration. La malade ne put continuer son traitement plus longtemps. Elle se sentait du reste suffisamment améliorée pour reprendre son travail.

OBSERVATION V

M. L..., homme robuste, rhumatisant, issu de parents goutteux, s'étant luxé l'épaule droite au mois de mai 1886, vit survenir, quelque temps après l'immobilisation de son articulation, une certaine raideur de la partie antéro-supérieure de l'épaule, une impossibilité d'élever complètement le bras dans le sens de l'abduction. Je vois le malade le 16 juin : deltoïde un peu flasque, douleur au niveau de la coulisse bicipitale, s'irradiant au-dessous de l'apophyse coracoïde et se manifestant à un plus haut degré au-dessous de l'acromion, pendant les mouvements de circumduction du bras et surtout pendant l'abduction. Je note encore, chez ce malade, l'impossibilité de porter le dos de la main au-dessus du niveau de la dernière vertèbre lombaire (le bras étant dans la rotation en dedans et l'avant-bras étant porté en arrière en pronation forcée).

En seize séances de vingt minutes environ, l'articulation a

repris sa souplesse. (A ce moment la main droite pouvait atteindre l'épine de l'omoplate droite.) J'ai revu le malade six mois après son traitement; la guérison s'est maintenue.

Observation VI

M. de Z... s'est fracturé l'épaule droite, il y a deux ans. Immobilisé dans une gouttière plâtrée pendant près de trois mois, ce malade n'a pas tardé à éprouver une certaine gêne dans les mouvements de l'épaule.

Appelé à donner mes soins à M. de Z... au mois d'août 1887, j'ai pu constater chez ce malade les symptômes suivants: épaule droite très amaigrie, deltoïde flasque, réagissant à peine, muscles sus et sous-épineux affaissés, d'où l'aspect spécial de la région. Douleur à la pression au niveau de la bourse séreuse sous-acromiale et le long de la coulisse bicipitale. Le biceps est en général douloureux pendant l'extension maximum de l'avant-bras, la douleur occupe inférieurement le point correspondant à la tubérosité bicipitale du radius. Le malade a simultanément suivi un traitement par le massage et l'électrisation. Les mouvements d'abduction et de rotation de l'humérus en dehors ont été assez rapidement améliorés. Mais je dois déclarer que l'atrophie deltoïdienne est encore assez marquée, malgré un traitement persévérant. Le cal existe au niveau du passage du nerf circonflexe, qui a été fort probablement comprimé ou altéré pendant l'évolution de la cicatrice osseuse.

En résumé :

1° Si, au point de vue étiologique, les périarthrites scapulo-humérales relèvent le plus ordinairement du traumatisme, il convient de tenir compte, croyons-nous, de l'influence exercée par la goutte et le rhumatisme comme causes générales prédisposantes.

2° Le massage est le moyen curatif *le plus puissant* et *le plus sûr* applicable aux périarthrites. On peut l'unir à l'électrisation et à l'hydrothérapie, mais il faut considérer ces deux derniers moyens comme insuffisants à amener la guérison, employés isolément.

Unis au massage, ils peuvent être d'utiles adjuvants de ce traitement, qui toutefois peut à lui seul produire un résultat favorable.

3° Exécuter une séance quotidienne d'un quart d'heure environ ; envelopper l'épaule avec un bandage ouaté.

4° Parmi tous les mouvements à employer, je recommande l'abduction, avec la manœuvre décrite plus haut. La rotation en dedans, avec propulsion de la main du malade vers l'omoplate du côté opposé, marque, par sa plus ou moins grande facilité, les progrès obtenus.

5° 20 à 30 séances suffisent, en général, à produire une guérison définitive.

Périarthrite en plaque du genou [1]. — J'ai eu l'occasion d'observer, chez plusieurs de mes malades, une singulière variété de périarthrite, à laquelle, faute de trouver une désignation plus précise, je propose de donner le nom de *périarthrite en plaque*. Je n'ai constaté cette affection qu'au genou, le plus souvent à la partie interne de cette articulation, et ici avec les caractères suivants : il s'agit d'une sorte de *plaque indurée*, siégeant au-devant du tendon du demi-membraneux et du tendon de la longue portion du grand adducteur, s'étendant en avant jusqu'à deux ou trois centimètres de la rotule, recouvrant en partie l'attache supérieure du ligament latéral interne. Cette plaque sous-cutanée n'est nullement adhérente aux parties profondes ; elle fait exclusivement partie du tissu cellulaire et semble constituée par l'épaississement même de ce tissu. La peau est légèrement déprimée çà et là, chez certains sujets, et revêt un aspect spécial, *comme framboisé* ; mais la coloration du tégument est normale.

La plaque présente une étendue verticale de 6 à 8 cen-

1. G. Berne, Société de l'Elysée, 1889.

timètres, et transversale de 4 ou 5 centimètres en moyenne. A son niveau, l'articulation paraît déformée; une sorte de renflement s'observe en effet et contraste avec la dépression normale du côté sain. Légèrement douloureuse lorsque la température devient humide, la *périarthrite en plaque* ne s'accompagne ni de raideur articulaire véritable, ni de contracture musculaire. Les malades, d'ordinaire en puissance de diathèse rhumatismale, se plaignent d'éprouver de la gêne, mais non de l'impotence fonctionnelle ; ils consultent, disent-ils, parce qu'ils craignent « quelque tumeur blanche ou quelque autre tumeur ». Après examen, il est facile de les rassurer, car on reconnaît aisément que l'articulation proprement dite est tout à fait indemne. Il est aisé également d'établir une distinction entre cette variété de douleur articulaire et l'arthro-névralgie ; dans cette dernière affection, en effet, le simple contact du tégument suffit à exaspérer la douleur, les muscles périarticulaires sont fréquemment contracturés. Ici, rien de semblable; au point de vue du processus, la *périarthrite en plaque* du genou diffère de la périarthrite scapulo-humérale, en ce qu'elle ne se localise pas exclusivement dans les bourses séreuses. Dans la variété dont il s'agit, toute la lésion semble avoir pour siège unique le tissu cellulaire sous-cutané, sans *qu'il y ait rétraction*, ce qui distingue cette affection de la sclérodermie. Je dois ajouter que le massage appliqué au traitement de cet épaississement du tissu cellulaire donne d'excellents et rapides résultats.

Nous empruntons à la *Revue générale de clinique et de thérapeutique* (oct. 1889) l'opinion du Dr Terrillon sur le traitement d'une variété rare de périarthrite du genou :

« M. Terrillon a eu l'occasion d'observer une variété
» rare de périarthrite du genou, qu'il localise à la bourse
» séreuse située sous le ligament rotulien. Cette affection

» est caractérisée par l'effacement des deux petites
» dépressions qui existent normalement de chaque côté
» du ligament rotulien et par la tuméfaction de la région
» antérieure du genou; au palper, on sent à ce niveau une
» masse tendue, dépressible, constituée soit par une fai-
» ble quantité de liquide accumulé dans la bourse séreuse,
» soit par un œdème du tissu cellulaire sous-ligamenteux.
» La marche et la station debout sont douloureuses; la
» flexion du genou est difficile, à cause de la contracture
» des extenseurs de la cuisse; il existe de plus une atro-
» phie manifeste de ces muscles. Cette affection peut être
» spontanée; mais, le plus souvent, on l'observe chez les
» rhumatisants, à la suite d'une chute ou de flexions
» prolongées du genou. La nature rhumatismale de l'af-
» fection est quelquefois révélée par des craquements
» dans les grandes articulations. Elle est surtout fré-
» quente chez les jeunes gens de 15 à 20 ans et emprunte
» une gravité particulière à sa ténacité et à l'impotence
» fonctionnelle dont elle peut être suivie.

» Le siège de la douleur, au-dessous et de chaque côté
» du ligament rotulien, empêchera de la confondre avec
» l'inflammation proprement dite du genou, dont l'arti-
» culation peut rester absolument saine. Le traitement
» consistera dans des mouvements provoqués à l'aide du
» massage, l'usage des bains sulfureux, l'application des
» courants continus pour combattre l'atrophie des mus-
» cles. »

Sous le nom de névromyopathie périarticulaire, le Dr Beni-Barde a signalé, dès 1872, un syndrome que l'on constate fréquemment chez les arthritiques et qui se présente comme suit : la hanche ou l'épaule ; en général, les grandes articulations sont intéressées. On constate, dans les parties molles périarticulaires, de la douleur sur le trajet des nerfs ou siégeant dans l'épaisseur ou le trajet des muscles ; *une atrophie* musculaire plus ou moins rapide, des signes relevant de névrite localisée, quelquefois de l'hypertrophie ajoutée à des phénomènes de contracture, et toujours des signes d'*arthrite* et de périarthrite troublant les mouvements et en général la fonction du membre au point de vue thérapeutique. La douche écossaise est de tous les procédés celui qui produit les plus heureux résultats, et le Dr Beni-Barde l'emploie concurremment avec un massage méthodique dont il n'a eu qu'à se louer dans l'immense majorité des cas. On a pu un instant confondre cette manifestation morbide avec la coxalgie ou une localisation d'affection médullaire. Le Dr Beni-Barde a eu le mérite de signaler le premier et de dissocier ce syndrome.

ANKYLOSES

Le massage, combiné ou non aux divers procédés non sanglants de redressement, ne saurait s'adresser qu'aux deux variétés d'ankyloses que Campenon divise en ankyloses incomplètes : *a*) lâches ; *b*) serrées.

Toute la question d'intervention est subordonnée à la notion exacte du *degré de l'ankylose*.

Dans l'*ankylose lâche* se rencontrent les lésions les plus variées : brides fibreuses interosseuses, épaississement et adhérence de la synoviale, déformation légère des surfaces osseuses, altération du tissu cellulaire, des muscles, de la peau.

Dans l'ankylose serrée mais incomplète, les lésions suivantes ont été constatées : un cal cellulo-fibreux interarticulaire, une induration périphérique étendue, avec transformation des ligaments, modification des muscles, des surfaces articulaires, des téguments (Campenon, Norström).

Les déformations osseuses, si fréquentes au genou, constituent parfois des obstacles permanents à tout redressement. On peut en effet constater chez certains sujets la saillie exubérante de l'un des condyles ou des deux à la fois ; l'adhérence plus ou moins intime de la partie postérieure de la rotule, soit avec l'un des condyles, soit avec la gorge de la poulie fémorale. La rotule peut même adhérer au tibia par un pont, ou osseux, ou fibro-cartilagineux. D'autres fois la rotule subit un véritable mouvement de rotation, sa face articulaire tendant à devenir antérieure (Lagrange).

En ce qui concerne les adhérences de la synoviale, Campenon a montré que lorsqu'il existe une synovite adhésive des culs-de-sac, avec fusion complète, adhérences anciennes et solides, « elle constitue par elle-même et en dehors de toute autre altération prononcée, un obstacle absolu à la plénitude des mouvements ».

Ankyloses et raideurs articulaires. — Les raideurs articulaires sont ordinairement consécutives soit à un traumatisme, soit au rhumatisme, soit à une inflammation chronique de l'articulation. Certains auteurs avancent que l'immobilisation seule peut produire des raideurs articulaires; nous ne saurions, pour notre part, être aussi affirmatifs, sachant qu'on n'immobilise en général que des articulations malades. Il est très difficile de faire la part de ce qui revient à la lésion primitive et au traitement consécutif.

Le massage dans les raideurs articulaires donne d'excellents résultats; ce massage doit être accompagné de mouvements destinés à rompre les adhérences pathologiques ; mouvements de rotation, d'extension ou de flexion suivant les cas, dont l'intensité doit être graduée avec soin.

Les raideurs articulaires d'origine rhumatismale sont d'autant plus résistantes que le processus date de plus longtemps.

Généralement les cartilages sont simplement hypertrophiés, sans productions nouvelles ; la maladie a intéressé simplement les tendons et les muscles.

Les mouvements d'extension et de flexion agissent

sur l'articulation elle-même; le massage étend son action aux tendons et aux muscles, auxquels il rend leur souplesse, leur élasticité, leur tonicité, en activant leur nutrition, en même temps qu'il est utile par l'action mécanique et directe qu'il exerce.

Dans le cas de raideurs articulaires dues à des processus inflammatoires d'origine infectieuse ou bacillaire, les mouvements et le massage *ne peuvent être précocement pratiqués*; *on ne doit appliquer ces moyens que lorsque les accidents aigus sont éteints et que tout fait supposer une modification du processus.*

Ces faits étant bien établis, la meilleure thérapeutique à appliquer aux raideurs articulaires consiste en la pratique des mouvements forcés et du massage; il reste à déterminer dans quelle proportion doivent intervenir ces deux agents thérapeutiques qui se complètent, et si les mouvements forcés doivent précéder ou suivre le massage, ou s'ils doivent marcher parallèlement avec lui.

Ainsi que le démontrent les faits classiques, dans une articulation atteinte de raideur, ce ne sont pas seulement les parties intra-articulaires qui sont atteintes (elles sont même quelquefois peu endommagées); les parties extra-articulaires: ligaments, muscles, tendons, sont, par le fait du manque d'exercice, le siège de dégénérescence interstitielle, d'atrophie; et alors même que l'on pourrait rendre instantanément son jeu à l'articulation, le malade serait incapable d'en bénéficier réellement, par suite de l'atrophie des muscles qui commandent les mouvements de cette articulation.

Dans de telles circonstances, le premier souci du médecin doit être de rendre leur énergie aux muscles. Le massage intervient ici comme un stimulant de premier ordre. Il faut donc pratiquer de larges et profondes malaxations des masses musculaires, du pétrissage, des percussions et torsions méthodiques. Les mouvements de flexion et d'extension seront pratiqués parallèlement et d'une façon progressive, de façon à ne produire ni arrachement des ligaments, ni fractures. Dans la généralité des cas, c'est le massage qui prime tout. On pourra utiliser avec grand avantage, concurremment avec le massage, les appareils à levier (traction élastique du professeur Le Fort et appareil de Mathieu, etc.).

Le massage s'associe à merveille aux manœuvres non sanglantes de redressement, soit qu'on emploie la méthode *de Verduc* (redressement successif), soit encore les procédés de Bonnet (rupture immédiate), ou la méthode mixte de Delore. A l'exemple de Malgaigne, Lagrange, dans sa thèse d'agrégation et dans son travail du *Traité de chirurgie*, met bien en lumière les principaux traits de la méthode de Verduc, que l'on peut grouper comme suit :

a) Produire la rupture immédiate de l'ankylose dans une petite étendue ;

b) Immobiliser, attendre et recommencer la rupture après la disparition des phénomènes inflammatoires ;

c) Ne pas chloroformer ; la douleur sert de guide à la main du chirurgien ;

d) Déterminer le redressement par un mouvement rapide mais sûr, calculé de manière à pouvoir s'arrêter quand on veut et à la limite précise de la douleur supportable ;

e) Cesser tout redressement et traiter l'articulation par les cataplasmes, les bains, les douches (bien que le massage ne soit pas signalé à ce propos, nous croyons être en droit de dire que son action serait autrement puissante que les moyens d'atténuation de l'inflammation cidessus mentionnés) ;

f) Quand ces symptômes inflammatoires et douloureux

sont calmés, faire une nouvelle séance qui permet toujours de dépasser le degré de redressement obtenu dans la séance précédente.

Lagrange mentionne très spécialement le massage et les exercices d'assouplissement, à propos du traitement des ankyloses non serrées, incomplètes et en bonne position. « Le massage agit sur les parties molles périarticulaires, les assouplit, active leur nutrition, mais son action ne se limite pas aux tissus qui subissent l'influence directe des manœuvres ; elle s'étend plus profondément et la cavité articulaire n'échappe pas à son influence. On comprend que les adhérences lâches et molles intra-articulaires puissent être ainsi détruites et finalement résorbées (Mosengeil). Si l'on ajoute à ces manipulations l'action des douches, de l'électricité, de tout ce qui peut faciliter la nutrition des tissus, le massage deviendra très efficace et ses bons effets seront rapidement sensibles. Il est rare cependant qu'on puisse obtenir une guérison complète sans se servir des exercices d'assouplissement, et c'est surtout grâce aux mouvements passifs ou provoqués qu'on restituera progressivement au membre son jeu normal.

» La grande utilité, nous allions dire la nécessité de ces mouvements, s'impose, et doublement ; d'abord parce qu'ils permettent de guérir définitivement une ankylose incomplète et lâche, et, en second lieu, parce qu'ils préviennent la formation d'une ankylose plus complète, plus serrée. »

La massothérapie scientifique comprend non seulement les manipulations thérapeutiques proprement dites, mais encore toute la série des mouvements actifs et passifs à imprimer aux jointures. Il en résulte que nous ne dissocions pas nos pratiques en massage et en mouvements, mais nous devons les unir toujours dans une commune action.

Boyer, Bonnet, Teissier, Duplay, Trélat, Tillaux, Lucas, Championnière, Després, Le Fort ont reconnu l'utilité de pratiquer la mobilisation d'une articulation, mais « aussitôt que la maladie le permet ».

A l'exagération de certains chirurgiens trop zélés, mobilisant une jointure avant la cessation de tout phénomène inflammatoire, il faut opposer la sage temporisation préconisée par le professeur Verneuil, qui a mis les praticiens en garde contre le réveil possible d'inflammations en apparence éteintes, et surtout contre *les productions plastiques* qui en dérivent, celles-ci étant susceptibles de produire l'ankylose.

Le Fort (*Bull. de la S. de Ch.*, 1880) établit les principes suivants : « La mobilisation est la règle, lorsqu'elle peut s'effectuer sans autre douleur que celle qui est due à l'extension des parties rétractées ; l'immobilisation est la règle, lorsque la continuité de la douleur, son réveil à la pression, fait croire à une permanence de l'inflammation. »

En ce qui concerne les ankyloses INCOMPLÈTES, SERRÉES, si leur traitement par le massage et la mobilisation n'est pas toujours suivi de succès, il n'en mérite pas moins d'être tenté. Souvent en effet la nature même de l'obstacle n'est pas facile à établir ; les adhérences, au lieu d'être intra-articulaires, sont périarticulaires, constituées par des brides, de la contraction musculaire, etc. (Lagrange). Les résultats du traitement deviennent alors aussi prompts qu'inattendus. Je me rappelle avoir eu l'occasion de traiter une détenue de Saint-Lazare dont le traitement m'avait été confié par le Dr Le Pileur. C'était une femme de 23 ans environ, qui avait eu une fracture de la rotule suivie d'une raideur du genou, l'obligeant à tenir son membre inférieur droit rectiligne et à marcher avec des béquilles. Après la première séance de massage et de tentatives de redressement énergiques, j'avais obtenu une flexion voisine de l'angle droit. Après la deuxième séance, l'angle droit fut atteint, la malade cessa l'usage des béquilles. A la troisième séance, le talon fut aisément rapproché de la fesse, aussi complètement que possible. Lors de ma quatrième visite, d'accord avec le Dr Le Pileur, nous cessâmes tout traitement. La malade marchait, sans boiter et sans l'aide d'aucun soutien.

Évidemment, l'obstacle n'était, dans le présent cas, qu'exclusivement périarticulaire, la guérison surprenante entre les mains d'un thaumaturge quelconque était des plus faciles à obtenir.

Norström fait judicieusement remarquer les difficultés du redressement des ankyloses en flexion produites par des modifications de la peau, des aponévroses des muscles et des gaines tendineuses. Il faut se rappeler en effet que le chirurgien court le danger de léser les vaisseaux devenus inextensibles par le fait de la maladie elle-même et de l'attitude vicieuse. C'est à cette variété que le redressement lent s'adresse.

Norström établit une distinction fort nette entre les diverses ankyloses du coude, considérées au point de vue du résultat du traitement.

Nous croyons devoir signaler, comme complément de la description faite par notre confrère, l'existence d'une variété d'ankylose irrémédiable et entièrement du ressort de la chirurgie sanglante ; nous voulons, avec le docteur Quénu, parler de ces ankyloses survenant de préférence chez les enfants, consécutivement aux fractures de l'extrémité inférieure de l'humérus, et qui s'accompagnent d'une sorte de cal très exubérant situé à la partie antérieure du pli du coude, et constituant un obstacle contre lequel l'extrémité supérieure du radius et du cubitus vient buter. Ici, tous les efforts des manipulations sont inutiles.

Nous aurions peut-être demandé de grandes réserves en ce qui concerne le massage, dans le cas de synovite fongueuse. Toutefois, on peut adopter comme règle de conduite de ne traiter que les jointures chez lesquelles tout travail morbide s'est complètement assoupi, les fistules se sont taries, la pression ne réveille aucune douleur marquée, les phénomènes de réaction après le massage se produisent sans intensité, c'est-à-dire sans élévation de la température cutanée. En un mot, c'est dans de tels cas que la sagacité du praticien, sa prudence et la sûreté de son coup d'œil sont les guides les plus précieux.

Au moment où Norström publia son excellent travail sur le *Traitement des raideurs articulaires par le massage*[1], j'en fis un compte rendu dans l'*Union médicale*. Je ne crois pas devoir reproduire ici *in extenso* ce que j'ai eu l'occasion d'écrire à cette époque; voici les principaux traits de cette publication :

« Certaines ankyloses sont du ressort exclusif de la chirurgie opératoire proprement dite, mais il en est d'autres, rangées ordinairement au nombre des infirmités incurables, qui ne sont nullement définitives.

» Énergie, méthode, patience sont nécessaires pour en avoir raison. »

Norström recommande l'emploi simultané de la rectification forcée et du massage, l'une pouvant servir de préparation ou d'adjuvant à l'autre.

Malgré les efforts de Fabriz de Hilden, qui avait préconisé avec énergie le redressement forcé dans les fausses ankyloses et établi des divisions qui correspondent nettement aux deux variétés : ankylose lâche ou incomplète, ankylose serrée plus ou moins complète, les praticiens de Paris et de province se montrèrent longtemps rebelles aux idées du novateur.

1. Paris, 1887.

Le massage uni au redressement, ou rectification manuelle des déviations articulaires, possède le grand avantage d'obvier aux accidents inflammatoires, lorsque la rectification vient d'être faite et qu'il s'agit de favoriser la résorption du sang épanché. La pratique du massage montre aisément, en effet, que les manœuvres d'effleurage superficiel et profond soulagent singulièrement les malades et favorisent ces manœuvres de rectification forcée ; celles-ci ne peuvent être faites que par des mains exercées, ainsi que le dit fort bien le docteur Norström. Notre confrère recommande d'explorer les tissus avant d'agir et de se rendre compte de l'état d'élasticité des artères correspondant au membre à redresser. Parfois, lorsqu'on se proposera de redresser un membre fléchi sous un angle très aigu, il sera fort avantageux d'exagérer cette même flexion préalablement, avant de pratiquer l'extension. Ce petit moyen favorise la manœuvre. On pourra immobiliser, au moyen d'un bandage compressif, le membre opéré. Notre confrère déclare appliquer le brisement forcé à une articulation à trajets fistuleux. « Lorsqu'il n'existe pas de symptôme d'irritation, l'écoulement, même lorsqu'il dure depuis des années, n'est pas une contre-indication. » Dans les ankyloses incomplètes, le docteur Norström ne connaît, comme contre-indication, « que la sénilité, l'affaiblissement et une impressionnabilité nerveuse extrême ».

Il nous semble que ces trois facteurs pourraient être à la rigueur négligés, et que les indications sont tirées bien plus des conditions présentées par l'état de l'articulation en cause que de l'état général du patient.

FRACTURES

Le massage appliqué au traitement des fractures. — Lorsque, le premier en France, en 1884[1], j'entrepris, à l'hôpital Lariboisière, dans le service de mon éminent maître, le professeur Duplay, le traitement des fractures du péroné par le massage, je créai une méthode scientifique qui fut depuis vulgarisée avec grand succès par plusieurs chirurgiens. J'avais déjà employé dans ma clientèle les manœuvres qui me donnaient de si heureux résultats à l'hôpital; du reste, Norström, avec son impartialité et sa bienveillance habituelles, s'exprime ainsi : « En 1884, Berne faisait à l'hôpital de Lariboisière, dans le service de M. Duplay, le massage dans les fractures du péroné. Au mois de juin 1885, il exposa ses théories et les résultats de sa pratique dans une leçon publique à l'hôpital Bichat[2]. »

Le point de départ de mes recherches fut tout d'abord la constatation de troubles trophiques et thermiques et de raideurs à divers degrés chez plusieurs malades traités par l'immobilisation, dans le cas de fractures. J'eus la pensée qu'en favorisant dès le début la résorption du sang épanché au niveau du siège de la fracture, en traitant l'entorse concomitante de l'articulation tibio-tar-

1. Je puis dire, *sans aucune crainte d'être démenti*, que personne avant moi n'avait traité *précocement* les fractures du péroné par le massage.

2. Norström, *Traité du massage*. Paris, 1891.

sienne et en imprimant à cette articulation des mouvements méthodiques, n'ayant aucune répercussion sur le foyer de la fracture, tout en assouplissant les gaines tendineuses et en maintenant le jeu des tendons, j'obtiendrais la conservation des fonctions normales des membres ainsi traités.

Mme V..., du Châtelet, fut la première malade que je traitai en 1884. Cette jeune femme avait à cette époque été examinée, dès le premier jour, par les Drs de Molènes, Coupard, Love, qui purent constater une fracture du péroné des plus nettes. Je fis part à ces confrères de mon intention d'appliquer à cette malade mon nouveau traitement et ils purent constater que le 17e jour la malade put reprendre sa vie habituelle.

Il s'agissait d'un trait de fracture ayant pour siège la base de la malléole externe du côté gauche (à 3 centim. environ).

Il n'y eut d'autre appareil de contention qu'une sorte de gouttière plâtrée très légère, soutenant le pied à angle droit et embrassant la partie postérieure de la jambe, jusqu'au creux poplité. Cet appareil était maintenu au moyen de trois lacs à boucle permettant de l'enlever aisément au moment de chaque massage.

Chaque séance ne dépassa pas vingt minutes ; je tentai de supprimer la gouttière vers le troisième jour, mais la malade la réclama, déclarant que *cette contention diminuait les douleurs.*

Le 17e jour, j'enlevai l'appareil définitivement, je mis la malade debout. Elle put faire une centaine de pas, sans douleur ni fatigue. La jambe du côté de la fracture avait conservé le même volume que celle du côté opposé; des mensurations quotidiennes m'ont permis de constater ce fait; les mouvements étaient normaux. Dès le 18e jour, la malade reprenait sa vie habituelle. Je fis part de ces résultats à un de mes maîtres, et non le moins éminent, et lui demandai s'il me conseillait de publier un aussi brillant résultat ; il ne m'y encouragea pas. Je me bornai donc, à l'occasion d'une leçon publique faite à l'hôpital Bichat, à exposer mon procédé, en 1884, que je ne publiai que plus tard (1886), dans la *Revue générale de clinique et de thérapeutique.*

Toutefois, dans un travail paru en novembre 1885 dans les *Bulletins de la Société médico-pratique,* je dis nettement (page 5, ligne 20) : « Pendant le traitement des fractures, je propose d'exercer des manipulations des membres, *aussi précocement que possible*, lorsque les conditions présentées par les fractures ne sauraient s'y opposer. » On peut voir que dans ces quelques lignes se trouvent indiqués les traits généraux concernant le massage dans le traitement des fractures, et depuis, en 1886, Lucas-Championnière, Rafin, Mezange, Delagenière, Lapervenche, Massé de Bordeaux, Verchère publièrent des articles de journaux et des thèses sur ce sujet, auquel le public médical, grâce aux communications de Lucas-Championnière à la Société de chirurgie, s'intéressa vivement.

Norström a bien établi l'historique de la question. Son *Traité de massage* (édition de 1891) établit nettement quelle part revient à chacun dans l'œuvre commune.

Nous savons combien variables sont la forme, le degré, le siège des fractures.

1° Quels sont les cas justiciables du massage?

2° Comment faut-il opérer?

3° Pendant combien de temps faut-il masser ?

Telles sont les questions qui se posent tout d'abord.

1° Le massage est applicable d'emblée à toutes les fractures où *il n'y a pas de plaies,* où il n'existe pas de *déplacements appréciables,* et où l'os fracturé possède *un tuteur naturel qui le maintient en place* (fractures du radius, fractures du péroné). Ces deux os peuvent à juste titre être nommés *os à tuteurs*.

Quelques fractures se compliquent de plaies, sans déplacement ou avec déplacement.

Dans ces cas-là, il faut d'abord assurer l'occlusion de la plaie ; celle-ci une fois obtenue, on pratique un premier massage pour faciliter la résorption du sang épanché ; il convient ensuite d'attendre quelques jours pour reprendre les manœuvres du massage.

2° Ainsi que je l'ai fait lors de mes premiers essais en 1884, le massage peut être pratiqué en immobilisant relativement le membre dans une gouttière plâtrée très facile à enlever et maintenue en place par des lacs plus ou moins serrés et de la ouate.

On peut aussi le pratiquer sans immobiliser le membre, dans le cas où il n'y a manifestement aucun déplacement. Dans tous les cas, le membre doit reposer sur un coussin de plumes ou de crin végétal ou de balle d'avoine et le malade doit éviter des mouvements actifs trop prononcés pendant les huit premiers jours. Ceci se rapporte aux fractures du radius ; pour le péroné, la marche ne doit pas être permise avant le 17e jour. Ceci n'empêche pas le chirurgien d'imprimer aux orteils des mouvements passifs. Je ne recommande nullement l'application de bandes élastiques, car, en employant le massage, on met en œuvre le plus puissant moyen d'accélérer la circulation centripète; la bande élastique, appliquée conformément aux prescriptions énoncées par ceux qui la préconisent, comprime trop les parties molles sous-jacentes ; souvent il en résulte que si elle favorise (dans une mesure qu'il est difficile d'établir) la circulation veineuse et lymphatique, elle provoque au sein des muscles et des parties molles un arrêt de la circulation artérielle et conséquemment des troubles de nutrition, une véritable atrophie thérapeutique, dont les conséquences au point de vue fonctionnel peuvent être des plus sérieuses[1]. J'ai eu occasion de voir plusieurs malades qui avaient subi, soit en province, soit à Paris, ce traitement par la bande élastique. L'atrophie chez l'un d'eux était telle, qu'il existait une différence de quatre centimètres entre le membre traité et le membre sain. Il faut dire du reste que la plupart des malades considèrent *l'emploi prolongé* de la bande élastique comme un véritable supplice[2].

Pour faciliter les manœuvres d'effleurage et de pétrissage, il faut employer la vaseline ou la fécule de pomme de terre.

Sauf chez les jeunes enfants, où j'emploie l'huile d'olive ou la vaseline, je préfère la fécule de pomme de terre à toute espèce de corps gras. Cette poudre, extrêmement ténue, a l'avantage de permettre aux doigts de glisser aisément sur les parties profondes, et d'autre part ne présente pas l'inconvénient de produire des taches indélébiles sur les objets environnants.

Cette poudre ne doit être employée qu'avec certaines réserves au niveau des plis articulaires, surtout chez les femmes, où l'épiderme est facile à éroder. Au niveau de ces régions, j'emploie la vaseline ou le cold-cream. Il faut se garder de pratiquer autre chose que des mouvements centripètes; les effleurages centrifuges ou spi-

1. Je ne veux parler ici, bien entendu, que de l'application trop prolongée de la bande élastique. Je ne crois pas qu'on doive comprimer un segment de membre pendant plus de 20 à 30 minutes par jour.

2. En revanche, nous devons dire que la bande élastique appliquée au moment de la convalescence, dans les dernières périodes de traitement des fractures, pendant 20 ou 30 minutes, pour combattre la tendance des parties molles périarticulaires à « l'empâtement », est une ressource dont l'utilité n'est pas contestable.

roïdes n'ont pas leur raison d'être, et moins encore les mouvements perpendiculaires aux muscles.

Le pouce est l'agent principal du massage des fractures, lorsqu'il s'agit de le pratiquer au niveau des parties latérales de l'articulation tibio-tarsienne ou au niveau des coulisses tendineuses voisines de l'articulation radio-carpienne ; chaque pouce se trouve alors exécuter concurremment avec son congénère des mouvements elliptiques et circulaires destinés à produire l'attrition du sang épanché.

La durée des séances ne doit pas dépasser quinze à vingt minutes ; tout dépend absolument de l'opérateur, un praticien exercé pouvant obtenir en vingt minutes ce qu'un autre n'obtiendra pas en une heure.

Certains chirurgiens ont cru que la longue durée de la séance constituait une condition avantageuse : il en résultait que, ne pratiquant pas eux-mêmes, ils confient le massage de leurs fractures à quelque manœuvre travaillant à l'heure ou à la journée. Outre que, dans ces conditions, le massage est peu favorable, parce qu'il est susceptible d'irriter une articulation par l'excès de mouvement produit, il peut avoir l'inconvénient de trop exciter la contractilité musculaire, d'élever outre mesure la température locale. Il s'agit de consacrer au traitement des fractures plus d'habileté et de science anatomique que de temps.

Quant à la durée totale du traitement, elle varie suivant les fractures, et pour une même fracture suivant qu'elle est ou non compliquée de plaie ou de déplacement des fragments.

Le chiffre de 17 jours, que j'avais assigné au traitement des fractures du péroné sans déplacement, s'est trouvé confirmé par les recherches ultérieures des confrères qui se sont occupés de la question (V. Castex).

Nous pouvons admettre, avec Lucas-Championnière, trois modes de traitement :

A. *Le massage sans immobilisation*[1] (radius, péroné ; en général, fractures sans déplacement) ;

B. *Massage suivi d'immobilisation* ; ensuite l'appareil est retiré au bout de deux ou trois jours, puis remis pour être retiré quotidiennement (fracture du poignet, extrémité supérieure de l'humérus, partie moyenne de la jambe et du fémur, jambe, bras, avant-bras) ;

C. *L'immobilisation rigoureuse* est employée pendant plusieurs jours, puis l'appareil est retiré, le massage est pratiqué et on replace un appareil inamovible pouvant ou non permettre certains mouvements actifs ou passifs. (S'inspirer de la forme, de la situation de la fracture et des conditions générales qu'elle présente.)

MEMBRE SUPÉRIEUR : *avant-bras, fracture du radius.* — Soit qu'il y ait eu arrachement de l'extrémité inférieure du radius, soit qu'il y ait eu pénétration du fragment supérieur dans le fragment inférieur, la direction du trait de la fracture est presque toujours transversale.

Fracture sans déplacement. — Dans ce cas on applique le massage de l'articulation radio-carpienne et nous pratiquons au-dessus du trait de fracture les manœuvres connues d'effleurage superficiel et profond, en ayant soin d'appliquer la main du patient sur un coussinet sphérique (ouate), tandis que l'avant-bras repose par sa partie antérieure sur un coussin un peu dur. Pendant l'effleurage, le pouce de chaque main pressera alternativement de bas en haut, en suivant autant que possible la rainure interosseuse (région correspondant à circulation veineuse profonde).

1. Cela n'est pas toujours réalisable. En ce cas, on peut, ainsi que je l'ai pratiqué en 1884, employer un appareil amovo-inamovible. (Note de l'auteur.)

Fracture avec déplacement. — Dans ce cas il faut réduire le déplacement. Cette tentative de réduction faite, pratiquer le massage comme ci-dessus et immobiliser la région correspondante au cal avec une bande circulaire, maintenant deux feuilles de carton, ou bien encore appliquer l'un des appareils classiques d'immobilisation, mais pratiquer chaque jour *des mouvements passifs* de flexion et d'extension des doigts. Dès le huitième jour, on peut commencer le massage comme ci-dessus. Parfois cependant, lorsqu'on a constaté un arrachement de l'apophyse styloïde du cubitus simultanément avec la fracture du radius, il y aura lieu de maintenir l'appareil plus longtemps, pour mettre obstacle à la déformation résultant de l'écartement des fragments.

Fracture du cubitus. — Rien de spécial ; mêmes observations que pour la fracture du radius.

Fractures du radius et du cubitus. — Dans ce cas, après un premier massage pour favoriser la résorption du sang épanché, il faut immobiliser jusqu'au dix-septième jour environ ; on ne reprend les séances du massage qu'après ce temps-là. Nous ne saurions trop recommander de s'abstenir de pratiquer des mouvements de pronation et de supination du radius sur le cubitus *avant le* 30e *jour* ; dans ce cas en effet il y aurait danger imminent de pseudarthrose.

Fracture du coude, olécrâne. — Ici nous n'avons nullement à nous occuper d'obtenir un cal osseux ; il s'agit de s'occuper plus de la fonction ultérieure de l'articulation que de la recherche illusoire d'un cal osseux ; nous savons en effet que ce cal est fibreux d'ordinaire.

Après un premier massage, il faut envelopper le bras, l'articulation fléchie à angle droit, dans un léger appareil ouaté, exerçant une certaine compression sur la partie postérieure de l'article. Une écharpe soutiendra l'avant-bras et toutefois permettra certains mouvements. Le premier massage est douloureux au commencement de la séance ; peu à peu la douleur se dissipe, principalement à lapartie externe de l'articulation, elle persiste parfois quelques jours jusqu'à la partie interne; à ce niveau se présente pendant les premiers jours une induration due à l'infiltration sanguine ; l'effleurage sera exécuté de bas en haut très largement, la main sera dirigée particulièrement sur la partie interne du bras jusqu'au creux de l'aisselle. Pétrir au moyen des deux pouces le pourtour de l'articulation ; les jours suivants, imprimer à l'avant-bras des mouvements alternatifs d'extension et de flexion. Bien entendu, les massages au début seront de courte durée et ne dépasseront pas 15 à 20 minutes environ. La précocité de l'intervention est d'autant plus importante que le sujet est plus âgé ; on sait en effet la rapidité de l'ankylose chez les adultes et chez les vieillards, surtout chez les rhumatisants.

Fracture ouverte de l'olécrâne traitée par le massage. — M. Delagenière a publié une observation intéressante à ce sujet. Nous lui empruntons le résumé de cette observation ainsi que ses conclusions.

Le nommé K..., 63 ans, a reçu un coup de pied de cheval sur le coude droit.

Plaie légère du coude donnant lieu à un écoulement de sang assez abondant. Le coude est tuméfié ; au niveau de la plaie existe une dépression transversale par rapport à l'axe du membre dans laquelle l'extrémité de l'index peut pénétrer.

A l'examen, on constate une fracture transversale de l'olécrâne avec un écartement d'environ un centimètre entre les deux fragments. L'articulation est ouverte.

On désinfecte soigneusement la plaie ainsi que l'articulation au point où elle est ouverte. On ferme la plaie et on place un petit drain dans un des angles. On ne fait pas d'immobilisation.

Chaque jour on imprime des mouvements à l'articulation du coude. Le cinquième jour, le drain est enlevé ; la réunion est parfaite. Le douzième jour, la plaie est complètement fermée.

On insiste alors sur la mobilisation de l'articulation en lui imprimant des mouvements méthodiques de flexion et d'extension.

Entré le 18 février, le malade sort le 11 mars complètement guéri.

Le malade a été revu le 18 mars ; il est en parfait état et a repris son travail.

La rapidité du résultat, ainsi que la conservation des mouvements du coude dans leur intégrité absolue, sont dues à la non contention de l'articulation et au massage articulaire.

Fracture de l'humérus, extrémité inférieure. — Immobilisation rigoureuse à angle droit pendant les deux premières semaines. Explorer l'état des parties fracturées à ce moment et renouveler l'appareil immobilisateur, que l'on conservera.

Si la fracture se borne à un arrachement de l'épitrochlée ou de l'épicondyle, on pourra mobiliser pour éviter les raideurs articulaires, dès les 5 ou 6 premiers jours, mais avec de grandes précautions.

Fracture du corps de l'humérus. — Immobilisation rigoureuse jusqu'au dix-huitième jour. Maintenir l'appareil jusqu'au trentième.

En un mot, attendre une consolidation suffisante avant d'entreprendre les moindres manœuvres.

Fracture de l'extrémité supérieure de l'humérus. — *Col anatomique.* — Large massage du moignon de l'épaule dès le début, mais attendre huit ou dix jours avant d'imprimer au membre des mouvements passifs.

Col chirurgical. — Ne pas oublier qu'il y a une tendance au déplacement du fragment inférieur du côté de l'aisselle, à cause de la traction des muscles grand rond, grand dorsal et grand pectoral ; le fragment supérieur est porté en dehors au contraire ; il y a donc urgence à immobiliser pour masser au bout de quatre jours (Just Lucas-Championnière). Mon avis diffère et je considère qu'il faut attendre au moins douze jours, en raison de l'extrême gravité de certaines complications dans cette variété de fracture.

Bien entendu, les mouvements seront d'abord entièrement passifs ; ne pas oublier d'utiliser l'emploi de l'écharpe de Mayor. Nous ferons remarquer qu'il faut se rappeler qu'on peut avoir affaire à une fracture intra-capsulaire, et dans ce cas le fragment supérieur peut être entièrement détaché du fragment inférieur. Lorsqu'on soupçonne l'existence d'une pareille fracture, il est bien évident que malgré tous les efforts qu'on pourrait faire, ce n'est pas un massage précoce qui s'opposera à la production d'un élargissement de l'articulation et de certaines déformations dues aux stalactites osseuses réunissant les deux fragments.

On peut dire ici que dans l'immense majorité des cas *une immobilisation rigoureuse s'impose, au moins jusqu'au vingtième jour.* Il n'est au pouvoir d'aucun chirurgien d'établir ni le siège précis de la fracture, ni l'étendue des désordres produits.

Membre supérieur, fracture du carpe. — La fracture en elle-même est une lésion sans importance; c'est aux lésions des parties molles qu'elle emprunte sa gravité.

Dans le cas de lésions graves, s'abstenir. Dans le cas de fracture simple, appliquer un appareil immobilisateur qu'on enlève de bonne heure, pour faire exécuter des mouvements passifs, afin d'éviter l'ankylose.

Fracture de la clavicule. — N'ayant aucune opinion personnelle sur ce point particulier, nous ne pouvons que citer M. Lucas-Championnière, qui s'exprime ainsi :

« Nous avons de bonnes raisons d'appliquer le massage aux fractures de la clavicule.

» Pour la fracture de l'extrémité externe sans déplacement de l'extrémité externe, la guérison est extraordinairement accélérée.

» En quatre ou cinq jours, toute douleur a complètement disparu et le sujet, dont aucun mouvement n'est troublé, peut se considérer comme guéri.

» Mais, pour la partie moyenne même, dès qu'il y a une certaine solidité, les douleurs jouent encore un rôle considérable, et il suffit de bien peu de contention pour que le chirurgien puisse masser sans inconvénient. Dans les cas où nous sommes intervenus, la guérison a été tellement plus rapide que d'ordinaire, que je multiplierai constamment à l'avenir mes efforts pour appliquer plus souvent le massage à la fracture de la clavicule. »

Rotule. — Comment s'applique le massage, *dans le traitement des fractures de la rotule ?* Pour Norström :

« On peut employer le massage de trois manières : au début, tardivement, pendant toute la durée du traitement : 1° on s'en sert au début comme pour les fractures de l'olécrâne ; c'est-à-dire afin de modifier les accidents articulaires immédiats, la douleur, l'épanchement, la tuméfaction ; 2° on s'en sert quand les appareils à immobilisation ont été enlevés, pour rendre aux tendons et aux ligaments leur souplesse, pour faire disparaître les produits hyperplasiques qu'ici comme partout l'immobilisation laisse après elle ; 3° reste la troisième manière de procéder, à laquelle nous faisons allusion ; celle-ci est infiniment plus hardie que les deux précédentes ; on ne s'occupe plus cette fois de rapprocher les fragments.

» Le professeur Rossander[1] a fait une communication relative au traitement des fractures de la rotule ; cela consiste à prévenir par le massage les épanchements articulaires. Il laisse les malades se lever, en ayant soin de mettre seulement autour du genou un bandage contentif, mais il ne place aucun appareil pour rapprocher les fragments, parce qu'il redoute beaucoup plus la raideur et l'ankylose résultant du traitement qu'un cal fibreux.

» Lapervenche a fait du massage pour des fractures de la rotule dans les différents services où il a passé. Voici comment il a procédé : le massage a été fait dès le premier jour de l'arrivée ; il consistait en larges effleurages centripètes, puis en frictions sur les parties latérales des fragments rotuliens, au moyen de toute la surface de la paume de la main et des doigts. On tâchait d'obtenir, après chaque séance de 15 minutes, le rapprochement des fragments, puis le membre entouré d'un bandage ouaté était placé dans une sorte de petit hamac suspendu au ciel de lit, maintenant le membre élevé, le talon distant du plan du lit de 30 à 35 centimètres. Le massage a été bien supporté dès la première séance ; dans l'intervalle, absence absolue de la douleur, effleurage joint aux frictions, pétrissage et tapotement des muscles de la jambe et de la cuisse. »

D'après Lapervenche, le massage doit être pratiqué immédiatement ; après la séance, le membre est placé dans un appareil ouaté, le talon surélevé. Il a constaté une disparition totale de la douleur, après quatre ou cinq jours de massage, au moment où l'épanchement a complètement disparu. On maintient les fragments en contact avec les griffes du professeur Duplay, et tous les trois ou quatre

1. Rossander, *Discussion des médecins de Stockholm,* mars 1879.

jours on fait exécuter au membre des mouvements de flexion et d'extension, les griffes restant en place, et on pétrit les muscles de la cuisse.

Le Dr Wagner, dans cinq cas, appliqua avec succès le traitement de Metzger. Le talon est placé dans l'élévation et une vessie de glace est appliquée sur le genou pendant quatre ou cinq jours. Puis on pratique le massage de la jointure et du triceps ; on imprime des mouvements passifs, et dès que la douleur est amortie, on permet les mouvements de flexion. Du quinzième au vingtième jour, le malade peut marcher avec des béquilles, et cinq ou six semaines après l'accident, cesser de faire usage de ces dernières (*Wien. med. Press.* 1888, in-35, et *Revue gén. de clinique et de thérapeutique*).

Fracture du fémur (corps). — D'après M. Lucas-Championnière, la mobilité est loin d'être une contre-indication à la pratique du massage ; il a massé une cuisse atteinte de fracture de la partie moyenne du fémur, le membre étant soumis à l'extension continue ; il a constaté la disparition de la douleur comme dans les autres régions, après le massage. Nous ne voyons pas qu'il y ait inconvénient à obvier, grâce à ce moyen, à l'atrophie du triceps, mais l'opportunité du massage dépend de la variété de fracture en cause.

Col du fémur. — M. Lucas-Championnière applique dès le début un massage large et fait exécuter méthodiquement des mouvements provoqués. Il a constaté une disparition rapide de la douleur. Cette méthode est applicable, dit-il, à la très grande majorité des cas. Lapervenche, dans sa thèse, préconisa le massage ; dès les premiers jours, il a constaté la diminution rapide de l'épanchement.

Condyles. — D'après Lucas Championnière, la méthode est particulièrement efficace pour les fractures des condyles ; on peut affirmer à l'avance, dit-il, que toutes ces fractures articulaires sont destinées à être guéries avec une extrême facilité. Les manœuvres doivent être les mêmes que pour l'entorse du genou, mais un peu plus modérées.

Fracture du tarse. — L'important est de ne pas laisser les articulations s'ankyloser et pour cela, dès le huitième jour, pratiquer le massage et faire exécuter méthodiquement des mouvements passifs.

PÉRONÉ. — Nous avons montré que le massage dans le traitement des fractures du péroné par arrachement, donnait des résultats très rapides. La moyenne de la durée du traitement est de dix-sept jours.

Fractures simultanées du péroné et du tibia. — Dans la fracture bi-malléolaire, comme aussi dans les autres variétés de fractures simples, je suis d'avis qu'il faut immobiliser rigoureusement pendant dix-huit à vingt jours au minimum. On pourra substituer (si la variété même de la fracture ne s'y oppose pas) un appareil *amovo-inamovible* à la gouttière plâtrée et exercer des massages prudents portant principalement sur la partie antérieure de la région tibio-tarsienne. Le massage des coulisses tendineuses des extenseurs et des péroniers peut, à cette période, être pratiqué avec grand avantage. On pourra en même temps mobiliser les jointures des orteils. Mais on ne saurait se montrer trop prudent à cette phase du traitement. Après le trentième ou trente-cinquième jour, on pourra exercer des manipulations des muscles et de l'articulation tibio-tarsienne, *mais à la condition qu'il n'existe aucune complication articulaire*. Inutile d'ajouter que la fracture en V ou spiroïde exige en général une *très longue immobilisation*. Au chirurgien appartient l'appréciation de l'opportunité de l'application du massage.

On ne saurait oublier que la consolidation *complète*

d'une fracture n'est pas accomplie avant neuf à dix semaines. Toutefois, pour les fractures simples, on peut tenir compte de ce fait, que chez les sujets jeunes et bien portants, la consolidation est plus rapide que chez les adultes ou les sujets âgés et dont la nutrition s'effectue d'une manière défectueuse.

D'autre part, la *mobilisation précoce*, nous ne saurions trop le répéter, n'a été proposée par nous, en 1884, que pour le traitement des petites fractures par arrachement du péroné sans lésion articulaire marquée.

Nous avons emprunté à l'excellente thèse de Mézange le tableau suivant, offrant l'exposé synoptique de dix-huit cas de fractures de siège différent traitées par le massage.

Nos	DIAGNOSTIC		RÉSULTATS	Durée totale du traitement depuis le jour d'accident.
1	Fracture d'avant-bras gauche au tiers inférieur.	Saillie antéro-postérieure formée par extrémités osseuses fracturées. — Réduction suivie de massage et d'appareil plâtré retiré au bout de dix-sept jours. Massage tous les deux jours.	Très bon. Tous les mouvements. Pas de déformation.	23 jours.
2	Fracture d'avant-bras droit, partie moyenne.	Déformation, réduction, massage de suite, plâtre utilisé vingt-quatre jours. Massage tous les quatre jours.	Parfait. Usage complet.	32 jours.
3	Fracture du radius au tiers inférieur.	Fragments ont tendance à se porter vers cubitus. Appareil provisoire huit jours, plâtre utilisé quatorze jours. Massage tous les jours. Resté dix jours sans venir se faire voir, d'où un retard dans le traitement.	Pas de déformation. Tous les mouvements.	20 jours.
4	Fracture du radius au tiers inférieur.	Pas de déformation.— Appareil formé de deux attelles. — Massage quatre jours après accident, tous les jours.	Bon résultat.	21 jours.
5	Fracture double du cubitus.	Main déjetée un peu sur côté cubital. — Massage de suite. — Consolidation s'effectue en vingt-sept jours.	Etat du membre parfait. Mouvements s'exécutent très bien.	34 jours.
6	Fracture du péroné.	Gouttière utilisée dix jours. — Pas de déformation.—Massage tous les deux jours, 1er quatre jours après accident.	Marche le dix-septième jour.	25 jours.
7	Fracture du péroné au tiers inférieur.	Pas d'appareil, massage.	Guérison le	20e jour.
8	Fracture du péroné partie moyenne.	Appareil plâtré, massage de suite, tous les jours. — Suppression d'appareil le cinquième jour.	Dès le onzième jour, parcourait appartement. Ni atrophie, ni trouble de calorification.	17 jours.
9	Fracture du péroné à sept centimètres au-dessus de la malléole.	Massage de suite. — Appareil plâtré supprimé le dix-huitième jour.	Se tient debout dès le troisième jour. Commence à marcher le neuvième. Complètement guéri le dix-huitième.	18 jours.

Nos	DIAGNOSTIC		RÉSULTAT	Durée totale du traitement depuis le jour d'accident.
10	Fracture du tibia au tiers inférieur.	Pas de déplacement.— Massage à partir du troisième jour.	Se lève le dixième jour, marche le quinzième, facilement le vingt-cinquième.	25 jours.
11	Fracture du tibia au tiers inférieur.	Gouttière utilisée quinze jours, massage à partir du troisième, tous les jours.	Marche le quinzième jour, sans douleur le vingt-unième jour.	37 jours.
12	Fracture de jambe gauche, tiers inférieur.	Pas de déformation, massage de suite, tous les jours. — Gouttière plâtrée utilisée vingt-quatre jours.	Marche le vingt-cinquième jour. Sans boiter, sans raideur à 29 jours.	29 jours.
13	Fracture de jambe au tiers inférieur.	Gouttière plâtrée utilisée trente jours, massage seulement au bout de six jours, tous les jours.	Trente-quatrième jour, commence à marcher. Pas de raideur ni boiterie.	67 jours.
14	Fracture de jambe au tiers inférieur.	Pas de déplacement notable, massage sept jours de suite, appareil le huitième, utilisé vingt-deux jours.	Pas de raideur ni de sensibilité du cal.	35 jours.
15	Fracture de jambe.	Appareil utilisé onze jours, massage tous les deux jours.	Très bon résultat.	26 jours.
16	Fracture de jambe gauche au tiers inferieur.	Massage sept jours de suite, le huitième appareil plâtré, retiré au bout de vingt jours.	Commence à marcher le vingt-huitième jour. Marche sans boiter le trente-quatrième.	34 jours.
17	Pseurdarthrose modifiée par massage.	Le cal non formé à quarante-cinq jours se constitue en une semaine et demie au point de permettre la marche.— Articulation fémoro-tibiale en état de raideur très marquée, s'assouplit et permet la flexion à angle droit.		
18	Fracture de jambe partie moyenne.	Massage huit jours de suite, appareil retiré le vingtième.	Marche facile; cal difficile à sentir.	

MASSAGE DANS LES AFFECTIONS MUSCULAIRES

Myosites. — Les myosites peuvent être aiguës ou chroniques; elles peuvent également rester localisées ou s'étendre.

Myosite aiguë. — Elle peut être la conséquence d'un traumatisme, ou d'une phegmasie propagée, ou encore spontanée.

Les causes de la myosite traumatique peuvent être soit une contusion, soit des mouvements brusques, soit des mouvements professionnels; elles peuvent atteindre indistinctement tous les muscles ; on peut dire en général que les myosites traumatiques sont la conséquence de tiraillements ou de déchirures de quelques fibres d'un muscle déterminé. Entre ces fibres déchirées il se forme un caillot et plus tard un foyer d'exsudation plus ou moins limité.

Il y a une déformation locale peu appréciable, une ecchymose peu étendue ; on constate aussi de la douleur, de l'impotence fonctionnelle et des attitudes vicieuses qui varient suivant le siège de la lésion.

Abandonnées à elles-mêmes, les myosites aiguës peuvent passer à l'état chronique; la douleur s'atténue ou persiste, exagérée par la pression et les mouvements qui parfois ne se rétablissent pas.

Tous ces accidents et leurs conséquences sont susceptibles de disparaître rapidement par l'emploi du massage.

Notre distingué confrère Norström a bien décrit les diverses myosites. Tantôt il y a eu traumatisme du muscle, d'autres fois l'influence du froid a pu être incriminée. Nous relevons dans les observations de Norström plusieurs cas de ruptures musculaires; il est difficile de prouver que le muscle a été enflammé par le fait même de sa rupture. La douleur et l'impuissance fonctionnelle ne suffisent pas à *caractériser* l'inflammation du muscle. Si, à l'exemple de Norström, nous ne prenons pas le mot « au pied de la lettre », nous pouvons ranger sous la dénomination de myosite l'irritation traumatique du muscle. Dans les ruptures partielles des fibres des muscles jumeaux, une très vive douleur se produit généralement; mais est-ce de l'inflammation du muscle qu'elle relève?

Nous préférerions voir le mot *myosite* s'appliquer de préférence aux troubles survenus dans un muscle à la suite du froid.

En revanche, rien de plus fréquent que ces *myosites chroniques* ou nodosités que l'on peut rencontrer sur les divers points de l'appareil musculaire.

Nous devons reconnaître que Norström a remarquablement décrit le siège de ces myosites localisées à une attache musculaire, à un groupe de fibres, et déterminant des troubles variés dans la mobilité, la sensibilité et même la vascularisation de certaines régions, par leur retentissement sur les vaso-moteurs. Il faut avoir recherché ces nodosités chez des sujets atteints de phénomènes névralgiques inexplicables sans cet élément étiologique, pour se convaincre de leur fréquence et de leur importance au point de vue qui nous occupe. (Voir *Syst. nerveux*, article *Céphalalgie* du présent livre.)

Lumbago. — Rien de plus fréquent que cette forme de rhumatisme musculaire, tantôt due au froid, tantôt résultant d'un traumatisme, tel que ce que les ouvriers appellent « le tour de rein ». Je n'insiste pas sur l'étiologie bien connue de cette affection.

Traitement : le malade est maintenu couché sur le ventre ; je commence par l'effleurage d'abord très léger,

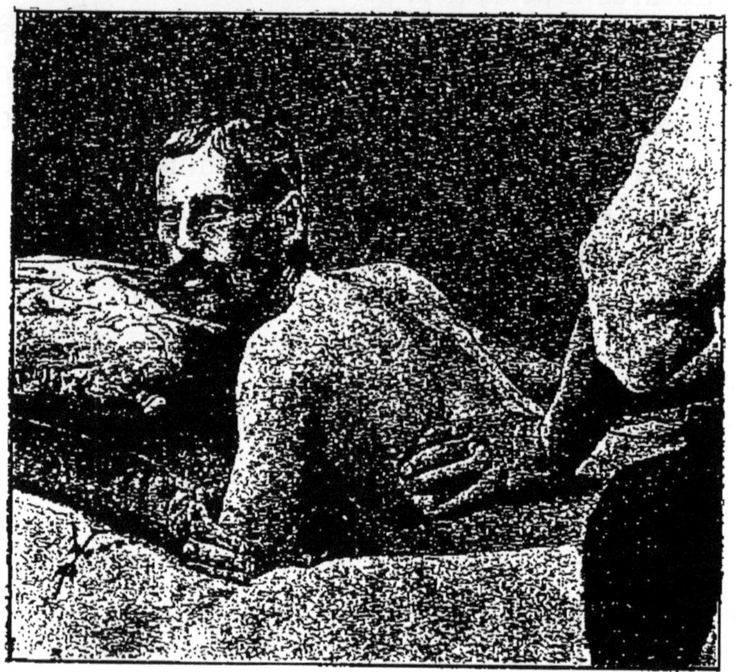

Fig. 55. — Pétrissage de bas en haut vers l'aisselle.

puis de plus en plus énergique ; il faut concentrer ses efforts sur le point douloureux.

Je ne suis pas partisan de faire tout d'abord des hachures, à l'exemple de certains praticiens, mais de les remplacer par des pressions au moyen du talon de la main. De plus, il faut exécuter de larges effleurages profonds que l'on fera suivant les deux directions que je vais décrire, qui ont leur importance. *Première série de mou-*

vements : ils embrasseront toute cette région qui répond à l'aponévrose lombo-sacrée, pour s'étendre jusqu'au creux de l'aisselle (fig. 55) *Deuxième série:* mouvements dirigés obliquement depuis les apophyses épineuses des dernières vertèbres lombaires jusque vers le pli de l'aine (éviter de presser sur les ganglions lymphatiques) (fig. 56).

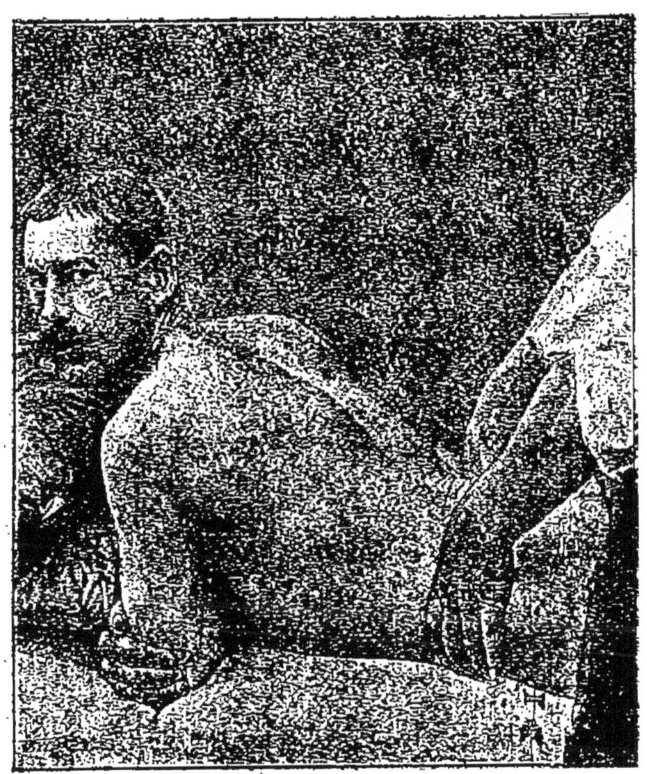

Fig. 56. — Pétrissage de haut en bas vers le pli inguinal.

Je conseille d'adjoindre à ces manœuvres des tapotements à main demi fermée qui produisent des effets hyposthénisants. Si après quelques instants le malade se sent suffisamment soulagé, on pourra tenter de faire exécuter, dès la première séance, divers mouvements de flexion, d'extension, de torsion, actifs et passifs, mettant en jeu les groupes musculaires du tronc, des lombes et de l'abdomen (Voir figure 57).

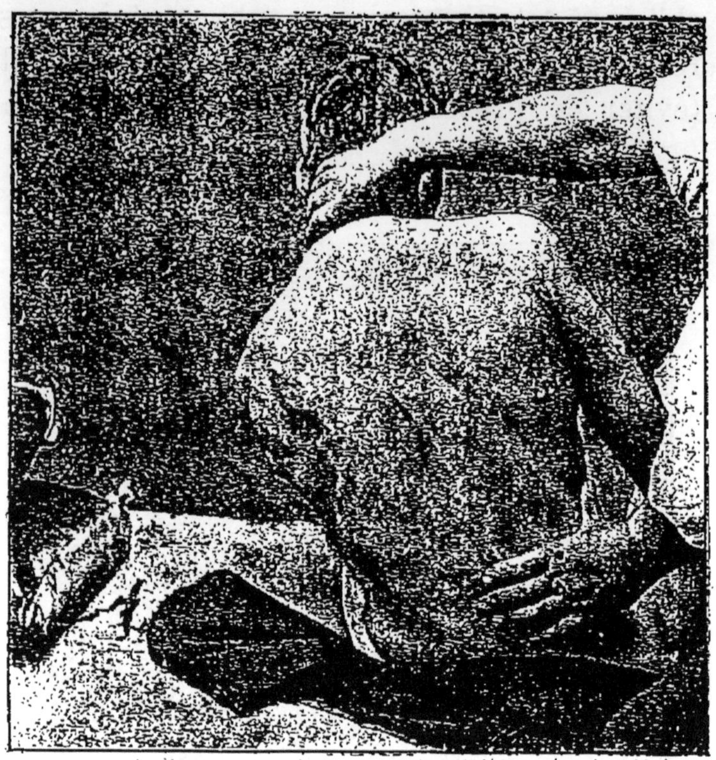

Fig. 57. — Mouvements de rotation imprimés au tronc.

La connaissance exacte de la direction des fibres musculaires du grand dorsal, du grand oblique de l'abdomen, des faisceaux du petit dentelé inférieur, est indispensable à la bonne exécution de ces manœuvres, qui doivent à la fois être exécutées avec prudence et énergie.

AMYOTROPHIES

Le massage dans le traitement de certaines amyotrophies d'origine articulaire. — Le praticien a très fréquemment l'occasion de prévenir la production des lésions musculaires survenant dans le cours du traitement, soit d'une fracture, soit d'une arthrite. Plus souvent encore, les amyotrophies se présentent comme conséquences plus ou moins lointaines de traumatismes ou de phénomènes spontanés qui ne sont plus en cause : arthrites traumatiques, arthrites infectieuses, hydarthroses anciennes, périarthrites, etc.

On connaît la localisation de l'atrophie musculaire de préférence aux extenseurs voisins des articulations malades : triceps crural, triceps brachial, extenseurs de la main, etc. En général, limitée aux muscles ressortissant immédiatement à la jointure, l'atrophie s'étend parfois à certains groupes musculaires éloignés de la région primitivement malade. Prenons comme exemple l'atrophie des muscles fessiers, consécutivement aux arthrites du genou. Nous croyons utile de rappeler sommairement les diverses opinions émises concernant la pathogénie des amyotrophies consécutives aux lésions articulaires [1].

Passons rapidement sur l'opinion de Hunter, d'après

1. Voir la Thèse de Parizot, 1886, agrégation. *Pathog. des atroph. musculaires.*

lequel « les muscles, ayant conscience de leur inutilité, s'atrophient pendant les maladies des jointures ». Roux attribuait les atrophies qui succèdent aux épanchements articulaires, à la distension que l'épanchement fait subir aux muscles voisins. On peut faire remarquer que cela ne saurait être une règle applicable à tous les cas. Une lésion minime d'une jointure peut provoquer une atrophie musculaire considérable.

La théorie de la propagation de l'inflammation, qui s'étendrait des jointures aux muscles voisins, est très séduisante (Cornil et Ranvier, Duplay et Clado); le tissu cellulaire servirait de lien entre le muscle et la jointure. Nous pensons que la propagation peut se produire aisément par les voies lymphatiques, dont les réseaux sont si nombreux au voisinage des jointures. Ces faits pourraient, croyons-nous, être démontrés expérimentalement.

En effet, la remarquable thèse de Testut (agrégation 1880) [1] mentionne la rapidité de l'absorption des substances mises en contact avec les séreuses articulaires (faits de Bonnet pour l'iode, de Jobert cité par Farabeuf, pour l'alcool, de Tillemans, qui, à la suite d'injections de bleu de Prusse dans les articulations du membre inférieur, a retrouvé cette substance dans les ganglions de l'aine).

Sabourin (*Th. de Paris*, 1873) pense que l'inflammation des tissus fibreux périarticulaires se propage au névrilème, d'où altération, « étouffement » du nerf. La nutrition du muscle étant entravée, l'atrophie se produit [2].

La même opinion est soutenue par Descosse (1880) et Combescure (1881).

Pour Hayem, Treub et Leyden, la névrite, suite d'ar-

1. Testut, *Vaisseaux et nerfs des tissus conjonctifs, fibreux, séreux et osseux.*

2. Th. de Parizot.

thrite, se propage aux plexus et à la moelle, d'où extension des atrophies à tout le membre intéressé ou à celui du côté opposé[1].

M. Bouchard expose ainsi la théorie réflexe : « L'inflammation articulaire goutteuse peut provoquer, par action névrotrophique réflexe, des atrophies musculaires qui siègent sur le triceps pour l'arthrite du genou et sur les extenseurs pour l'arthrite du poignet. » Pour M. Charcot, il n'existe aucune relation nécessaire entre l'intensité de l'affection articulaire et celle des phénomènes paralytiques et atrophiques. La localisation de l'amyotrophie aux extenseurs s'explique par la relation plus ou moins directe qui existe dans la moelle entre les cellules d'origine des nerfs moteurs et les cellules trophiques des muscles extenseurs. En fin de compte, la paralysie et l'atrophie se produisent comme conséquence d'une affection spinale. Il y aurait inertie, stupeur de l'élément cellulaire, plutôt que destruction ou altération profonde des cellules des cornes antérieures (Charcot).

Nous ne saurions omettre l'importante opinion exprimée par Babinski (Ac. des sciences, 7 janvier 1884) ; la fibre musculaire constitue à l'état normal un élément très différencié, dont la différenciation morphologique est en rapport avec la différenciation fonctionnelle. La section d'un nerf supprimant la fonction, la différenciation morphologique tend à s'effacer, l'élément tend à revenir à l'état embryonnaire. Cette ingénieuse et très rationnelle interprétation nous paraît en concordance parfaite avec les diverses opinions émises ci-dessus et rend compte de la rapidité de l'évolution de certaines amyotrophies.

Sans rappeler quelles sont les diverses propriétés physiologiques du muscle, nous croyons devoir insister sur ce point important, relatif au traitement de l'atrophie

1. Ur. de Parizot.

par les moyens mécaniques, que le muscle est *contractile*, *élastique*, *irritable* et *excitable* [1]. A chacune de ces propriétés répond un ensemble de manœuvres spéciales, que nous allons décrire.

La contractilité du muscle est réveillée par des percussions, soit au moyen de la main (les doigts étant disposés en éventail), soit au moyen de ballons en caoutchouc montés sur des tiges en bois assez longues. Nous ne recommandons d'employer la main que dans le cas où l'on veut exercer des percussions très douces. Chez nombre de malades à peau mince, le muscle réagit d'une façon apparente au niveau du point percuté. Il importe que la percussion soit brusque, rapide ; nous recommandons les percussions plutôt fréquentes que trop énergiques [2] ; il convient de les faire alterner avec une deuxième manœuvre à laquelle on doit donner le nom de *torsion* du muscle ; s'il s'agit du triceps crural, les deux mains, placées à quelques travers de doigt de distance, peuvent aisément saisir l'une des extrémités et exercer des tractions en sens inverse, que l'on peut rendre de plus en plus énergiques. Il faut, en même temps, s'efforcer de dégager le muscle le plus possible en l'éloignant des parties profondes.

Cette manœuvre met en jeu l'élasticité, l'extensibilité et la rétractilité du muscle. On sait que la rétractilité augmente au moment d'une excitation, en raison directe de l'intensité de l'excitation (Ch. Richet).

Le pétrissage du muscle s'obtient au moyen des deux mains saisissant le muscle à son extrémité périphérique et pressant avec une force croissante le corps du muscle en

1. Ch. Richet, *Phys. des muscles.* 1882.

2. Des excitations successives augmentent l'excitabilité du muscle (Ch. Richet). — Ceci est vrai pour l'électrisation des muscles. Nous croyons que le fait est applicable aux excitations de cause mécanique.

se rapprochant progressivement de la racine des membres. Non seulement, dans cette manœuvre, le sang veineux et lymphatique est exprimé et refoulé vers les centres de la circulation en retour, mais le système neuromusculaire subit une stimulation particulière, nécessaire au réveil de la puissance physiologique du muscle. Sachs a démontré la présence de nerfs centripètes au milieu des fibres musculaires (Ch. Richet). La sensibilité du muscle ne saurait être contestée, et d'ailleurs l'excitation du muscle ou de son tendon se traduit par des mouvements réflexes qui démontrent la sensibilité musculaire. On peut mettre à profit l'existence des réflexes rotuliens chez les sujets en traitement. Nous utilisons couramment, pour notre part, la *percussion du tendon rotulien*, dans le traitement des atrophies du triceps crural. Nous proposons donc d'établir comme *règle*, dans le traitement des amyotrophies en général, d'*éveiller les réflexes tendineux* au moyen des percussions mécaniques (marteau en caoutchouc, boule élastique, doigts de l'opérateur, etc., *massage par percussions tendineuses*).

A ces percussions et excitations directes ou indirectes de la fibre musculaire, il convient d'ajouter tout ce qui peut activer la circulation au sein des muscles ; l'*effleurage* profond, dirigé de la périphérie vers la racine des membres, favorise la nutrition du muscle, en activant les échanges entre l'élément sanguin et l'élément musculaire ; sans doute aussi se produisent des modifications du plasma musculaire, se traduisant par la résorption de certains produits et la rénovation d'éléments disparus ou en voie de destruction. Quoi qu'il en soit, notre pratique particulière nous met en mesure d'affirmer que le massage est un moyen des plus énergiques à employer dans le traitement des amyotrophies d'origine articulaire. De nombreux cas d'atrophie de ce genre, traités ou observés par nous, ont subi une amélioration très rapide ; un triceps atrophié de 3 cent. (comparé au côté sain) récupère son volume en moyenne après un mois et demi de traitement quotidien. La rapidité de la guérison est parfois bien plus grande. On sait, du reste, que le plus sûr moyen de produire l'augmentation rapide du volume d'un groupe musculaire consiste à exciter ce même groupe tous les jours et à petites doses. C'est là une notion parfaitement connue des bateleurs et des gymnastes, qui font leurs exercices préparatoires quotidiennement avec des poids peu lourds, mais en renouvelant fréquement leurs tentatives.

En résumé, le massage appliqué au traitement des amyotrophies a l'avantage de stimuler le muscle dans ses diverses fonctions, en s'adressant à ses propriétés physiologiques fondamentales : la *percussion directe* excite les contractions idiomusculaires, la *percussion des tendons* est un utile moyen de réveiller les réflexes et de provoquer la contraction de l'ensemble du muscle, le *pétrissage et la torsion du muscle* agissent à leur manière, en s'adressant à la fois à la circulation et à l'extensibilité musculaire. Pour établir un traitement complet, il convient de soumettre les muscles atrophiés concurremment au massage et à l'électrisation.

Paraplégies amyotrophiques abarticulaires[1]. — Dans une leçon du mardi, M. Charcot a montré qu'il convient d'élargir le cadre étiologique de ces atrophies musculaires, bien connues aujourd'hui sous le nom de *paraplégies amyotrophiques articulaires*, qui ont pour point de départ la lésion d'une articulation. Il existe des atrophies musculaires tout aussi manifestes mais moins connues, dont l'origine périphérique est une lésion, insignifiante parfois,

1. *La médecine moderne*, 15 mars 1893. (Nous reproduisons ici *in extenso* la notice parue à cette date dans ce journal.) N. de l'auteur.

siégeant en un lieu quelconque d'un membre ; telle une simple éraflure, ou même, comme chez un vélocipédiste malheureux présenté à l'une des leçons du mardi, l'action seule de certains mouvements répétés et mal supportés.

M. Charcot réunit ces faits, d'une interprétation obscure jusqu'ici, en un groupe confinant celui des paraplégies amyotrophiques articulaires et auquel il propose de donner le nom de *paraplégies amyotrophiques abarticulaires*.

Les amyotrophies du premier groupe sont en quelque sorte incarnées dans l'exemple classique, pour ceux qui suivent les leçons de M. Charcot, de ce sergent de ville qui fit, il y a 7 ans, une chute sur le genou en poursuivant un filou et dont l'atrophie musculaire rapide et persistante du membre lésé fut pronostiquée dès le début par M. Charcot.

Le groupe connexe des *atrophies d'origine abarticulaire* est constitué déjà par des faits nombreux de fracture, de contusion, de simple excitation du nerf périphérique quelconque personnels à M. Charcot, par des faits analogues étudiés par M. Letulle et par l'observation plus ancienne de MM. Gosselin et Tillaux sur l'atrophie musculaire consécutive à un traumatisme périarticulaire ayant eu lieu au-dessus ou au-dessous d'une articulation.

Dans tous ces cas, que l'articulation soit ou non lésée, la pathogénie est la même ; on est en présence d'un trouble nerveux d'ordre purement dynamique survenant chez des individus prédisposés, à l'occasion d'une excitation nerveuse périphérique. C'est une maladie spinale sans lésion matérielle. Le nerf lésé agit à sa façon sur la portion de la substance grise où il accède, les cellules antérieures correspondantes en subissent le contre-coup et réagissent à leur tour d'une façon spéciale sur les muscles de leur ressort.

Paramyoclonus multiplex. — La première observation est de Friedreich. Cette affection consiste en secousses présentant un aspect spécial.

Elles n'occupent qu'un certain nombre de muscles aux extrémités supérieures et inférieures, quelquefois aussi au tronc, et ne se montrent pas aux autres muscles voisins ou innervés par le même nerf.

Le triceps brachial, le triceps crural, le demi-tendineux sont les plus particulièrement atteints. Au point de vue des secousses, les différents muscles jouissent d'une indépendance par rapport les uns aux autres ; ce sont généralement les mêmes muscles qui sont atteints pour chaque côté du corps. Il y a quelquefois une prédominance pour un côté, quant à l'intensité et à la durée des secousses.

Le nombre des secousses est variable suivant les malades, suivant les muscles et aussi suivant le moment de l'examen.

Les secousses disparaissent pendant le sommeil ; elles n'ont pas lieu pendant les mouvements volontaires ; ceux-ci ont même la propriété de les faire disparaître. La recherche du réflexe rotulien les provoque, de même que la position des membres (bras tendus, station debout les pieds rapprochés).

Nous avons eu à traiter une malade atteinte de cette affection : une jeune femme de 22 ans environ présentait un paramyoclonus des muscles grands droits abdominaux et des parois thoraciques. Le massage faisait en partie cesser les contractions. Pendant quelque temps, la malade m'a paru améliorée par le traitement. Je dois avouer que je m'étais bien gardé de promettre dans un cas si complexe une guérison quelconque. Il ne semble pas toutefois que le paramyoclonus doive échapper plus que les autres spasmes musculaires à l'action thérapeutique.

CONTRACTURES. — *Massage dans les affections musculaires.* — L'on peut classer sous les trois chefs suivants les contractures :

Affection du système musculaire ;

Affection du système articulaire ;

Affection du système nerveux.

Pour Ch. Richet, « toute contraction musculaire prolongée qui ne peut être relâchée sous l'influence de la volonté est une contracture ».

Les contractures dépendant du système musculaire sont dues aux myosites aiguës ou chroniques, que ces myosites soient le résultat de traumatismes ou d'effets pathologiques tels que le rhumatisme ou la syphilis.

Les contractures consécutives aux lésions articulaires ont été expliquées de façons fort diverses.

Pour Duchenne (de Boulogne), ce sont des contractures *ascendantes réflexes.*

Bell les attribuait à une position instinctivement prise par le malade pour mettre les muscles dans le relâchement et atténuer la douleur.

Certaines formes de contractures, que l'on considérait à tort comme dépendant exclusivement du système nerveux, ne sont, d'après MM. Charcot et Vulpian, que l'expression d'un choc médullaire né lui-même de la transmission par les voies nerveuses des phénomènes irritatifs articulaires.

Quelle que soit la cause de ces contractures, le phénomène prédominant est une altération dans la nutrition du muscle; il faut donc intervenir pour stimuler les phénomènes de nutrition par des manipulations méthodiquement appliquées et longuement continuées. Le résultat sera fréquemment une amélioration.

Contracture spasmodique. Conséquence de l'application d'un appareil à fracture. (Leçon du professeur Charcot, oct. 1886 [1]). Le professeur Wolkmann et après lui Leser, ont décrit un genre de contracture observé dans les cas de fracture après l'application d'un bandage trop serré.

Elle serait due à l'ischémie produite dans le membre par le fait de la compression excessive et devrait être assimilée, d'après eux, à la rigidité qui se montre sur les parties ischémiées à la suite de la ligature de l'artère principale du membre. C'est en quelque sorte une esquisse de la rigidité cadavérique chez le vivant, qui se termine par la sclérose musculaire au dernier terme et le raccourcissement définitif du muscle.

D'après le professeur Charcot, il existe chez les hystériques tout un groupe de contractures spasmodiques qui, au point de vue du mécanisme physiologique, ne diffèrent pas foncièrement de celles qui se développent à la suite de certaines lésions organiques des centres nerveux.

Cette rigidité porte à la fois sur les groupes musculaires antagonistes, extenseurs et fléchisseurs ; sous l'influence du chloroforme portée suffisamment loin, la résolution de la contracture devient complète.

Les paralysies motrices hystériques paraissent être régulièrement marquées par l'existence d'un certain degré d'atrophie musculaire ; celle-ci peut être poussée fort loin et se développer avec une rapidité remarquable.

Cette monoplégie molle peut se transformer sous certaines influences en monoplégie avec contracture.

C'est le fait même de l'application du bandage à fracture qui, dans le cas du malade qui fait l'objet de la clinique de M. Charcot, a produit ce changement. D'après lui, c'est la pression exercée pendant un certain temps par ce bandage qui a provoqué l'apparition de la rigidité spasmodique des muscles.

1. Professeur Charcot (oct. 1886). Nous reproduisons sous ses traits généraux l'importante leçon du maître. (N. de l'auteur.)

Le membre contracturé fut soumis à un massage méthodique sur ses divers segments; on opéra des tractions pour redresser les doigts et on fit exécuter des mouvements passifs au poignet, au coude et à l'épaule.

Ces manœuvres durèrent dix minutes; elles s'accompagnèrent de douleurs au début, mais le résultat définitif fut satisfaisant : la contracture s'était très manifestement atténuée, les doigts s'étaient redressés et le malade était parvenu à leur faire exécuter, ainsi qu'à son poignet, à son coude et à son épaule, des mouvements assez étendus.

Dans les cas de *contracture du biceps* consécutive à une arthrite du coude, le Dr Terrillon a pu (*Progr. méd.*, 14 juin 1890) établir trois variétés :

1° La contracture précède les autres phénomènes de l'arthrite du coude, en est le premier symptôme et peut exister à l'état de symptôme unique pendant plusieurs jours;

2° La contracture existe avec d'autres signes d'arthrite (chaleur, léger gonflement, douleur localisée à l'un des culs-de-sac de la synoviale; parfois un peu de fluctuation);

3° La contracture accompagne une arthrite en pleine évolution. Elle peut se prolonger après la disparition des phénomènes proprement dits caractérisant l'arthrite.

Cette contracture a une grande importance au point de vue du rétablissement ultérieur des fonctions du coude; il peut y avoir à la fois contracture des muscles et union de celle-ci à des adhérences fibreuses périarticulaires où la première existe isolément; sous l'influence du sommeil anesthésique, cette contracture musculaire, en tant que phénomène isolé, cède; au contraire, la rétraction persiste et indique que le muscle a subi un raccourcissement permanent. Nous croyons devoir citer plus textuellement la partie de l'important article du Dr Terrillon concernant le traitement :

« Supposons donc que tous les phénomènes inflammatoires dus à la lésion articulaire sont disparus ; seules, la contracture et les adhérences périphériques persistent.

» Le premier moyen qui se présente à l'esprit pour vaincre cette double résistance est la traction plus ou moins violente qui, pour les muscles en particulier, aura pour résultat de les étendre, de les étirer. Mais ce procédé, qui est si simple, ne donne jamais de bons résultats.

» On n'est pas en effet ici en présence d'une force inerte, simplement mécanique, qu'il faut vaincre ; d'un lien fibreux qu'il faut rompre ; d'une corde qu'il faut allonger. Il s'agit en réalité de lutter contre un phénomène physiologique bien connu : la *contracture musculaire* ; or, celle-ci augmente à chaque irritation, elle s'exaspère quand on cherche à la vaincre mécaniquement. Plus on tiraille un muscle contracturé, plus on exagère la douleur musculaire et plus la contracture devient intense et invétérée. Tous ces résultats sont ordinaires et ressortent de toutes les observations.

» Il faut donc abandonner un tel moyen, ou plutôt ne l'employer que lentement, progressivement, avec méthode et prudence, dans la crainte d'aggraver la situation au lieu de l'améliorer. Un précepte important doit présider à l'essai de la traction sur ces muscles contracturés. Tant que la contracture est douloureuse aux moindres tractions, il est nécessaire d'employer le repos. Celui-ci m'a toujours semblé être l'agent principal de la cessation des douleurs et de la détente musculaire. Il m'est arrivé plusieurs fois d'immobiliser complètement le coude et d'appliquer sur la région une compression méthodique au moyen d'un appareil ouaté et silicaté. J'agissais ainsi principalement sur le reliquat de l'inflammation articulaire, mais cependant les bénéfices du côté du muscle étaient constants, la contracture diminuait rapidement.

» Quand on cherche à étendre le coude après cette immobilisation qui a duré une semaine environ, on éprouve une certaine difficulté, la traction provoque quelques tiraillements douloureux. Mais on est étonné de voir avec quelle rapidité les mouvements d'extension se reproduisent, sans que la contracture reparaisse.

» Lorsque la contracture est plus ancienne, les douleurs moins vives et l'inflammation disparue, il est utile d'employer la compression avec de l'ouate et une bande de flanelle, en ayant soin de garnir la main et l'avant-bras. La constriction doit porter principalement sur le coude et le bras.

» C'est alors qu'intervient une pratique excellente : le *massage*, sous forme de frictions au niveau du biceps, la peau du bras étant, au préalable, enduite de graisse. Ces frictions, faites avec la pulpe du pouce et la face palmaire des doigts, doivent être douces, continues, toujours dans le sens de la circulation veineuse et par séances de dix minutes, ou un quart d'heure environ. Chaque friction est suivie de l'application d'une bande de flanelle compressive.

» Souvent j'ajoute à ces manœuvres, qui consistent à pétrir le muscle entre les doigts, une pratique spéciale : l'emploi des douches sulfureuses locales, de douches chaudes. En un mot, tous les moyens qui peuvent agir sur la contractilité musculaire, sans violences et sans tiraillements, ont donné de bons résultats.

» Malgré tous ces soins, on voit souvent persister un faible degré de contracture et de flexion de l'avant-bras. Ce reliquat ne cède définitivement qu'à la longue, par l'exercice ou le jeu régulier de l'articulation, à condition d'éviter la violence et les tiraillements.

» Quand ces moyens ont échoué, ou quand on désire avoir un résultat plus rapide et surtout plus décisif, on a la ressource d'une méthode qui m'a donné deux fois d'excellents résultats dans les contractures des muscles : il consiste à se servir de la *traction élastique ;* celle-ci a pour but de lutter contre la contracture musculaire par une traction douce, lente et continue. Il faut alors employer des appareils spéciaux.

» Ceux-ci sont de deux ordres. Tantôt ils sont fabriqués avec des pièces métalliques et des plaques de cuir comme les appareils orthopédiques ordinaires. Deux demi-gouttières embrassent l'une le bras, l'autre l'avant-bras et sont réunies en arrière du coude par une articulation. Sur la face postérieure de chaque gouttière, est fixé un lien de caoutchouc, qui s'attache à l'extrémité opposée de chaque valve. Ce lien de caoutchouc, soumis à une traction plus ou moins forte, tendra à réunir sur une même ligne les deux gouttières, c'est-à-dire les deux segments du membre.

» Cette traction, qui doit être très douce au début, pour ne pas provoquer de tiraillements douloureux, produit un redressement rapide, souvent en moins de dix à douze jours. Mais il faut avoir soin de maintenir l'appareil au delà de ce temps, dans la crainte de voir reparaître la déformation.

» Au lieu de ces appareils coûteux, je préfère, surtout à l'hôpital, fabriquer moi-même un appareil silicaté.

La partie inférieure du bras, le coude et la partie supérieure de l'avant-bras sont recouverts d'un bandage silicaté qui forme manchon. Quand il est sec, cet appareil est coupé circulairement au niveau du coude. Une bande de caoutchouc, fixée en arrière des deux parties de l'appareil sur des tiges de fer saillantes, produit l'effet indiqué plus haut, c'est-à-dire le redressement graduel de l'avant-bras et bientôt l'extension complète.

« Enfin, dans deux cas où la contracture avait fait place à la rétraction réelle des muscles, facile à constater sous l'influence du sommeil anesthésique, j'ai pratiqué la section sous-cutanée du tendon du biceps, ce qui a permis le redressement complet et la guérison définitive. »

Des spasmes musculaires consécutifs au rhumatisme chronique des jointures. — On sait que les amyotrophies, les contractures consécutives aux lésions articulaires de nature rhumatismale ont déjà été étudiées par divers auteurs. Ballet a présenté une série d'observations dans lesquelles il a noté, non plus des atrophies musculaires ou des contractures, mais des spasmes de certains groupes musculaires au voisinage de jointures déformées par le rhumatisme chronique.

Des spasmes quotidiens sont très fréquents dans les muscles du bras et de l'avant-bras, et tels que le bras se met en rotation en dedans et en adduction.

Les réflexes tendineux sont un peu exagérés. Comme lésions rhumatismales, on note un léger épaississement des extrémités phalangiennes, des craquements dans les genoux et dans l'une des articulations temporo-maxillaires.

Ces faits, du même ordre que les *spasmes fonctionnels* de Duchenne (de Boulogne), sont intéressants à expliquer. En effet, la lésion articulaire retentit sur la moelle ; l'hyperexcitabilité médullaire qu'elle détermine produit à son tour des spasmes musculaires intermittents. Il s'agit de faits semblables aux atrophies musculaires et aux contractures déjà signalées dans le cours du rhumatisme chronique. La médication devra donc être dirigée surtout contre la diathèse rhumatismale [1].

Le massage m'a donné d'excellents résultats dans le traitement de ce genre de spasmes. Mais on ne doit pas oublier qu'en traitant le spasme musculaire, on ne combat qu'un des symptômes de la maladie ; il faudra donc exercer très soigneusement sur les jointures toutes les manœuvres usuelles de la massothérapie, sous peine de n'obtenir aucun résultat durable.

Rupture sous-cutanée des muscles. — Tous les muscles de l'économie sont susceptibles de rupture. Celle-ci porte, soit sur le muscle lui-même, soit sur le tendon du muscle, soit au point d'insertion des fibres musculaires sur le tendon. Ces ruptures sont beaucoup plus fréquentes, soit sur le tendon, soit à l'union du tendon avec les fibres musculaires, que sur le muscle lui-même.

La rupture musculaire a été longtemps méconnue ; en 1781, Rousselle-Chamseru lut devant la Société de médecine ses observations sur les ruptures et luxations musculaires ; c'est donc à lui que revient l'honneur de la découverte. En 1817, J. Sédillot réunit dans un mémoire tout ce qui avait trait à ce sujet, qu'il exposa dans son ensemble devant la Société de médecine de Paris.

Du fait que ces ruptures se produisent plus fréquemment au point d'union des fibres musculaires avec les fibres tendineuses, Sédillot conclut qu'elles sont dues à la grande élasticité des fibres tendineuses qui reviennent sur elles-mêmes pendant la contraction musculaire, et exercent une traction par conséquent en sens inverse des fibres charnues. Le point d'union des deux ordres de fibres représente alors le point d'application de deux forces inégales et contraires. Ces ruptures s'observent

1. *Revue générale de clinique et de thérapeutique*, juin 1888.

surtout sur les fléchisseurs dont les fibres charnues sont très longues et les tendons très courts ; au tronc, sur le grand droit de l'abdomen, le psoas-iliaque ; au cou, sur le sterno-cléido-mastoïdien ; au membre supérieur, sur le biceps ; au membre inférieur, sur la longue portion du biceps crural et sur le couturier.

Les extenseurs en offrent quelques exemples ; tels sont : les jumeaux de la jambe, le triceps, les muscles des gouttières vertébrales et le deltoïde.

Cette rupture a toujours pour cause un effort subit ou inopiné produisant une contraction forcée de certains muscles ou portions de muscles ; elle se rencontre chez les individus robustes, dans les muscles les plus forts et du côté droit de préférence.

C'est le plus souvent une contraction involontaire qui produit cette rupture, qui peut être favorisée par certaines conditions morbides des muscles. La déchirure est tantôt complète, tantôt incomplète.

Au moment de l'accident, le patient perçoit une secousse analogue à celle que produirait un coup de fouet, qui s'accompagne d'une douleur aiguë et de l'impossibilité absolue de mouvoir la partie lésée.

Au niveau de la déchirure, on observe, suivant les cas, une dépression plus ou moins étendue. Aux limites de cette dépression, on constate deux tumeurs mollasses formées par les bouts des muscles rompus. On trouve de plus qu'il existe un épanchement sanguin en rapport avec l'étendue de la lésion. Une ecchymose ne tarde pas à se montrer ; cependant elle peut manquer.

Les symptômes, d'ailleurs, varient avec les régions ; quelques-unes de ces ruptures, à cause de leur siège, s'accompagnent de phénomènes généraux qui peuvent parfois revêtir une certaine gravité.

Le massage, méthodiquement appliqué dans le cas de

rupture musculaire, a pour effet d'empêcher le sang extravasé de former une masse sanguine susceptible de produire une déformation permanente, et de porter un trouble sérieux aux mouvements en gênant les contractions musculaires. Ultérieurement, on se trouvera bien d'exercer au niveau de la rupture une légère compression ouatée.

Rétraction de l'aponévrose palmaire. — Dans cette affection, à la suite de l'opération, il est bon de faire exécuter aux doigts du malade des mouvements d'assouplissement de plus en plus étendus.

Ces mouvements doivent être pratiqués longtemps encore après la guérison. Ils perfectionnent le résultat opératoire et permettent d'éviter la récidive, ou du moins d'en diminuer notablement les chances. Dans son intéressante thèse (1886), le Dr Costilhes signale plusieurs cas améliorés par ce procédé seul ou employé consécutivement à l'opération.

MALADIES DU SYSTÈME NERVEUX PÉRIPHÉRIQUE

Névrites. — Le praticien a fréquemment l'occasion de traiter par le massage, les atrophies musculaires ou les troubles nerveux dus aux névrites *a frigore*.

C'est principalement d'amyotrophies consécutives aux névrites radiales qu'il s'agit. Bien que le nerf radial soit un nerf mixte, on aura à traiter parfois l'anesthésie, d'autres fois l'hyperesthésie localisée, à certains points du trajet des ramifications du radial. Le groupe des extenseurs, de l'avant-bras, le long supinateur sont plus ou moins paralysés et atrophiés. J'ai exercé, outre le pétrissage des masses musculaires, chez plusieurs malades en traitement, l'élongation du nerf radial au niveau du point où, abandonnant la gouttière de torsion de l'humérus, il répond à la réunion des deux tiers supérieurs de l'humérus avec son tiers inférieur. On peut, à ce niveau, fixer au moyen du pouce le nerf radial sur la face osseuse sous-jacente de l'humérus, tandis qu'avec une main on exerce des mouvements alternatifs de flexion et d'extension de l'avant-bras. Ainsi se produit une élongation du nerf, en général très accessible à ce niveau. J'ai publié, dans la *Gazette de thérapeutique* (journal des praticiens) de 1888, une observation relative au traitement d'une dame de 62 ans environ, que le massage a guérie définitivement de troubles nerveux relevant d'une névrite radiale *a frigore*. (Sensation de pression et de constriction au niveau des régions dorsale externe et interne du pouce droit et des collatéraux interne et externe de l'index et externe du médius. Ces phénomènes, qui n'avaient cédé ni à l'emploi des divers topiques usités en pareil cas, ni à l'électricité sous ses diverses formes, cessèrent très promptement, sous l'influence des manœuvres d'élongation.)

Névralgies. — J'ai traité avec succès plusieurs cas de névrites brachiales (Soc. méd. pratique, 1887). Norström a obtenu d'excellents résultats du massage, dans le cas de névrite *a frigore* de la 7e paire.

La plupart des névralgies intercostales, faciales, radiales, lombo-abdominales, fémoro-cutanées consécutives au froid, sont rapidement améliorées et guéries par le massage.

Berghman a obtenu de bons résultats dans le traitement de la coccygodinie.

Polynévrites. — J'ai eu l'occasion de traiter quelques sujets atteints de polynévrite consécutive à l'influenza, se traduisant par une tendance à l'atrophie musculaire rapide, à l'impotence fonctionnelle progressive. Tous ces cas furent complètement guéris par le massage.

Le professeur Landouzy, dans son *Mémoire sur la grippe* (1837), avait déjà dit : « La prostration est parfois telle, que les malades, quoique avec les apparences de la santé, sont obligés de se faire porter, étant dans l'impossibilité de se soutenir sur leurs jambes ; quelquefois même les bras retombent spontanément, comme paralysés, et les mouvements des mains sont immobiles ou mal assurés. »

SCIATIQUE. — Nous croyons devoir exposer aussi succinctement que possible les divers symptômes de la névralgie sciatique, tant au point de vue étiologique et symptomatique qu'au point de vue de la thérapeutique. Tout ce que nous dirons à ce sujet peut s'appliquer aux névralgies des autres nerfs accessibles aux manipulations thérapeutiques.

Les principaux symptômes de la névralgie sciatique sont :

La douleur ;

La déformation ;

L'impotence fonctionnelle, qui n'est, la plupart du temps, que la conséquence des deux premiers symptômes.

Douleur. — Contre ce symptôme, la médecine a employé bien des agents thérapeutiques; d'abord des ventouses scarifiées, des sangsues sur la région lombo-sacrée ou au membre inférieur sur le trajet du nerf, des vésicatoires.

Puis on eut recours aux anesthésiques, aux applications de chloroforme, de sulfure de carbone.

La révulsion par l'essence de térébenthine ou l'huile de croton a été aussi utilisée ; les pointes de feu, la cautérisation transcurrente, l'acupuncture, les injections sous-cutanées d'alcool, de teinture d'iode, la cautérisation du pied au fer rouge ont eu leurs partisans.

Tous ces moyens ont reçu leur application, soit au point d'émergence, soit sur le trajet du nerf, soit à l'extrémité périphérique.

La médication interne n'a pas été négligée : térébenthine en capsules, pilules de belladone, sulfate de quinine, salicylate de soude, antipyrine, solanine, iodure de potassium.

Puis on revint aux dérivatifs sous forme de douches froides, bains de sable chaud, bains de vapeur, sudation à l'étuve sèche, congélation du membre, pulvérisation de chlorure de méthyle, électrisation. Tout l'arsénal thérapeutique a été passé en revue contre l'élément douleur, avec des succès plus ou moins marqués ; les pulvérisations de chlorure de méthyle sont, à bon droit, en très grande faveur et constituent le moyen d'anesthésie locale le plus puissant.

Mais en présence des cas rebelles à ces procédés, l'élongation sous-cutanée, ou bien encore à ciel ouvert, du nerf sciatique est *l'ultima ratio* de la thérapeutique.

Déformation. — Parfois, très rapidement, en 14 ou 15 jours, survient une atrophie marquée du membre atteint.

Cette lésion dépend bien plus de la nature de l'affection que de sa durée et de l'immobilité forcée du membre. Elle rentre dans la catégorie des troubles trophiques d'origine nerveuse.

Elle peut être marquée par l'épaississement de la peau et le développement du système adipeux.

Du côté de la fesse malade s'observe un aplatissement marqué surtout à la partie supérieure et externe; le pli fessier est abaissé et parfois un double pli anormal peut être constaté.

Le professeur Charcot, en 1886, observa le premier une déformation spéciale du tronc dans la sciatique. En 1888, Babinski publia dans les *Archives de neurologie* une étude complète sur cette question : cette déformation est caractérisée par une attitude vicieuse du tronc qui s'incline sur le côté sain. Cette inclinaison peut être assez accentuée pour que le rebord costal inférieur se mette en contact avec la crête iliaque ; quelquefois le tronc se fléchit en avant et les malades marchent en saluant. Le membre malade est à demi fléchi ; c'est là une attitude instinctive ayant pour résultat d'atténuer la douleur.

La colonne vertébrale présente une double déviation latérale ; la courbure inférieure, qui correspond à la région dorso-lombaire, tourne sa concavité du côté sain. La courbure supérieure, ou courbure de compensation, la tourne du côté malade. L'apparition de ce symptôme doit être attribuée non à la durée de l'affection, mais à l'intensité de la douleur.

MM. Charcot et Babinski ont émis la théorie pathogénique suivante : au début de l'affection, pour amoindrir la douleur, le malade contracte instinctivement les muscles latéraux du tronc, qui se penche alors du côté opposé à la sciatique; plus tard cette contraction se change en une véritable contracture. La contracture peut devenir permanente ainsi que la déviation, ou bien la douleur s'atténue et le corps reprend sa position normale. Cette déviation vers le côté sain est la règle, mais dans certains cas elle se produit vers le côté malade.

Les névralgies sciatiques se produisent presque toujours sous l'influence d'une cause générale : le rhumatisme ; cependant quelques-unes dépendent de causes purement locales : froid, traumatismes, compressions, lésions vertébrales.

Dans l'étude du symptôme douleur, j'ai passé en revue tous les moyens thérapeutiques qui avaient été employés contre la sciatique et, en particulier, contre cette douleur intense qui constitue le caractère dominant de la maladie ; nous avons signalé le peu de succès de certaines de ces médications ; dans aucun cas peut-être le massage ne donne d'aussi brillants résultats que dans la sciatique. Mais il agit plus ou moins rapidement ou efficacement, suivant que l'affection est récente ou d'ancienne date.

Il faut avoir recours à un massage méthodique, d'abord léger, dont on augmente progressivement l'intensité ; en quelques séances (15 ou 20), la guérison peut être obtenue définitivement. La plupart des sciatiques que nous avons traitées par le massage avaient résisté jusqu'alors à tous les autres modes de thérapeutique et à leur ténacité joignaient leur ancienneté. Aux manipulations proprement dites de la massothérapie, j'ajoute, dans certains cas, des manœuvres d'élongation qui ne sont du reste qu'une des formes de ce mode de thérapeutique.

Procédé du genou. — C'est pour l'élongation sous-cutanée du nerf sciatique que j'ai mis en usage ce procédé, dit *du genou*, au sujet duquel j'ai fait une communication à la Société de l'Elysée (1891).

Depuis 1884, j'emploie dans ma pratique un procédé particulier d'élongation du sciatique auquel je dois d'excellents résultats. Je rappelle tout d'abord que Billroth a proposé le procédé suivant pour l'élongation sous-cutanée de ce nerf : le malade étant plongé dans l'hypnose chloroformique, l'opérateur fléchit la cuisse sur l'abdomen, puis étend la jambe sur la cuisse, avec une énergie telle que les orteils viennent presque s'appliquer sur la tête du malade.

C'est donc manifestement un mouvement toujours dangereux, puisque, malgré toutes les précautions possibles, l'opérateur est exposé à rompre muscles et tendons, à luxer le col fémoral ou à fracturer ce dernier chez les sujets un peu âgés.

Le procédé que j'emploie et qui m'appartient ne nécessite ni la chloroformisation ni l'extension complète ; il ne m'en a pas moins donné toute une série de cas heureux. Le sciatique, au point où il émerge du bassin, conservant sa forme un peu aplatie, s'applique sur la partie comprise entre le grand trochanter et la tubérosité ischiatique ; il en résulte qu'il peut aisément être comprimé sur les parties osseuses sous-jacentes ; il peut même, si la compression exercée est énergique, être en quelque sorte fixé momentanément dans sa situation par la pression du genou de l'opérateur, alors même que la cuisse se trouve fléchie et la jambe plus ou moins placée dans l'extension. Dans de telles conditions, nul doute qu'il faudra moins de force pour provoquer l'élongation du nerf dans son trajet en dehors du bassin.

J'ai eu l'idée de cette simplification, afin d'épargner au malade les inconvénients de la chloroformisation, et afin d'éviter les mouvements dangereux du procédé de Billroth.

Voici comment j'opère : le malade étant dans le décubitus dorsal sur une chaise longue peu élevée, j'applique (s'il s'agit du sciatique gauche), en me tenant debout sur la jambe droite, mon genou gauche sur l'échancrure sciatique du patient ; en même temps je saisis l'extrémité inférieure de la jambe du malade et fléchis la cuisse sur l'abdomen, puis j'étends progressivement la jambe sur la cuisse fléchie. Mon genou *n'abandonne* en aucun cas *l'échancrure sciatique* à sa partie inférieure, durant ces divers mouvements. Bien entendu, mon mouvement de flexion et d'extension de la cuisse et de la jambe de l'opéré n'a pas besoin d'être aussi énergique que ceux décrits par Billroth, puisque mon sciatique est fixé en un point.

J'ai toujours opéré en demi-flexion et avec douceur, mais en pressant énergiquement le genou sur le point d'émergence du nerf (fig. 58).

Lorsque je soupçonne que la névralgie ou la névrite ont leur siège sur les racines du nerf ou dans son trajet à l'intérieur du bassin, j'ai pratiqué depuis 1884, avec d'excellents résultats, *la suspension combinée avec le massage méthodique*.

En ce qui concerne l'élongation sous-cutanée de certains nerfs, je rappelle la possibilité de pratiquer l'élongation du radial au niveau de l'extrémité inférieure de la gouttière de torsion de l'humérus, et au point où le tronc de ce nerf reste appliqué sur le bord externe de l'os, à l'union de son tiers inférieur avec ses deux tiers supérieurs. Certaines névralgies ou névrites siégeant dans la sphère cutanée de distribution de ce nerf sont efficacement traitées par ce moyen ; le pouce et l'index de l'opérateur peuvent en effet fixer le tronc nerveux sur les parties osseuses sous-jacentes, pendant que l'avant-bras du malade est successivement fléchi et étendu passivement.

Dans son excellent travail sur l'emploi du massage dans les maladies nerveuses, notre confrère Massy, de Bordeaux (1892), insiste sur les bons résultats du massage appliqué au traitement de la sciatique vraie ; ici, en effet, la guérison devient persistante. Dans les sciatiques fausses, « dues à la propagation au nerf de myosites de voisinage ou bien à la compression du nerf par un noyau d'inflammation chronique », la guérison ne peut se maintenir sans l'adjonction d'un traitement général. La sciatique double apparaissant comme symptôme de tumeur centrale (tumeurs médullaires, cancer utérin, tumeurs rectales), doit être à bon droit reléguée au plan des affections sur lesquelles la *massothérapie n'a aucune prise.* Pour démontrer les heureux effets de l'association du massage à la suspension, *dans les cas de sciatiques rebelles*, je crois devoir publier l'observation suivante, recueillie chez un malade du Dr Biron, d'Argenteuil :

Le sieur P..., 56 ans, névropathe, n'ayant aucun antécédent héréditaire digne d'attention, indemne jusqu'alors de syphilis, de scrofule, d'impaludisme, n'ayant jamais fait de maladie grave, fut atteint en 1884 d'une sciatique légère ; celle-ci fut guérie en quelques semaines, grâce à l'application de vésicatoires volants et de pointes de feu.

En février 1885 survint une violente douleur sur le trajet du sciatique, avec irradiation dans toute la sphère du nerf, amenant bientôt une impotence fonctionnelle absolue.

Les médications les plus diverses furent employées à l'intérieur : sulfate de quinine, salicylate de soude, térébenthine, etc. A l'extérieur, morphine, vésicatoires volants, pointes de feu, courants continus, frictions révulsives ou calmantes de toutes sortes, pulvérisation au chlorure de méthyle, etc.

Après seize mois de traitement, aucun résultat appréciable n'était obtenu ; l'impotence motrice persistait toujours, accompagnée d'une déformation énorme de la région lombaire, résultat d'une attitude vicieuse devenue permanente. La douleur continuait avec des exacerbations brusques d'une grande violence ; l'état nerveux du malade, surexcité par une longue suite de souffrances et d'insomnies, allait s'aggravant sans cesse. Le Dr Biron me fit appeler à Argenteuil ; nous décidâmes de commencer une série de séances de massage auquel nous adjoignîmes l'emploi de la suspension dans l'intervalle des séances. Cette opération se faisait très simplement, à l'aide d'un drap de lit noué sous les aisselles du malade, que l'on enlevait à l'aide d'une moufle fixée au plafond. La durée de la suspension était de cinq à dix minutes à chaque séance.

Quinze séances de massage environ, huit ou dix de suspension furent pratiquées. Au bout de ce temps, une amélioration notable se produisit, les mouvements devinrent possibles, puis progressivement plus faciles; la douleur diminua sensiblement, la déformation s'atténua, puis disparut.

Quelque temps plus tard, le malade pouvait reprendre ses occupations habituelles.

Deux ans après, au mois de mai 1889, le Dr Biron eut l'occasion de revoir ce malade et de constater qu'aucune rechute n'était encore apparue et que le sieur P... n'avait cessé de jouir d'une santé parfaite.

Nous avons, on le voit, d'accord avec le Dr Biron,

employé une méthode mixte : *le massage uni à la suspension*. J'ai publié en 1884 (*Bulletin de la Société médico-pratique*) l'histoire d'un malade de 68 ans qui m'avait été confié par le professeur Debove. Ce malade, en vain traité par les moyens classiques, présentait la même

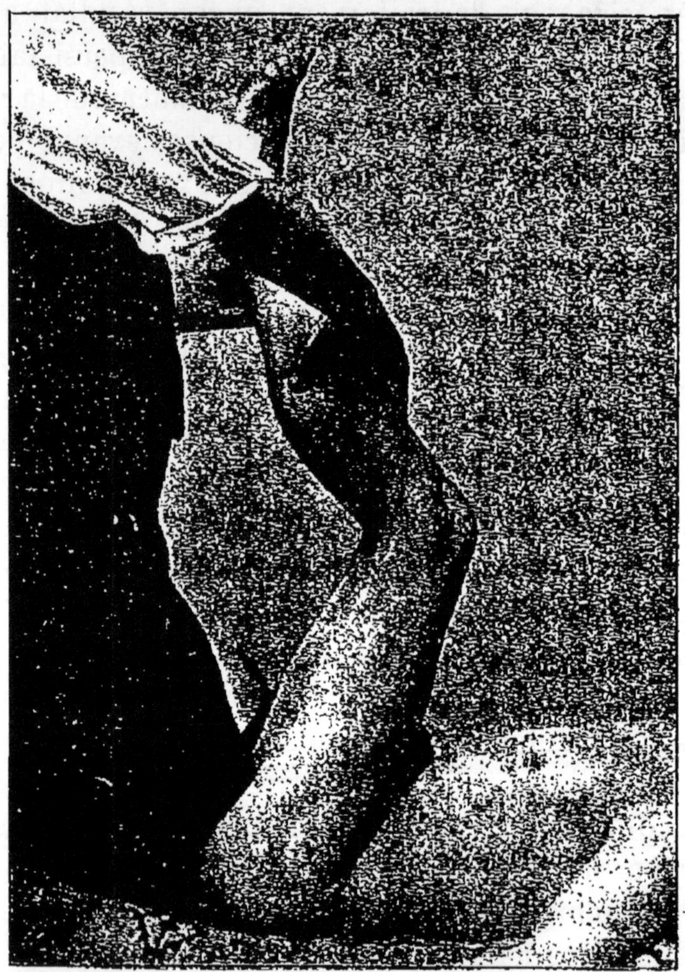

Fig. 58. — *Procédé du « genou »*. Attitude pendant l'élongation du nerf sciatique droit.

déformation que le malade d'Argenteuil. J'ai pratiqué sur lui le massage avec tous les mouvements gradués recommandés par Schreiber. Comme le malade était de petite taille et d'un faible poids, je terminais chaque séance de massage en le soulevant de terre, car je pouvais le prendre sous les aisselles. Je le gardais quelques instants ainsi suspendu. La guérison définitive fut obtenue en dix-huit séances.

J'ai ajouté les manœuvres d'élongation chez plusieurs malades que j'ai traités (par mon procédé du genou), aux manœuvres de Schreiber simplifiées : 1° le malade étant assis, élévation de la cuisse à des hauteurs différentes suivant les progrès mêmes du traitement (fig. 59); 2° mouvements actifs et passifs d'élé-

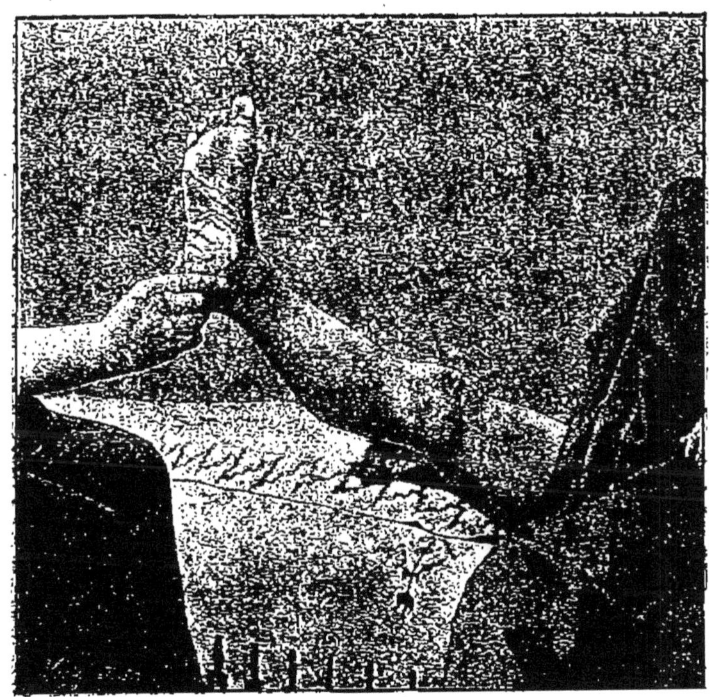

Fig. 59. — Elevation de la cuisse (mouvements actifs et passifs).

vation pour mettre en jeu le triceps; 3° mouvements de rotation de la cuisse, actifs et passifs; 4° application *du procédé du genou*[1] (Schreiber appliquait l'extension violente de la jambe sur la cuisse); 5° pétrissage des

1. Procédé de l'auteur.

muscles fessiers et des muscles de la cuisse; 6° mouvements d'abduction et d'adduction de la cuisse qui seront passifs ou actifs, suivant que le malade a conservé ou non suffisamment de force musculaire (le malade étant

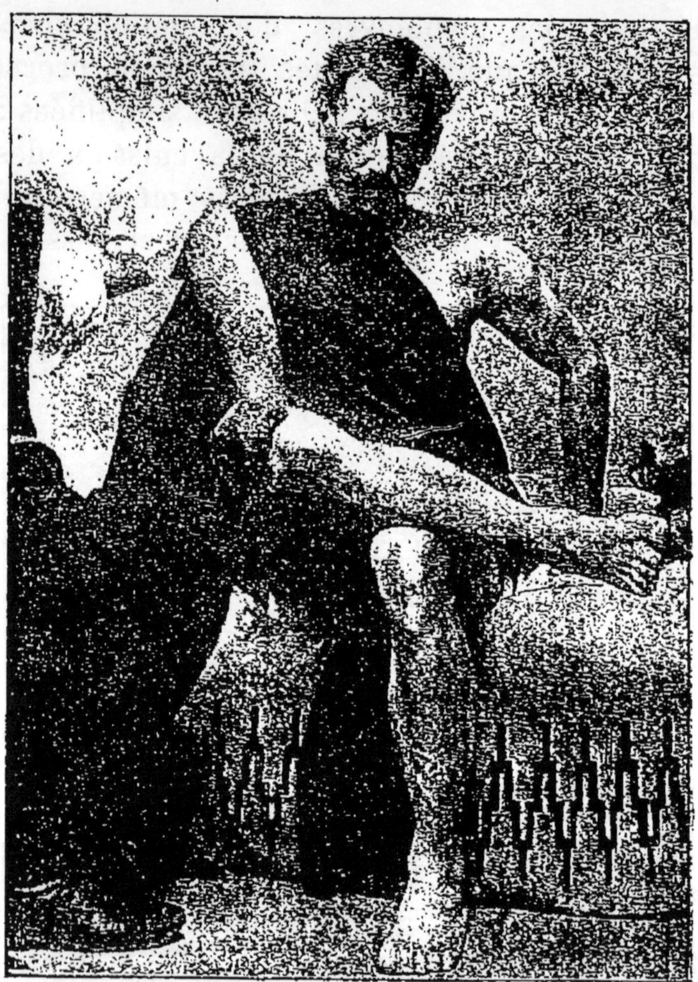

Fig. 60. – Croisement forcé des jambes, le talon s'appuyant sur le plan du lit.

couché); 7° faire croiser passivement les jambes l'une sur l'autre (fig. 60); 8° porter le membre inférieur dans l'abduction et la rotation en dedans (fig. 61); 9° hachures fessières; 10° exercices de marche (il faut aider le malade, le guider et lui donner confiance); 11° mouvements de circumduction actifs et passifs du membre inférieur; 12° le malade peut être mis à cheval sur un banc gymnastique; 13° exercer le malade à croiser activement les jambes l'une sur l'autre; 14° mouvements d'accroupisse-

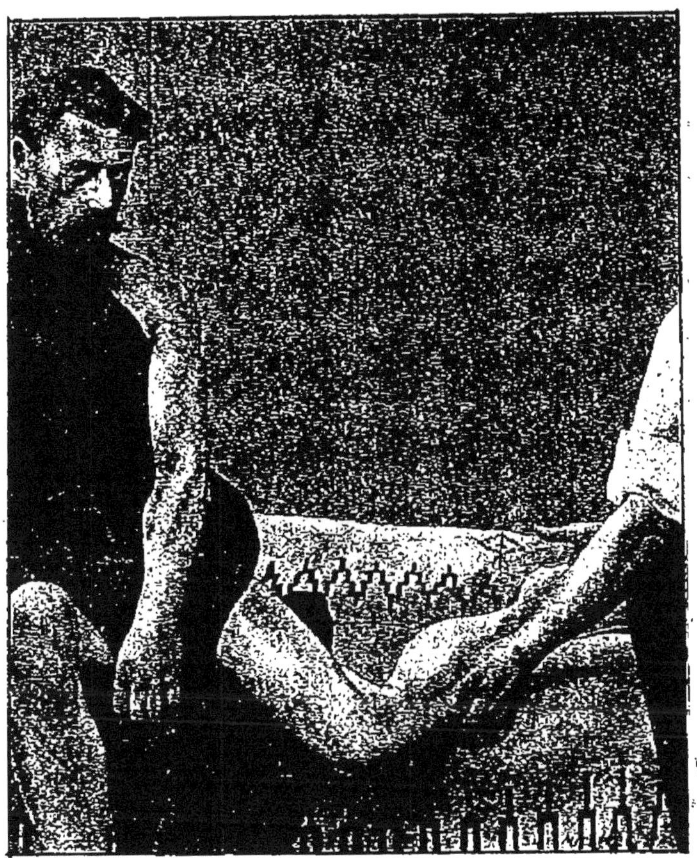

Fig. 61. — Abduction et rotation de la cuisse, de dehors en dedans.

ment, les talons étant réunis et les genoux tournés en dehors (fig. 62); 15° prolonger les manœuvres mécaniques jusqu'à disparition de toute sensibilité. Ajoutons ces quelques lignes de Schreiber, qui fournissent de précieuses indications sur l'ensemble du traitement :

« Répétons que cette description est un schéma applicable à tous les cas, mais modifiable suivant les particularités. Si tous les muscles de la fesse et de la cuisse ne sont pas atteints, on n'exécutera que les exercices correspondant aux muscles malades, et l'on pratiquera les manœuvres mécaniques seulement sur les points sensibles à la pression. Le principe général est de faire faire précisément les exercices musculaires dont l'exécution est difficile ou douloureuse pour le malade.

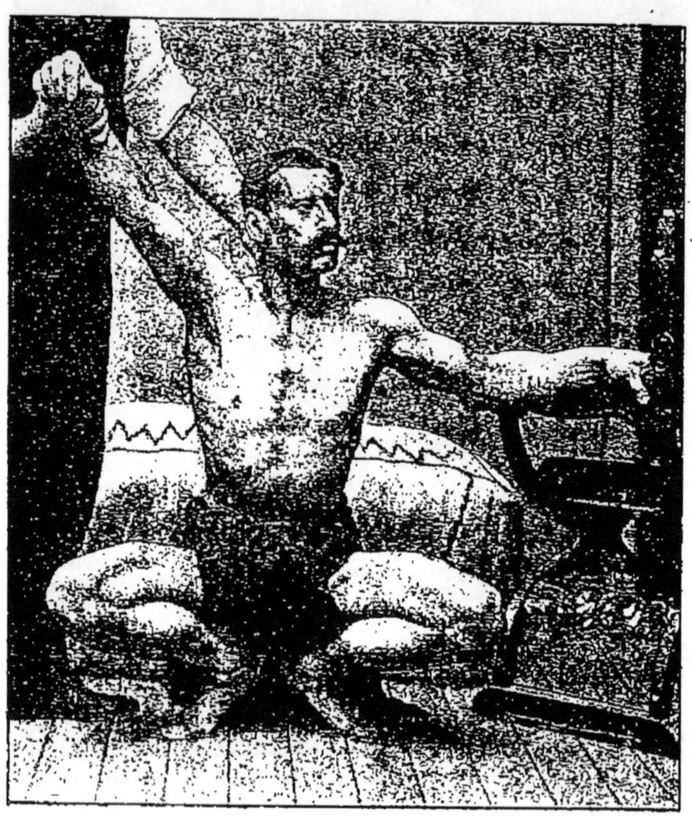

Fig. 62. — Mouvements d'accroupissement.

» La durée du traitement dépend d'une foule de causes :

» 1° *De la durée du mal.* — Plus il est ancien, plus le traitement est long. Huit semaines peuvent être considérées comme le maximum ; c'est le temps que j'ai mis à guérir un cas datant de quatre ans. Pour une durée de quelques mois, huit à douze jours suffisent. Cependant il n'y a pas de loi absolue. Des cas récents peuvent demander deux fois plus de temps que les anciens.

» 2° *De l'étendue du mal.* — Plus les muscles atteints sont nombreux, plus il faut d'exercices et de manœuvres, plus long est le traitement. Ici encore, il y a de nombreuses exceptions.

» 3° *De la nature du malade.* — Le traitement est deux fois plus long chez les individus pusillanimes.

» 4° *Du talent, du zèle, de l'expérience du médecin.* — La connaissance de la méthode permet au médecin de faire beaucoup pour avancer la guérison, tandis que le débutant timide reste servilement dans les règles.

» 5° *De l'âge et de l'état général du malade.* — Ce sont deux points communs au traitement mécanique et aux autres méthodes. Chez les individus vieux et affaiblis, il est plus difficile de transformer la nutrition des nerfs et des muscles par le traitement mécanique que chez les individus jeunes. Cependant j'ai traité souvent avec le plus grand succès des malades ayant atteint la soixantaine. »

Névralgie du trijumeau. — Je crois devoir rappeler avec Grasset succinctement le siège des principaux points douloureux occupant les portions extracrâniennes du trijumeau :

A	*La branche ophtalmique de Willis.*	point palpébral (partie externe) ; point frontal (trou sus-orbitaire); point nasal externe (partie supérieure du nez, en dedans de l'angle interne de l'œil).
	Point oculaire de Guitrac.	bulbe oculaire (branche du ganglion ophtalmique).
	Point pariétal (bosse pariétale).	dû à l'anastomose des rameaux frontaux avec les filets occipitaux du plexus cervical.
B	*Le maxillaire supérieur.*	point sous-orbitaire; point malaire; points dentaires.
	Du ganglion spéno-palatin.	point palatin de Méglin ; points des fosses nasales ; points palatins rétro-alvéolaires.

C. *Le maxillaire inférieur.*
- point massétérin (temporo-maxillaire);
- point buccal (face et muqueuse buccale);
- point auriculo-temporal (entre l'articulation temporo-maxillaire et le conduit auditif);
- point lingual (bords de la langue);
- point dentaire inférieur (trou mentonnier).

Notre savant maître le Dr Huchard a signalé le *point apophysaire :*

« Au niveau des deux premières vertèbres cervicales et aussi de la protubérance occipitale, laquelle peut du reste être assimilée à l'apophyse de la grande vertèbre crânienne. »

Berghman, Wagner, Norström ont traité avec succès des névralgies faciales ; j'ai eu également l'occasion d'exercer le massage pour cette variété de névralgie, chez des sujets dont l'affection était due à l'action du froid. Les manœuvres d'élongation sont en général bien supportées ; on doit suivre avec précision les rameaux sus et sous-orbitaire, etc.; j'ai coutume d'exercer avec les deux index une *série de mouvements en zigzag le long de ces rameaux nerveux, afin d'en obtenir plus aisément l'élongation.* Cela n'empêche nullement d'y associer le pétrissage des régions douloureuses, ainsi que toute la variété des effleurages superficiels, profonds et des tapotements au moyen de la pulpe des doigts, destinés à émousser progressivement la sensibilité. Il est bien évident que certaines névralgies du trijumeau relevant de lésions centrales ou d'une dyscrasie, resteront réfractaires à toutes les tentatives de massage.

Céphalalgie. — Norström a décrit toute une série de lésions pouvant produire des phénomènes douloureux donnant lieu à de la céphalalgie et qui sont constituées par des indurations ou des nodosités siégeant soit sur les insertions musculaires, soit dans le corps même des muscles du cou, de la nuque. J'ai eu maintes fois l'occasion de reconnaître le bien fondé de cette interprétation de phénomènes douloureux, qui eussent à tort été considérés jadis comme essentiels.

Ces nodosités occupent un siège fort variable, ainsi que le relevé suivant sur dix observations de Norström en fait foi.

Nous publions en abrégé les principaux documents ayant trait à la question :

Observation I

Induration du volume d'une noix (corps du splénus droit).

Empâtement du cuir chevelu au point d'émergence du nerf petit occipital.

Douleur à l'insertion du trapèze.

Observation II

En arrière de l'apophyse mastoïde (induration occupant les insertions musculaires).

Induration du trapèze (milieu de la nuque, irradiation au vertex et à l'orbite).

Douleur à la pression sur les ganglions cervicaux supérieur et moyen du sympathique.

Indurations symétriques siégeant à gauche (insertion des sterno-cléido-mastoïdiens).

Noyau résistant (corps d'un scalène) ; à la pression, douleur des ganglions cervicaux supérieur et moyen.

Observation III

A droite, induration des attaches crâniennes du splénius.

Induration de l'insertion supérieure des deux sterno-mastoïdiens.

Induration de l'attache du trapèze au crâne (sensibilité sur le trajet du sus-orbitaire, à la région frontale droite).

Observation IX

Myosite de presque tous les muscles du cou ; les temporaux sont également pris.

(Ganglion cervical supérieur et moyen du grand sympathique sensibles à la pression.)

Observation X

Tuméfaction douloureuse derrière les apophyses mastoïdes. Même lésion au niveau des attaches crâniennes du trapèze.

Le mécanisme de la production de la douleur est facile à concevoir dans de tels cas ; il suffit en effet qu'une induration ou nodosité comprime un rameau nerveux, pour qu'il y ait des irradiations douloureuses dans toute la sphère d'innervation.

Migraine. — « La migraine est une espèce particulière de céphalalgie, le plus souvent unilatérale (hémicrânie), revenant par accès et s'accompagnant de troubles variés, soit du côté des voies digestives, soit du côté des sens. » (Grasset.) Cette définition doit paraître suffisante, si on y ajoute la classification d'Eulenburg, qui divise la maladie en deux espèces : la forme sympathico-tonique et la forme angio-paralytique.

Rappelons le siège de la douleur : en général, à gauche plutôt qu'à droite, unilatérale (hémicrânie).

Douleur *fixe* (région frontale, temporale, pariétale, sus-orbitaire et même oculaire).

Douleurs au ganglion moyen du sympathique cervical et des premières dorsales (Grasset).

J.-J. Marc de Molènes, dans sa thèse inaugurale *Sur la migraine* (Paris, 1853), recommande aux migraineux d'exercer des mouvements de mastication, afin de décongestionner les veines et sinus de la base du crâne ; il conseille de plus diverses attitudes et tout un ensemble de mouvements tendant à activer la circulation du crâne et de la base du cou.

Il faisait exercer :

1° Des compressions actives-passives[1], consistant à poser une main sur le siège de la douleur et à résister à l'inclinaison de la tête du même côté ;

2° Une pression du bout du doigt sur la tempe douloureuse ;

3° Une friction digitée d'avant en arrière, en suivant le trajet du sinus longitudinal et du transverse de la dure-mère, pendant une minute environ ;

4° Une friction longitudinale du bout des doigts sur les veines jugulaires ;

5° De légères percussions circulaires, sur la tête, avec la paume de la main, et en quelques cas avec le bout des doigts ;

6° Une vibration concentrique du crâne exécutée par les deux mains de l'opérateur, posées l'une sur le frontal, l'autre sur l'occipital.

Arétée[2] avait recommandé, avant de Molènes, la mastication, les *frictions sur la tête*, la compression des points douloureux.

Cœlius Aurelianus (*morb.* chron. II. *Cephalæa*) indique les frôlements légers qui calment la douleur, la pression de la main et des doigts sur les parties souffrantes.

Blaud de Beaucaire et plus tard Dechange ont recommandé la compression des carotides, dans la céphalalgie.

Dans son intéressant travail (1885), Norström attribue la migraine chronique à des foyers d'induration ayant pour siège la nuque et le cou. Faire disparaître ces foyers

1. N. Dally, 1857, Paris. *Cinésiologie.*
Nous ne donnons ici que les indications relatives au massage. (N. de l'A.)

2. N. Dally, id., *De curat. morb.*

au moyen du massage ; toute sa thérapeutique est résumée en ces mots.

Comme nous l'avons signalé à propos de la céphalalgie, pour Norström, cette myosite chronique siégeant au niveau des insertions et du corps du muscle, suffit à provoquer les troubles nerveux provoquant la céphalalgie (splenius, sterno-mastoïdiens, trapèzes, temporaux, etc.). Le foyer, en général limité, « s'étend à un ou deux millimètres au plus au-dessous de l'attache supérieure », soit qu'il y ait compression directe, soit propagation aux nerfs (au sus-orbitaire ou aux nerfs occipitaux par exemple). Souvent l'appareil ganglionnaire du sympathique cervical se trouve intéressé. Certaines branches du trijumeau peuvent être le siège de névralgies que le massage guérit promptement et sûrement. Toutefois, il ne faut pas se prononcer trop catégoriquement dès le début, en ce qui a trait au pronostic. Pour Norström, l'ancienneté de la névralgie, la coexistence de l'état hystérique ou de la chloro-anémie constituent autant de conditions défavorables à la guérison. Les céphalalgies continues, liées aux affections de la moelle ou du cerveau, ne reçoivent du massage aucune amélioration, ainsi qu'il est facile de le penser *a priori*. Les frictions doivent être faites de la périphérie vers le centre, dans le sens du courant lymphatique [1]. On unira à ces manœuvres la trépidation et l'effleurage.

Sans doute, une sorte d'élongation nerveuse doit se produire durant ces diverses pratiques massothérapiques.

Dans le cas de migraine, il faut procéder de la manière suivante : effleurer lentement, de l'extrémité des doigts, le tégument de la région sus-orbitaire, en dirigeant la main de chaque côté des régions temporales, puis au-dessus et en arrière de chaque oreille ; répéter ce mouve-

1. Norström, *Céphalalgie et massage.* Paris, Lecrosnier, 1890.

ment très légèrement un certain nombre de fois (fig. 63). Dès que le malade ressent une « impression de fraîcheur », il faut, au moyen des extrémités des doigts, tapoter la ré-

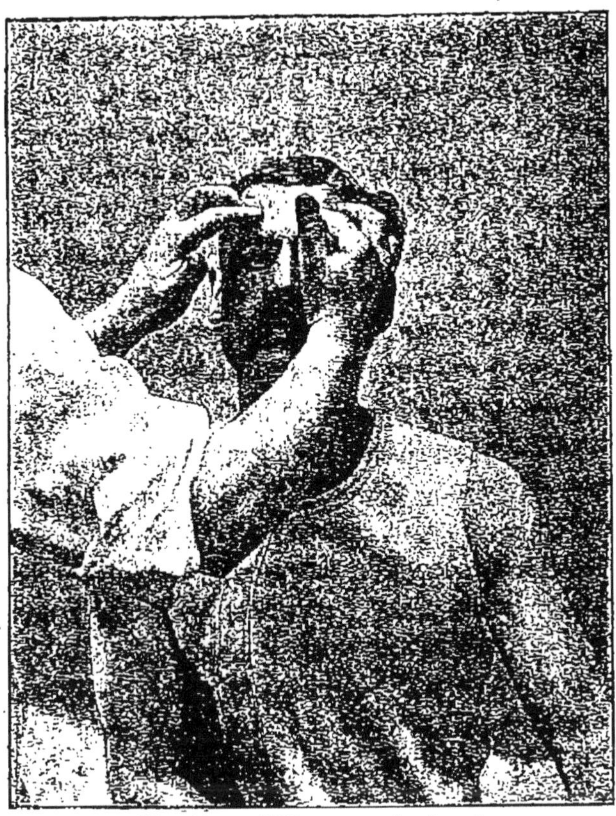

Fig. 63. — Effleurage du front.

gion correspondant aux nerfs sus-orbitaires et aux rameaux temporaux. Ensuite, avec la pulpe du pouce, suivez ces mêmes rameaux nerveux en imprimant au doigt une sorte de mouvement ondulatoire (fig. 64).

L'effleurage léger et exécuté sur une large surface du tégument crânien produit chez certains sujets un véritable état d'anesthésie qui calme la douleur de la migraine et fréquemment la dissipe complètement. Chaque séance devra se terminer par le massage du cou, en exerçant de larges pressions dirigées de haut en bas au niveau des jugulaires. (Si l'on se reporte à la thèse de J.-J. de Molè-

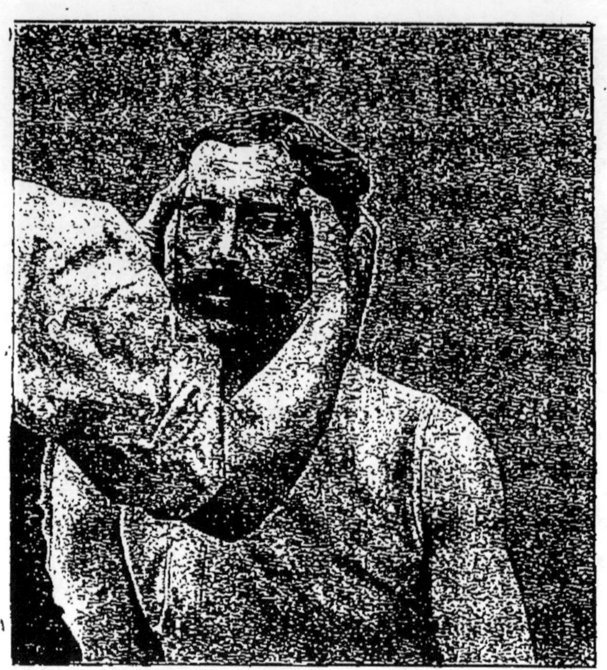

Fig. 64. — Pression des pouces sur la région temporale.

nes, on retrouve la plupart de ces manœuvres, aujourd'hui bien admises et coordonnées) (fig. 65).

Paralysie agitante. — Malgré l'optimisme de Berbez (Soc. de thérap., juin 1887), dont l'intéressant travail signale l'amélioration des symptômes de la maladie de Parkinson, nous devons dire qu'en général, quoique agissant favorablement sur la raideur des muscles cervicaux et rachidiens (Massy), on n'a obtenu aucun effet durable par le massage dans de tels cas. Mais on peut dire que s'il ne guérit pas cette catégorie de malades, le massage a l'avantage de les soulager singulièrement.

Crampe des écrivains et crampes professionnelles. — Inutile ou à peu près sans la cessation absolue des mouvements professionnels qui l'ont provoquée, dans le traitement du spasme des muscles extenseurs des doigts, le massage, uni à une gymnastique raisonnée des muscles intéressés (mouvements passifs et actifs), donne d'excellents résultats dans nombre de cas. J'ai obtenu

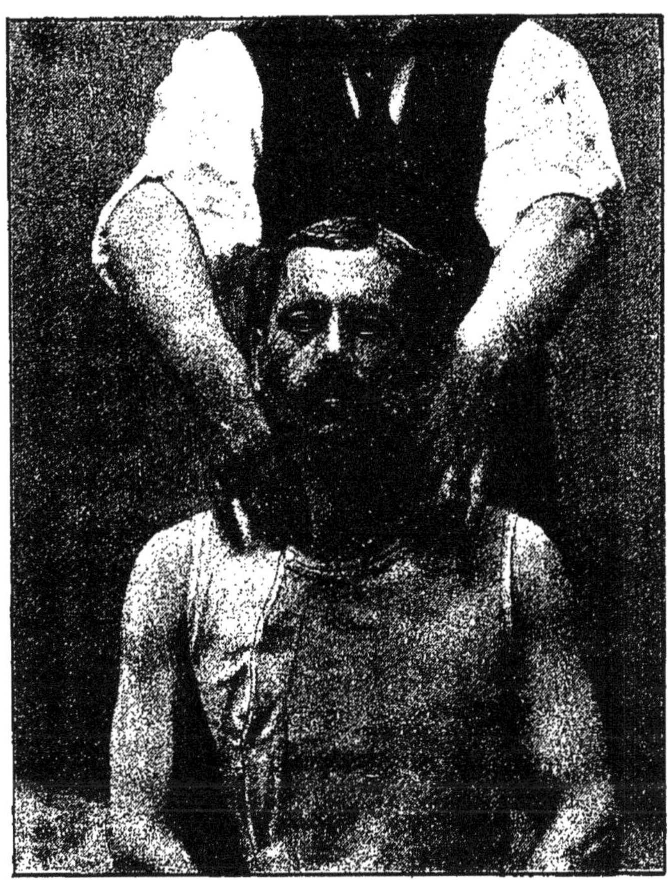

Fig. 65. — Pressions sur les jugulaires, de haut en bas.

chez un enfant de douze ans une guérison qui ne s'est pas démentie. Chez l'adulte, la guérison absolue est plus rare, sans doute en raison de la difficulté que le praticien rencontre à faire cesser tout travail chez les écrivains de profession.

J'ai coutume d'instituer le traitement suivant :

1° Massage quotidien des muscles extenseurs de l'avant-bras, en pratiquant une certaine élongation des nerfs de la région ;

2° Mouvements actifs et passifs d'extension. La main de l'opérateur luttant contre les mouvements d'extension des doigts du patient, mais cédant progressivement à la pression ;

3° Mouvements actifs d'écartement des doigts du patient, exécutés malgré l'effort de la main de l'opérateur. Répéter ces mouvements un certain nombre de fois ;

4° Recommander aux malades tout ce qui peut exercer les mouvements exclusifs des extenseurs ; exemple : jeu du tonneau, de la flèche lancée à plat sur la main, etc. Ainsi se produit une véritable éducation des muscles extenseurs qui tend à rétablir l'équilibre rompu, sans doute au profit des fléchisseurs antagonistes.

Il est indispensable, avant d'instituer tout traitement de la crampe des écrivains, d'imposer au malade la cessation complète de l'écriture. Sans doute, l'emploi de l'*anneau de Nussbaum* (anneau en caoutchouc enser-

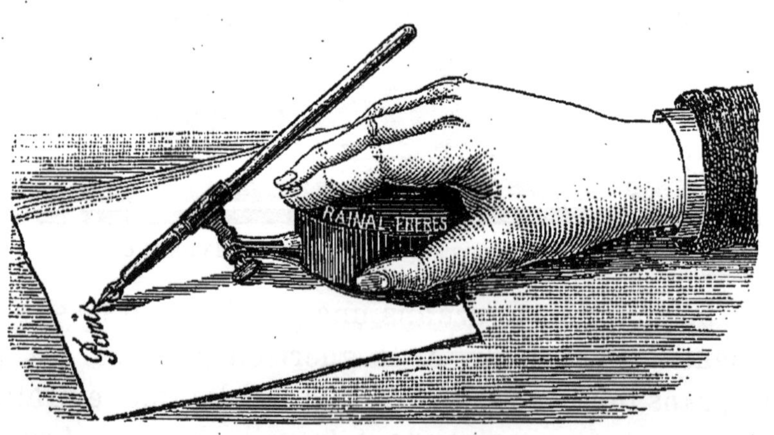

Fig. 66. — Appareil de Duchenne.

rant sans trop presser le pouce, l'index, le médius et l'annulaire et portant à sa face supérieure, au niveau de l'espace compris entre l'index et le médius, une charnière supportant un porte-plume[1]) permet d'écrire mieux que sans appareil, mais les résultats du traitement sont moins rapides qu'avec la cessation absolue des exercices ordinaires (piano, écriture, broderie, cordonnerie, etc.).

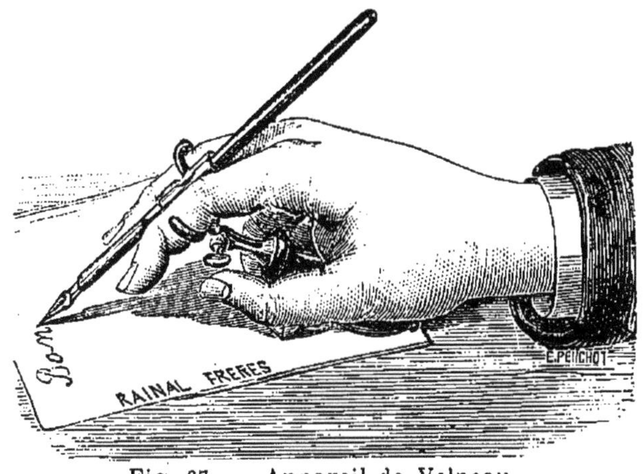

Fig. 67. — Appareil de Velpeau.

De même l'emploi des porte-plumes en liège ne constitue qu'un moyen palliatif auquel le malade renonce de

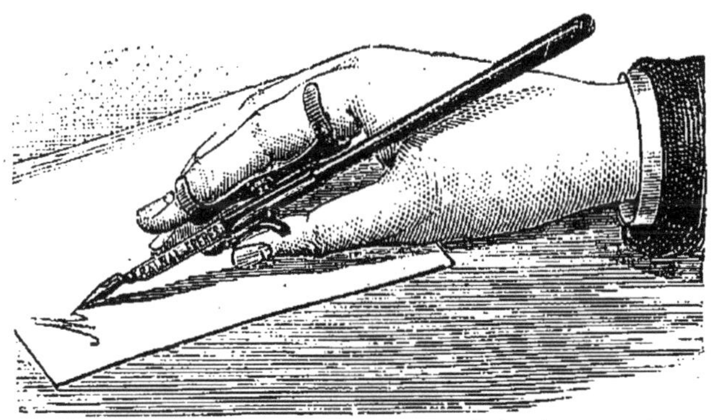

Fig. 68. — Appareil de Rainal.

lui-même en raison de son insuccès; si l'on serre le porte-plume entre le pouce et l'index, la crampe se

1. Nous donnons ici la reproduction des appareils employés classiquement pour permettre l'écriture aux malades atteints de crampe des écrivains (fig. 66, 67, 68).

réveille plus intense. Aussi bien, un écrivain de grand mérite, F. Sarcey, qui a publié dans le *XIXe Siècle* quelques articles sur la « crampe des écrivains », recommande-t-il à ses lecteurs de « changer de doigt » aussitôt que l'index est fatigué ; il faut le remplacer par le médius. Après Dally, nous reproduisons ici quelques lignes de Sarcey qui nous ont paru intéressantes :

« Quand on écrit, dit M. Sarcey (je parle, bien entendu, de ceux qui composent), il y a dans tout l'être une manière de surexcitation qui communique aux membres en action un mouvement fébrile. Ce mouvement va de minute en minute s'accélérant, et cela est si vrai que bientôt l'écriture devient plus serrée, plus rapide et qu'elle abonde en abréviations que le lecteur devine. L'écrivain s'en laisse aller ; tous les nerfs sont entrés en vibration, le doigt s'est serré de plus en plus étroitement sur la plume qui courait de plus en plus vite. On ne sent pas la fatigue, elle n'en est pas moins extrême. La nature, cette bonne mère, vous a envoyé un avertissement. Il passe dans l'index comme un éclair fugitif de douleur. C'est un lancinement rapide et vague ; vous vous frottez le dessus du doigt. — Bah ! ce ne sera rien ; vous continuez, l'index mal assuré tremble sur le porte-plume ; la douleur passe et repasse plus accentuée, plus précise. Vous persistez, elle devient intolérable. Il faut lever l'index ; vous ne pouvez plus écrire qu'avec le pouce et le médius ; ne vous obstinez pas, vous serez vaincu, car le médius lui-même éprouvera je ne sais quel déséquilibrement et la plume vous tombera de la main. Tâchez donc de vous surveiller, et quand vous sentez la main qui prend le galop, posez une minute la plume ; roulez une cigarette, si vous fumez... Surtout évitez de presser fortement le porte-plume. N'appuyez pas, écrivez légèrement, comme si vous aviez peur d'écorcher le papier. Avec tout cela, vous aurez encore la crampe des écrivains, mais vous l'aurez bénigne. Et il suffit de vous garder de tout excès de plume pendant deux ou trois jours pour la guérir.

» Voilà ma consultation. »

Il faut tenir compte de l'opinion de cet écrivain très observateur. Mais nous ferons remarquer qu'on peut être un chroniqueur éminent et toutefois écrire peu souvent : en usant de ménagements, on arrive à atténuer les inconvénients de la crampe des écrivains, mais un professionnel de l'écriture ne peut s'accommoder de ces demi-mesures : il lui faut le repos pratique absolu pendant la durée de son traitement ; à ce prix seulement est le succès.

Paralysies. — Dans son remarquable travail sur *Les paralysies dans les maladies aiguës*, Landouzy nous a montré comment « bien des malades épuisés par une longue maladie sont parfois dans un état d'affaiblissement tel, que leur immobilité simule l'impotence, et partant, lorsqu'on vient à les exciter au mouvement, leurs muscles sont capables de contraction. Ce qui manque ici, c'est l'incitation volontaire ; le muscle peut y répondre ». Ces cas d'amaigrissement rapide et général du système musculaire furent appelés par Gubler « collication musculaire ». L'atrophie ne suffit pas dans de tels cas à caractériser la paralysie. La paralysie peut exister sans atrophie, et *vice-versa*.

On a lieu d'observer parfois certaines paralysies consécutives aux maladies aiguës (Landouzy).

Dans la *fièvre intermittente*, 8 fois sur 12 cas de paralysie, on a pu constater une hémiplégie droite, soudaine, avec aphasie.

Dans la *fièvre typhoïde*, l'hémiplégie (rare), à prédominance droite, accompagnée d'aphasie, se développe lentement ; plus rare chez les enfants. On observe chez les typhiques des accidents paraplégiques très justiciables du massage ; de même dans l'*influenza*. Le massage est tout indiqué dans ces cas (v. ci-dessus, à l'art. *Névrite*). Les maladies des voies urinaires, la dysenterie, la variole (rare : 10 cas sur 2.000) (Huchard).

J'ai eu l'occasion de traiter certains cas de paralysies de cette nature. En particulier, une paraplégie complète consécutive à une fièvre typhoïde, qui fut suivie d'une guérison entière, sauf toutefois en ce qui concerne les muscles extenseurs communs des orteils.

Paralysies consécutives aux lésions centrales (moelle et cerveau). — Dans le cas de troubles de la motilité consécutifs à une tumeur cérébrale curable comme la gomme syphilitique, susceptible, à la suite d'un traitement approprié, de retrocéder, le massage peut être appliqué utilement dans le but de diminuer l'atrophie musculaire et de lutter contre certains phénomènes de rétraction ; mais ce n'est qu'un utile adjuvant. Il en est de même chez les hémiplégiques ; le massage entretient la nutrition, favorise la locomotion qui peut subsister dans une certaine mesure, mais ses effets sont bien faibles, on le conçoit, si on les compare à ceux produits dans le cas de paralysies *a frigore*. Nous devons dire cependant que le massage soulage toujours les malades, soit qu'il atténue les inconvénients des contractures, soit encore qu'il élève la température des membres soumis aux manipulations.

Atrophies musculaires progressives. — Nous empruntons au remarquable ouvrage de F. Raymond (Paris, 1889, Doin) sa classification des divers types cliniques des atrophies musculaires progressives, en y joignant les effets du massage appliqué aux divers cas. Nous résumons textuellement en quelques lignes ce qui concerne principalement notre sujet.

Type Aran Duchenne : 1° muscles de la racine de la main ; 2° plus tard, membres inférieurs (origine myélopathique).

Unir le massage à l'électricité. Le massage s'appliquera à conserver l'état des muscles « dont les antagonistes sont respectés » ; pour employer les termes mêmes de F. Raymond, nous dirons : « La maladie d'Aran Duchenne est la seule forme d'atrophie musculaire progressive qu'on ait quelque chance d'enrayer dans sa marche, lorsqu'on la traite convenablement à ses débuts. »

Types familiaux. — Souvent joints à la lipomatose ou pseudo-hypertrophie.

A. *Type Leyden-Moebius :* 1° membres inférieurs (mollets) (s'observe dans l'enfance) ; 2° muscles des cuisses et des lombes. Association fréquente à la pseudo-hypertrophie musculaire (même traitement, mais sans espoir de succès).

B. *Type Zimmerlin :* 1° muscles de la ceinture scapulaire ; 2° muscles de la partie supérieure du tronc ; muscles de la main indemnes, *marche descendante ;* pas de lipomatose secondaire (probablement incurable).

C. *Type Erb :* 1° début *scapulo-huméral et dorsal,* quelquefois sur les membres inférieurs.

Quelquefois association à la pseudo-hypertrophie et toujours à de l'hypertrophie vraie de quelques fibres (probablement incurable).

D. *Type Landouzy-Déjerine :*

1° Début par les muscles de la face ;

2° Muscles du scapulum et des membres supérieurs ;

3° Plus tard, petits muscles de la main (probablement incurable).

E. *Type Charcot-Marie :*

1° Début par les pieds et les jambes ;

2° Muscles de la main, intégrité des muscles de la racine des membres et des muscles du tronc et de la face (réserves quant au pronostic).

Paralysie spinale infantile. — Dans son travail sur les amyotrophies, F. Raymond rappelle que la paralysie spinale infantile se décompose en trois phases :

1° Une phase paralytique ;

2° Une phase atrophique ;

3° Une phase de réparation partielle (quelquefois mais rarement complète).

Duchenne, Volkmann, Frey ont cité des cas de guérison complète, mais « exceptionnellement la maladie peut se terminer par la guérison complète » (Raymond).

Dans la séance du 19 mars 1887 de la Société de biologie, Déjerine a rappelé que Conheim a signalé dans les muscles en voie d'atrophie des faisceaux primitifs considérablement hypertrophiés, comparativement même aux faisceaux sains.

« Jusque-là cette hypertrophie avait été uniquement constatée dans les affections myopathiques. Ayant eu l'occasion d'examiner les muscles de deux individus atteints dans leur enfance de paralysie infantile, affection relevant d'une lésion médullaire, j'ai pu voir que cette hypertrophie existait là également. Je conclus que dans tous ces cas l'hypertrophie est véritablement supplémentaire, *vicariante,* et que les fibres restées saines suppléent les fibres dégénérées. Au point de vue du diagnostic, on ne pourrait donc plus fonder sur cette hypertrophie une différenciation entre les affections myopathiques et myélopathiques. » Ces conditions toutefois ont une valeur pronostique de premier ordre et ne peuvent qu'encourager le médecin à recourir à toute pratique susceptible de favoriser cette hypertrophie supplémentaire *vicariante,* toutes conditions remplies par le massage et l'électrothérapie.

Le massage doit être pratiqué très précocement dans le traitement de cette affection. On doit l'associer à l'emploi de l'électricité. Sans doute le massage n'exerce pas d'action sur la lésion médullaire, mais produit un effet local sur le muscle, dont elle réveille ou entretient l'énergie ou tout au moins retarde la dégénérescence jusqu'au moment où la lésion médullaire entre elle-même en voie de réparation. Chez certains sujets traités en temps opportun, l'amélioration est très remarquable et s'oppose efficacement aux déformations, tout en entretenant la nutrition des membres. J'ai eu l'occasion d'observer en commun avec le Dr Dubroca, un jeune sujet de 10 ans atteint de paralysie infantile intéressant le côté droit et se localisant plus particulièrement à la masse sacro-lombaire droite et aux muscles pelvi-trocantériens et fessiers correspondants. Ce ne fut qu'après un long examen que nous pûmes établir le diagnostic exact de l'affection ; l'enfant présentait une claudication marquée qui eût pu être confondue avec une coxalgie au début. Une gymnastique raisonnée et le massage méthodique triomphèrent de l'affection en deux mois et demi. La guérison est aujourd'hui complète. Généralement, les sujets que nous avons à traiter sont atteints de troubles de la motilité des membres inférieurs, et en particulier des extenseurs des orteils et des péroniers : il s'agit alors de lutter contre la rétraction du tendon d'Achille et contre les déformations du pied, tout en réveillant et maintenant la nutrition des muscles atteints.

Chorée. — Le pronostic n'est pas grave; on peut toujours affirmer que le malade guérira, sans pourtant pouvoir déterminer le temps que durera la maladie.

Après les travaux de Blache et de Laisné, les recherches ou publications de Bouvier, Becquerel, G. Sée, Jules

Simon, Schreiber, Norström, L. Petit, Déjerine, Sevestre, Massy, vinrent confirmer les faits énoncés précédemment et encourager les praticiens à traiter les choréiques par l'association de la massothérapie à la gymnastique raisonnée.

Dans le traitement de la chorée, le Dr J. Simon ajoute aux pratiques massothérapiques et aux exercices très méthodiques de la gymnastique d'attitudes, les applications dérivatives de liniment de Rosen ou de teinture d'iode, et surtout l'emploi de ventouses sèches le long du rachis (Descroizilles). Ajoutons que M. J. Simon se montre très partisan des massages généraux comme moyen tonique de l'ensemble de l'appareil musculaire. Chez plusieurs malades, j'ai pu constater l'efficacité de ces moyens. La connaissance complète des mouvements gymnastiques que l'on peut appliquer dans le traitement des diverses affections intéressant l'appareil nerveux et le système locomoteur est indispensable. A l'exemple de Schreiber et de Léon Petit, je publie dans cet ouvrage les planches pouvant servir de guide au médecin lorsqu'il aura à prescrire les divers mouvements de la gymnastique sans appareils.

Ainsi qu'Ollive l'a démontré en 1883, l'affaiblissement musculaire est la règle dans la chorée ; cependant on a rarement l'occasion d'observer de vraies paralysies.

Ces troubles paralytiques peuvent apparaître à toutes les époques de la chorée. Ils peuvent la précéder et dominer la scène, ils peuvent apparaître dans le cours de la chorée, ils peuvent ne se produire que comme phénomènes ultimes de la maladie.

Dans le cas où les phénomènes paralytiques précèdent la chorée, on rencontre des troubles psychiques et des modifications de l'état général.

L'enfant est triste, maussade, irritable, son intelligence semble moins vive, sa mémoire s'affaiblit ; puis apparaissent les troubles paralytiques, soit aux membres supérieurs, soit aux membres inférieurs; quelquefois enfin tous les muscles semblent atteints en même temps. La tête elle-même est vacillante (Ollive).

Les réflexes tendineux sont abolis ; il n'existe ni troubles trophiques, ni atrophie musculaire[1].

La marche et la durée de ces troubles musculaires sont difficiles à préciser. Ou bien la chorée évolue sous cette forme paralytique, ou bien les phénomènes paralytiques disparaissent peu à peu pour faire place aux mouvements choréiques.

Si les phénomènes paralytiques se montrent dans le cours de la chorée, ils se manifestent progressivement ; si la chorée est généralisée, la paralysie peut subir la même évolution ; le plus souvent, c'est une hémiplégieou une monoplégie qui remplacent les mouvements choréiques.

Quand la paralysie survient comme terme ultime de la chorée, elle apparaît tantôt brusquement, envahissant tous les muscles, tantôt peu à peu, atteignant primitivement un seul côté.

Blache fit paraître en 1855, sur les effets du massage dans la chorée, un mémoire qu'il présenta à l'Académie. A l'exemple d'Estradère, nous citerons le plus important passage de ce travail :

« Voici par quelle série d'exercices doit passer un choréique (il n'est question que de la chorée des jeunes sujets, et non de la chorée symptomatique observée par exception dans un âge avancé) que nous supposerons, par exemple, couché dans un lit en forme de boîte et parfaitement rembourré, où il est agité des mouvements les plus bizarres et les plus désordonnés, ne pouvant se te-

1. Ollive, Thèse de Paris, 1883.

nir un instant debout, laissant échapper tous les objets confiés à sa main et incapable d'exprimer sa pensée par la parole. Dans un tel état, la volonté du sujet est impuissante; on ne peut en quelque sorte lui rien demander, et la gymnastique doit être toute *passive*.

» Le professeur (M. Laisné, professeur de gymnastique à l'hôpital des Enfants), aidé de trois à quatre de ses élèves les plus intelligents, fixe le malade sur son lit, dans le décubitus dorsal, et le maintient dans l'immobilité pendant dix à quinze minutes ; puis il commence les *massages* à pleine main et les répète longtemps sur les membres supérieurs et inférieurs et la poitrine. Au *massage* succèdent des pressions énergiques sur les mêmes parties. Des manœuvres semblables sont ensuite pratiquées à la partie postérieure du tronc et principalement à la nuque et sur les masses musculaires des gouttières vertébrales. Une séance de cette nature dure environ une heure et on la répète pendant trois ou quatre jours de suite. Chaque fois on constate un amendement dans le désordre des contractions ; l'enfant témoigne qu'il en éprouve beaucoup de bien-être, et s'il était précédemment privé de sommeil, il peut enfin dormir d'une manière plus calme. Les jours suivants, sans interrompre complètement le massage, on commence par faire exécuter des mouvements très réguliers et parfaitement rythmés.

» Il est clair que les massages et les frictions sont de nature à activer singulièrement l'action du système capillaire de la peau et des tissus sous-jacents, et partant les phénomènes intimes de la nutrition. Les mouvements sont combinés de façon que les muscles, dont les puissances sont synergiques, se trouvent mis en mouvement d'une manière régulière et simultanée. Ces organes, inhabiles à se contracter spontanément et avec régularité, semblent tout à fait passifs ; ainsi on plie et on étend les membres sans que la volonté du patient concoure à produire ces effets ; le plus souvent même, elle semble s'y opposer, et on ne les obtient qu'en employant une certaine force ; mais au bout de deux ou trois séances, quelquefois même après la première, la main du professeur suit les contractions, qui viennent à son aide d'une manière régulière. La volonté n'avait plus qu'un faible empire sur le système musculaire ; chaque jour cet empire augmente, en même temps que les mouvements anormaux vont en diminuant de fréquence et d'intensité. »

L'association du massage à la balnéation chaude (Aix, Luchon, Bourbon-l'Archambault, Dax, etc.) donne les plus sérieux résultats. On ne saurait, en effet, perdre de vue que l'on doit traiter chez les choréiques l'état nerveux en même temps que la diathèse rhumatismale.

Torticolis spasmodique. — M. Schwartz a présenté à la Société de chirurgie (décembre 1886) l'observation d'une malade atteinte de contractions violentes, d'abord intermittentes, puis permanentes, dans les muscles du cou.

M. Schwartz fit l'élongation du spinal avec une force de 2 kilogrammes et réséqua deux centimètres du nerf malade. La malade fut très soulagée.

Dans un cas semblable, j'ai moi-même pratiqué l'élongation du spinal sans opération sanglante ; elle m'a donné un résultat satisfaisant. Me fondant sur les données anatomiques, j'avais exercé mes manipulations sur la partie du muscle sterno-mastoïdien correspondant au tiers supérieur, et plus bas sur la région du muscle trapèze que je pensais devoir correspondre aux divisions cervicales du spinal. Je ne suis pas en mesure d'affirmer que la grande amélioration se soit maintenue, n'ayant pas eu l'occasion de revoir les deux malades que j'ai traités.

Syndrome névralgique et rhumathoïde de l'épaule et du

bras[1]. — Nous rappelons pour mémoire le syndrome névralgique et rhumatoïde de l'épaule et du bras.

Cette affection se présente le plus souvent avec les apparences d'un rhumatisme de l'épaule, douleurs intenses dans la région, gêne des mouvements.

Les douleurs siègent sur le trajet du plexus brachial dans le triangle sus-scapulaire et au niveau des insertions musculaires scapulo-humérales, l'insertion inférieure du deltoïde en particulier. Ces douleurs se retrouvent souvent sur le trajet des troncs nerveux du bras et au niveau des ligaments des articulations du bras et de l'avant-bras et des insertions des muscles qui s'attachent au voisinage de ces jointures.

On constate donc deux points douloureux : un point névralgique et un point péri-articulaire.

L'étendue des déterminations rhumatoïdes paraît être en rapport avec l'étendue des manifestations névralgiques. Quand le plexus brachial proprement dit est seul pris, l'épaule seule est intéressée. Si les troncs nerveux du bras participent à la maladie, on rencontre au coude et même au poignet des points douloureux.

Lorsque l'affection dure depuis un certain temps, elle s'accompagne d'atrophie dans certains groupes musculaires. Appliqué méthodiquement et avec suite contre ces phénomènes, le massage donne d'excellents résultats.

Il y a lieu de faire le diagnostic différentiel entre cette affection et la périarthrite scapulo-humérale.

La gêne des mouvements, l'accolement du deltoïde se présentent dans les deux cas dans des conditions analogues.

Le point douloureux sous-coracoïdien existe aussi dans les deux affections. Mais dans le syndrome dont nous nous occupons, on constate aussi le point douloureux du

1. *Progrès médical*, 1891.

plexus brachial et de l'attache inférieure du deltoïde, phénomènes qui font défaut dans la périarthrite scapulo-humérale [1].

Ataxie locomotrice. — Le massage ici n'est pas curatif, mais constitue une ressource thérapeutique précieuse. L'anesthésie, les hyperesthésies, l'incoordination motrice peuvent, en effet, se trouver améliorées par la massothérapie. A l'exemple de Massy, nous avons observé, dans ces cas, une diminution de l'insomnie et de l'abattement moral. Nous conseillons l'emploi du massage général comme des plus utiles dans de tels cas.

Poliomyélites antérieures. — (*Paralysie générale spinale à marche rapide et curable*, de Landouzy et Déjerine. V. Raymond, *loc. cit.*, Paris, 1889.)

Que l'affection soit due à des causes occasionnelles, à des maladies fébriles ou infectieuses (parmiles quelles l'influenza, cas observé par Landouzy en 1881), la tuberculose, la syphilis, ou encore l'intoxication saturnine, les troubles musculaires atrophiques doivent être simultanément traités par l'électricité et le massage.

Syringomyélie. — Le massage peut être utilisé pour combattre l'atrophie musculaire, les troubles sensoriels et trophiques cutanés, mais sans prétendre être autre chose qu'un moyen thérapeutique s'adressant aux symptômes.

Névrites multiples (formes amyotrophiques). — Ce traitement peut être utile dans la paralysie d'origine saturnine, nul dans l'atrophie lépreuse, très efficace dans le cas de névrite alcoolique.

Atrophies musculaires d'origine hystérique. — Babinski *Arch. de Neurologie*, 1886) cite [2] un cas de monoplégie hystérique guérie par le massage et la flagellation.

1. Voir *Progr. Médical*, 1891.
2. Voir Raymond, page 418, *Maladies du système nerveux.*

Maladies encéphaliques. — La science ne possède aucun document certain sur l'action du massage dans les maladies de l'encéphale. Malgré les recherches de Gerst (Wursbourg, 1879) et de Jennings, de Paris, on n'est pas encore fixé sur l'efficacité du massage du cou et des jugulaires en particulier, dans le cas de commotion cérébrale, d'épanchements sanguins intra-crâniens, etc. Théoriquement, on peut admettre que de larges pressions sur les grosses veines du cou puissent exercer une déplétion portant sur les veines intra-crâniennes et encéphaliques ; mais ce moyen ne peut avoir qu'une action momentanée, au même titre que les révulsifs, pédiluves, etc.

Hystérie et neurasthénie. — Dans la séance de la Société de chirurgie de mars 1888, M. Terrillon a lu un travail sur l'intervention chirurgicale dans les attitudes vicieuses consécutives à des contractures hystériques. « Chez les hystériques ayant eu des contractures des membres, il peut, en effet, persister après la disparition de l'état spasmodique une déformation due : d'une part, à une rétraction musculaire, reconnaissant probablement pour cause une transformation fibreuse du muscle au point où il se continue avec son tendon [1] ; d'autre part, à des altérations périarticulaires caractérisées par un épaississement et une induration des tissus entourant l'articulation. Avant de pratiquer aucune opération, il faut s'assurer, au besoin en donnant du chloroforme, que tout élément spasmodique a bien disparu. Quand on a acquis cette certitude, il faut faire des sections tendineuses suivies de suture des tendons, de façon à obtenir un écartement des deux bouts bien limité et pas trop considérable.

» Il est parfois indispensable, après une première sec-

1. Terrillon, Soc. de chir., 1888.

tion, de recourir à des ténotomies secondaires. Si, par exemple, un pied est en équinisme avec flexion forcée des orteils, dans une première opération, on divisera le tendon d'Achille et ultérieurement on fera la section des tendons fléchisseurs des orteils. Ces ténotomies faites, on immobilise les malades dans un appareil ouaté et huit jours après on les place dans un appareil plâtré. Quant aux rigidités articulaires, elles cèdent toujours par le massage méthodique et prolongé. »

Massy (Bordeaux, 1892. *Emploi du massage dans les maladies nerveuses*) cite l'observation de Brodie (1836), relative aux bons effets du massage dans un cas de névralgie du cou-de-pied chez une hystérique. Récamier avait obtenu par le massage d'excellents résultats dans le traitement d'une contracture hystérique. Cayol devint un fervent adepte de la même méthode. Massy se montre judicieusement partisan de l'emploi de la méthode actuelle de Weir-Mitchell, dans les cas graves où il y a contractures ou paralysies.

Méthode de Weir-Mitchell. — Appliquée tout d'abord au traitement des nerveux amaigris, dans le but de reconstituer le sang et la graisse, « blood and fat », cette méthode s'adressait à la nutrition. Plus tard, ainsi que Levillain (*Neurasthénie*, 1891) le fait remarquer, elle devint un traitement méthodique de la neurasthénie. Cinq conditions sont nécessaires : l'isolement, le repos, le massage, l'électricité, la suralimentation.

Le *massage* consiste en frictions, tapotements et pétrissages musculaires. On doit le pratiquer méthodiquement « sur chaque membre et sur le tronc, par petites séances de 10 à 15 minutes ». On se trouve bien d'insister sur le traitement simultané des troubles abdominaux par le massage. Les mouvements imprimés aux membres doivent être passifs au début du traitement ; ce n'est que plus tard qu'il faudra faire exécuter au malade des mouvements actifs. L'insomnie des neurasthéniques se trouve très rapidement combattue par le massage. La franklinisation, appliquée conformément aux règles établies par Vigouroux, sera un utile adjuvant à tous ces moyens thérapeutiques.

Dans le numéro de la *Revue générale de clinique et de thérapeutique* de décembre 1887, on rapporte l'histoire d'un cas d'hystérie grave traité par le massage, l'isolement et la suralimentation, par White, de Grup'hospital (*Brit. med. journ.*, 30 juillet 1887). — L'auteur a insisté sur la nécessité absolue d'isoler complètement les hystériques. Dans beaucoup de cas, l'exercice est utile; mais chez les malades faibles et émaciées, il faut prescrire un repos absolu pendant des semaines. Le repos sera aussi bien moral que physique. Le massage est fort utile, et cela se comprend, puisque les muscles mis au repos ont leur circulation affaiblie. C'est donc chez les malades maintenues au lit que le massage sera nécessaire.

Quant à la diète, on doit commencer par de petites quantités de lait, souvent répétées et rapidement augmentées. On ajoute ensuite des aliments, jusqu'à faire prendre aux malades huit repas par jour et deux pintes de lait.

De la suspension. — *Sa technique dans le traitement de l'ataxie locomotrice progressive et quelques autres maladies du système nerveux.* — Le massage devra souvent être associé à la suspension, soit dans le traitement des diverses maladies nerveuses, soit dans celles non moins fréquentes des vertèbres (déviation, scoliose, etc). Nous rappelons ici les principales indications relatives à la suspension.

Nous empruntons au *Progrès médical* (février 1889) l'article de notre confrère le Dr Gilles de la Tourette, dont nous donnons ici un résumé.

La suspension fut employée pour la première fois en 1883 par le Dr Motchoukowsky, d'Odessa.

La suspension se fait à l'aide de l'appareil imaginé par Sayre (de New-York).

Cet appareil se compose d'une tige de fer horizontale de 45 centimètres de long, portant en son milieu un anneau dans lequel passera le crochet d'une moufle par l'intermédiaire de laquelle s'effectueront les tractions.

A chacune de ses extrémités, la tige porte un crochet auquel s'adaptent les pièces destinées à être placées sous les aisselles du patient.

Le bord supérieur de la tige porte de chaque côté trois encoches.

Outre la tige de fer, l'appareil comprend :

1° Deux pièces latérales pour les aisselles ;

2° Une pièce médiane subdivisable en deux parties servant de soutien à la tête pendant l'opération.

Ces deux parties de la pièce médiane sont de forme triangulaire allongée et sensiblement pareilles; l'antérieure se place sous le menton, la postérieure au niveau de la nuque. Comme elles se ressemblent, on reconnaîtra la pièce antérieure à ce fait qu'elle porte latéralement une petite boucle qui sert, lorsque l'appareil est en place, à réunir les deux pièces entre elles à l'aide d'une petite courroie qui empêchera le collier de glisser lorsque le malade sera suspendu.

Cette courroie doit être assez serrée pour empêcher le glissement, pas assez pour comprimer les jugulaires et provoquer une stase sanguine susceptible d'aboutir à la syncope.

A cet effet, la courroie est percée de 8 à 10 trous, et l'ardillon de la boucle se fixera du 2e au 5e, suivant la grosseur du cou.

L'application des pièces de la nuque et du menton est

assez délicate ; elle dépend de la grosseur et de la forme de la tête et du cou du sujet.

En ce qui concerne la grosseur de la tête, on fera varier les dimensions du collier en plaçant la boucle supérieure de la pièce dans la 1re, la 2e ou la 3e des encoches qui se trouvent sur le bord supérieur de la tige de fer.

La tête étant en place, il faut disposer les pièces des aisselles; ce sont elles qui sont les véritables régulateurs de la suspension.

Il est nécessaire en effet que pendant l'élévation la traction ne porte pas uniquement sur la tête ; il faut que le corps trouve ailleurs un point d'appui, et que ce point d'appui ne soit pas tellement effectif qu'il empêche l'élongation de la colonne vertébrale de se produire.

Pour cela, les pièces des aisselles, qui ont la forme d'un ovoïde matelassé à son extrémité inférieure, sont munies en haut d'une courroie pouvant s'allonger ou se raccourcir à volonté, suivant la taille ou le poids du sujet.

Le jeu de cette courroie est très important. En effet, lorsque la pièce axillaire est trop courte, il se produit une compression du plexus brachial susceptible de déterminer des engourdissements nécessitant l'interruption de la séance. Lorsque la pièce est trop longue, le tiraillement des muscles de la nuque devient intolérable.

On procédera par tâtonnements pour déterminer tous les points.

Tout étant bien disposé, on tire sur la corde doucement, pour habituer les muscles du cou à la traction qu'ils vont supporter. On engage le malade à ne pas faire de mouvements, souvent involontaires, quand il sentira qu'il quitte le sol, de façon à éviter les déplacements latéraux, les mouvements de torsion.

Le malade étant suspendu de façon à ce que la pointe des pieds renversée en bas ne puisse atteindre le sol, l'opérateur le soutient légèrement, de manière à empêcher qu'il oscille.

Il lui commande de temps en temps de lever les bras doucement et verticalement, de façon à rendre la traction plus effective.

La plus longue séance ne doit pas dépasser 3 à 4 minutes. On commence par une demi-minute pour arriver progressivement à 4 minutes.

Il faut tenir compte des susceptibilités individuelles et des particularités inhérentes surtout au poids du patient. L'opération ne doit entraîner ni douleur ni fatigue, sous peine d'être inefficace.

Le temps de la suspension étant écoulé, le patient est redescendu lentement, sans secousses ; on le soutient pendant qu'on enlève les diverses pièces, et on l'asseoit immédiatement pour quelques minutes dans un fauteuil.

Le cou doit être nu, les bras libres.

M. le professeur Charcot et Motchoukowsky pensent qu'une partie des effets salutaires observés à la suite de la suspension résulte des modifications amenées dans la tension sanguine ou dans la circulation collatérale des vaisseaux de la moelle et de ses méninges, des racines et de leurs enveloppes, par le fait de leur distension et par suite de l'écartement des vertèbres.

Pour Dujardin-Beaumetz, ces effets salutaires sont dus à une action anémiante déterminée sur les vaisseaux de la moelle par l'allongement des différents nerfs et des racines ; il se fonde sur des expériences de Brown-Séquard démontrant qu'en pinçant les nerfs intercostaux on provoque l'anémie de la moelle.

Pour Althaus, la suspension a pour effet de déchirer les

adhérences méningitiques, qui dans le tabès existent au niveau des cordons postérieurs, de rompre la névroglie sclérosée, de faciliter par là la circulation dans la moelle et les racines, de rétablir la conductibilité dans les tubes nerveux. Je l'ai appliquée maintes fois dans le traitement des sciatiques rebelles aux moyens ordinaires. Je n'ai eu qu'à me louer des bons effets produits par cette traction, qui sans nul doute s'exerçait aussi bien sur les racines nerveuses du sciatique que sur sa partie périphérique. C'est un utile adjuvant du massage, dans bien des cas où la cause de la sciatique paraît profonde et par là inaccessible à nos moyens massothérapiques habituels.

CONSTIPATION

MALADIES DU TUBE DIGESTIF

Du traitement de la constipation par le massage abdominal. — Symptôme relevant de causes diverses, la constipation est le plus fréquemment due, soit à *l'atonie de la tunique musculaire* du gros intestin et à la diminution de sa contractilité, soit encore au défaut de sécrétion du suc intestinal ou de la bile (constipation cholestatique de Spring), ou bien à un obstacle mécanique entravant le cours des matières stercorales (matières trop dures), etc. Sans insister sur toutes ces causes connues, nous rappellerons que la constipation survient fréquemment dans le cours de diverses affections du système nerveux (hystérie, lésions médullaires, etc.). Dans cet ordre de lésions, la diminution de la contractilité intéresse à la fois les muscles de l'abdomen et la tunique musculeuse de l'intestin. On sait quels graves inconvénients peuvent résulter de la constipation habituelle (occlusion intestinale, *atonie progressive*, dilatation énorme de l'intestin, etc., et, dans l'ordre des phénomènes psychiques, l'hypocondrie et ses conséquences).

Nous avons eu l'occasion de traiter par le massage abdominal un certain nombre de malades atteints de constipation rebelle à tout traitement par les moyens thérapeutiques usuels. Les résultats que nous avons obtenus ont été tels que nous croyons devoir publier cinq observations qui nous paraissent devoir mettre hors de doute l'efficacité du moyen thérapeutique que nous recommandons à nos confrères.

Observation I

Mlle C..., 42 ans, souffrant de constipation depuis plusieurs années, nous est adressée par MM. les Drs Huchard et le regretté Hervé de Lavaur. L'état général de la malade était des moins satisfaisants : maigreur extrême, teint jaunâtre, langue pâteuse, sensation de pesanteur et de malaise dans le ventre. Ajoutons à ces divers troubles un état de lassitude générale que rien ne pouvait vaincre, palpitations, insomnie, dégoût pour les aliments. L'estomac, notablement dilaté, produisait à la percussion un bruit très net de clapotage.

La dilatation stomacale s'accompagnait d'ordinaire de renvois d'une odeur fétide, parfois aussi de régurgitations. La malade était à la fois atteinte d'ectasie gastrique et de constipation.

On sait que ces deux phénomènes s'observent fréquemment simultanément chez un même malade [1].

Mlle C... ayant épuisé toute la série de purgatifs connus, sans parvenir à d'autre résultat que d'avoir à peine une garde-robe tous les huit ou dix jours, M. le Dr Huchard pensa que le massage triompherait de cet état et me confia la malade, en me recommandant d'insister sur le massage de la région cœcale [2].

Le 20 avril, 1er massage. Durée, 20 minutes. La malade souffre de douleurs abdominales pendant 3 ou 4 heures après le massage. Pas de selle. — Le 21 avril, 2e massage. Clapo-

1. Voir l'excellent travail de notre confrère Giraudeau, *De la dilatation gastrique. Arch. gén. de médecine*, mars 1885.

2. J'ai pratiqué chez cette malade le massage de l'estomac et du gros intestin.

tage stomacal, gargouillements très prononcés. Pas de selle. — Le 22 avril, 3e massage. Le bruit de clapotage stomacal n'est pas perceptible. (Dans la journée, à 3 heures, la malade se présente à la *selle*. Les matières sont peu abondantes. Il y avait 8 jours que la malade n'avait pas eu de garde-robes.) — Le 23 avril, 4e massage. La malade se sent plus alerte. Elle a un peu plus d'appétit et déclare qu'elle supporte très bien le massage ; elle n'éprouve aucune douleur. Pas de selle. — Le 24 et le 25, 5e et 6e massages. Pas de selle. — Le 26 avril, 7e massage. La malade déclare que son appétit s'est accru notablement. *Une selle* à 3 h. du matin. *Autre selle* à 8 h. du matin. — Le 27 avril, 8e massage. Pas de selle. — Le 28 avril, 9e massage. *Une selle très abondante* ce matin à 5 h. Le teint est plus normal, l'appétit est vif, le sommeil très calme. — Le 29 avril, 10e massage. Pas de selle. — Le 30 avril, 11e massage. Mlle C... a *une selle abondante* à 3 h. du soir. L'appétit est bon. — Le 2 mai, 12e massage. Amélioration très marquée. L'appétit est devenu excellent. — Le 3 mai, 13e massage. *Trois selles très abondantes*, la 1re à 4 h., la 2e à 5 heures, la 3e à 5 h. 1/2. Encore des renvois fétides. — Le 4 mai, 14e massage. L'appétit s'est accru dans de notables proportions. Pas de selle. — Le 5 mai, 15e massage. Sensation extrême de bien-être. Le sommeil est devenu calme. Ce matin, *cinq selles* abondantes et aqueuses. — Le 6 mai, 16e massage. *Deux selles*. — Le 7 mai, 17e massage. *Quatre selles*. — Les 8, 9, 10 mai, pas de massage. *Une selle* le 9. — Le 12 mai, 18e massage. *Une selle* à 11 h. du matin. — Le 13 mai, 19e massage. Pas de selle. — Le 14 mai, 20e massage. Une selle. — Le 15 mai, 21e massage. Pas de selle. — Le 16 mai, 22e massage. *Une selle* à 11 h. du matin. — Enfin les garde-robes deviennent quotidiennes à partir du 18 mai. Le 22, nous cessons tout traitement. L'appétit est définitivement revenu, l'état général est parfait.

J'ai revu la malade, *cinq mois* après la cessation de tout traitement. Elle se considère comme définitivement guérie ; elle a pris de l'embonpoint ; sa gaieté témoigne des modifications produites sur l'état moral par l'amélioration physique. D'ordinaire, en effet, la malade était morose et se plaignait d'éprouver des palpitations, de la lourdeur de tête et des vertiges. De nouveaux renseignements, dus à l'obligeance de notre excellent confrère et ami le Dr Hervé de Lavaur fils, nous apprennent que depuis *quinze mois* l'état de la malade s'est maintenu très satisfaisant.

Observation II (abrégée)

Mars 1885. — M. X..., 31 ans, atteint de dilatation stomacale et de constipation rebelle. Selle naturelle obtenue dès la 7e séance de massage. 24 séances ont suffi pour produire la régularité des garde-robes.

Observation III (abrégée)

Octobre 1886. — M. L..., 59 ans, magistrat, m'est adressé pour être traité d'une dilatation stomacale compliquée de congestion hépatique et de constipation habituelle. Simultanément traité pour ces trois états, ce malade, un peu surmené par les travaux de l'esprit, se plaignait surtout de sa constipation ; il me fit remarquer que dès la 5e séance de massage, il avait eu des selles abondantes, sans qu'il lui eût été nécessaire de se servir de purgatifs ou autres moyens habituels. Il m'assura que *depuis vingt ans* il n'avait eu de garde-robes aussi faciles. Depuis un mois environ, ce malade, quotidiennement traité par le massage abdominal, a pu constater que chaque jour ses fonctions intestinales s'accomplissent normalement, sans l'aide d'aucun médicament.

Observation IV

Mme X..., 23 ans, souffrant de constipation depuis plusieurs années, n'ayant pu trouver aucun remède à son état, se décide à subir un traitement par le massage. L'atonie du tube digestif est remarquable chez cette malade, dont le système nerveux a été fatigué par des travaux intellectuels trop précoces. Le teint est légèrement subictérique. Dès la 8e séance, les fonctions du gros intestin se sont ranimées

(20 octobre 1886). Dès ce moment, les garde-robes ont été quotidiennes, normales, régulières.

La malade s'étant absentée pendant quelques jours (après la 18e séance), tout traitement fut cessé. La régularité des selles s'est toutefois conservée jusqu'à ce jour.

Observation V

Mlle Z..., 31 ans, se plaint d'éprouver depuis longtemps de la constipation. Malade dyspeptique au plus haut degré, teint bilieux, langue blanche. Les fonctions de l'intestin se rétablissent dès la 6e séance du massage. L'usage des lavements est abandonné, les garde-robes sont devenues régulières après un mois et demi de traitement quotidien.

Manière de procéder. — Nous avons pratiqué le massage abdominal ainsi qu'on l'exécute en Hollande et en

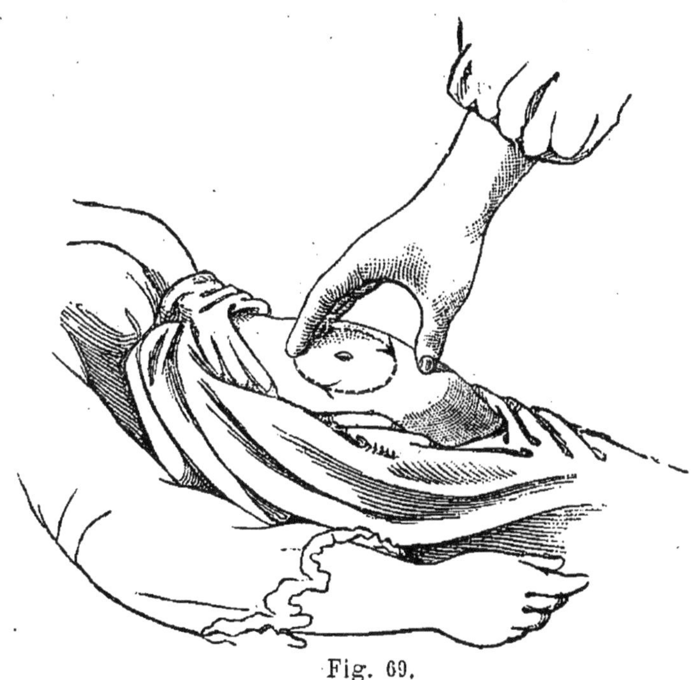

Fig. 69.

Allemagne, mais en introduisant une modification qui nous est propre et qui sera exposée ultérieurement.

Après avoir effleuré et pétri le tégument abdominal

(fig. 69, 70, 71), puis les muscles abdominaux, on presse doucement sur la région cœcale[1], au moyen de l'extrémité palmaire des quatre derniers doigts, puis, au moyen du poing fermé, on exécute un massage très profond de tout le côlon[2]. Ennemi de toute pratique brutale, nous sommes d'avis que ce massage doit être à la fois très doux et *très profond.* Nous pensons qu'il est bon d'exercer de légères pressions sur *le fond de la vésicule biliaire*, qui est du reste très accessible, le malade étant légèrement incliné en avant.

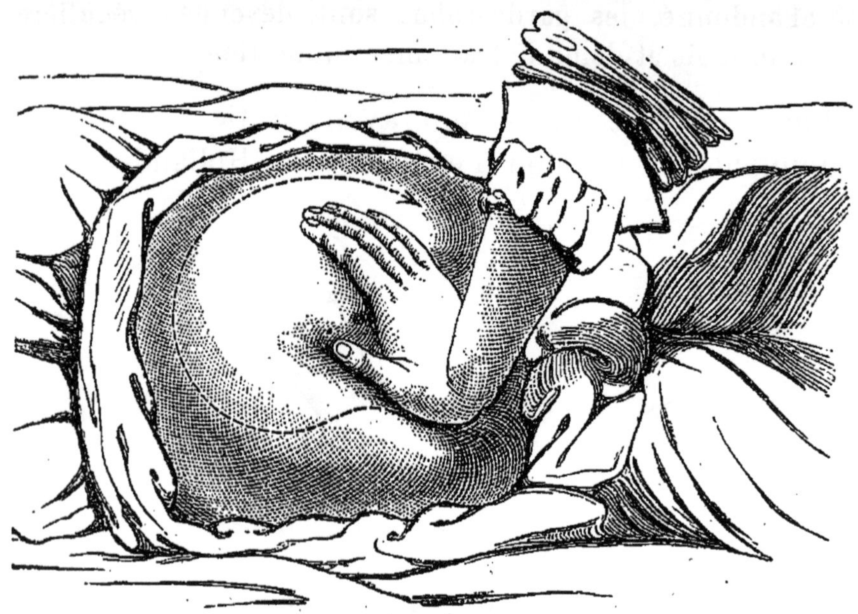

Fig. 70. — Manœuvre d'effleurage.

Nous recommandons avant toute chose : 1° de s'enquérir de l'état des organes voisins du gros intestin, afin de rechercher s'il n'existe pas de contre-indication résultant de la présence de tumeurs, inflammations, grossesse, etc. ; 2° de faire prendre aux malades la précaution d'uriner avant la séance, afin de faciliter les pressions profondes ; 3° de rechercher s'il n'existe pas de calculs dans

1. Fig. 72.
2. Fig. 73.

la vésicule biliaire. Dans le cas où l'examen de la région démontrerait l'existence de calculs hépatiques, on aurait à éviter de presser sur la portion du côlon transverse qui avoisine la vésicule[1]; la brusque collision des calculs pourrait en effet provoquer des lésions de la muqueuse de ce réservoir de la bile, qui, reposant en arrière des

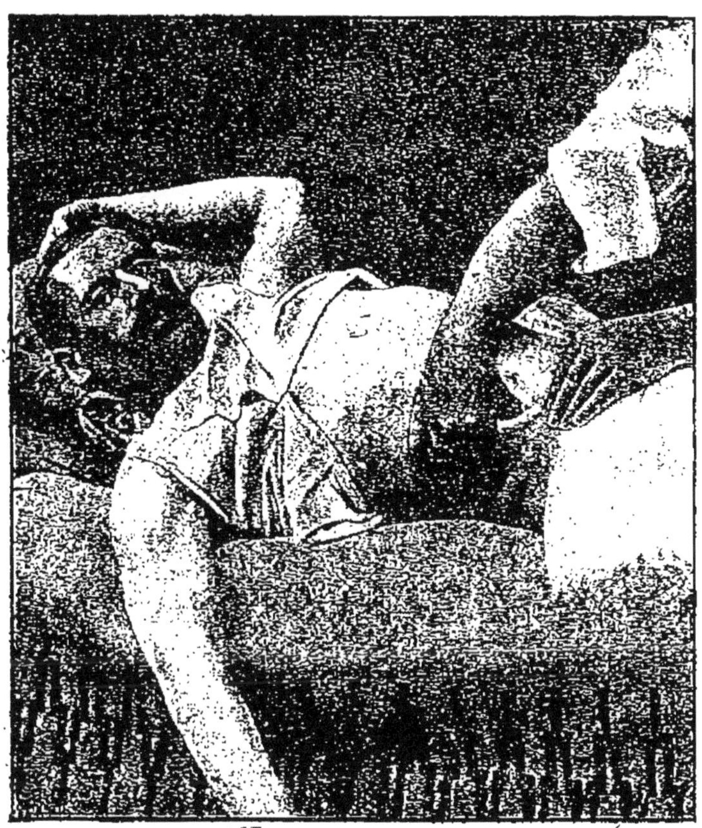

Fig. 71. — Pétrissage de la peau et des muscles de la paroi abdominale.

fausses côtes droites, sur le bord antérieur du foie, répond ainsi à la partie correspondante du côlon transverse. Nul doute qu'en pratiquant le massage du côlon, les doigts

1. On pense que la bile exerce une action excitante énergique sur les fibres lisses; son contact peut les maintenir en contraction soutenue (expérience du cœur). Raymond, *Des dyspepsies,* 1878.

ne pressent sur la vésicule biliaire et ne favorisent l'expulsion de la bile vers le duodénum. Outre l'action mécanique produite par la pression de la main, la vésicule peut être indirectement excitée dans sa contractilité ; on considère aujourd'hui comme démontrée la présence de fibres musculaires dans les parois de la vésicule. Haller, Zimmermann, Magendie, Brucke et d'autres physiologis-

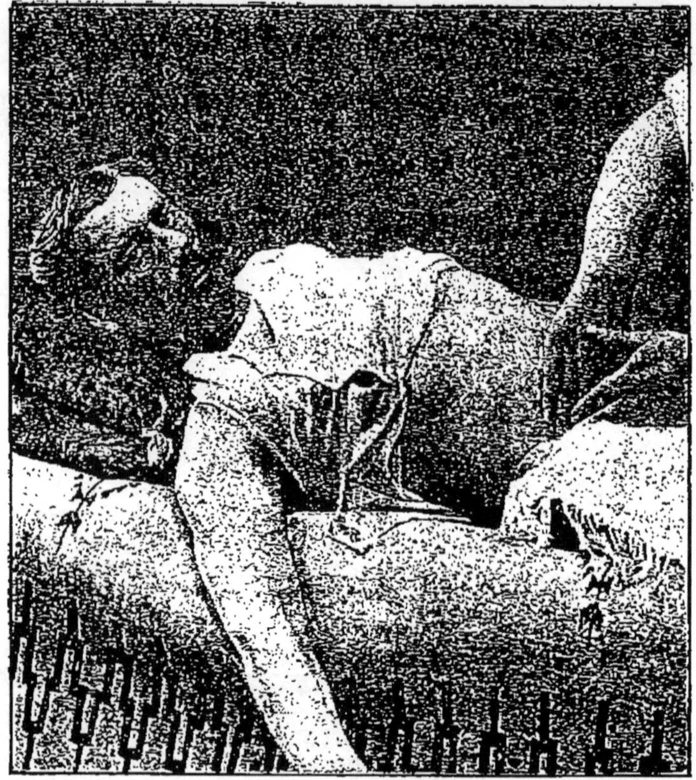

Fig. 72. — Application de la main à plat, pressant en suivant la direction du côlon.

tes ont établi expérimentalement la contractilité du réservoir de la bile. Il est bon de rappeler que l'excitation de l'intestin au voisinage du canal cholédoque provoque par voie réflexe la contraction de la vésicule. Or, quand nous pratiquons le massage du gros intestin, nous n'avons pas la prétention de ne faire porter notre action que sur le côlon seul; l'excitation simultanée de l'intestin grêle se produit donc durant ces manœuvres. En ce qui nous concerne, nous pétrissons, outre le côlon, l'ensemble de la masse intestinale, chez tous nos malades. Sans nous prononcer sur l'action favorable que la bile peut exercer par sa présence sur les contractions de l'intestin, nous pensons qu'il est rationnel de solliciter le passage de la bile dans le duodénum, d'où elle doit s'écouler vers le gros

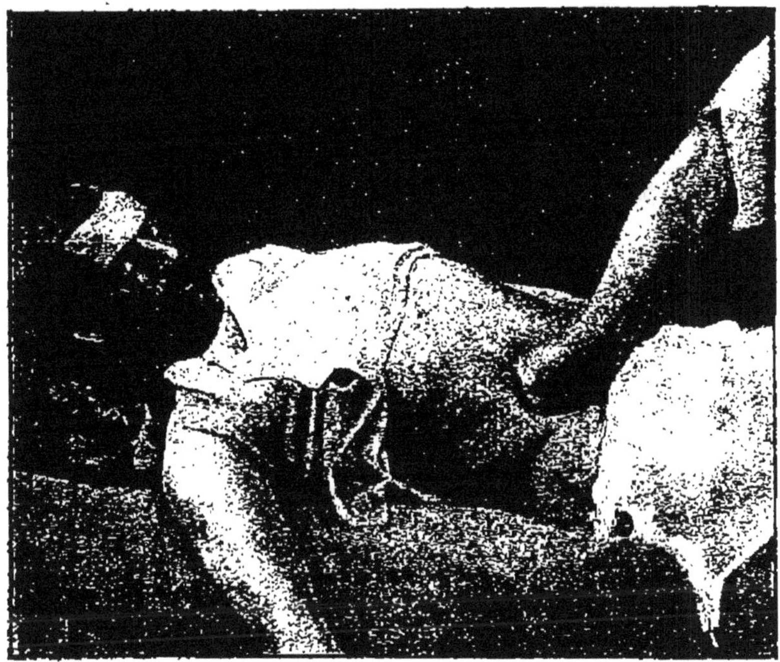

Fig. 73. — Pressions profondes à poing fermé.

intestin. Nous considérons cette pratique comme constituant un perfectionnement aux manœuvres habituelles du massage.

Le massage doit en outre stimuler la circulation intra-abdominale; or, on sait que le sang artériel est excitant par l'oxygène qu'il contient; l'acide carbonique, au contraire, diminue l'excitabilité de la fibre musculaire; ce qui s'observerait dans le cas de stase sanguine ou de ralentissement local de la circulation (Schiff)[1]. On peut dire, avec Ch. Richet, que les excitants mécaniques font réagir les cellules et que la rapidité de la circulation augmente dans le muscle qui se contracte. Si l'excitation directe du gros intestin provoque, chez un animal en expérience, des mouvements moins intenses que ceux de l'intestin

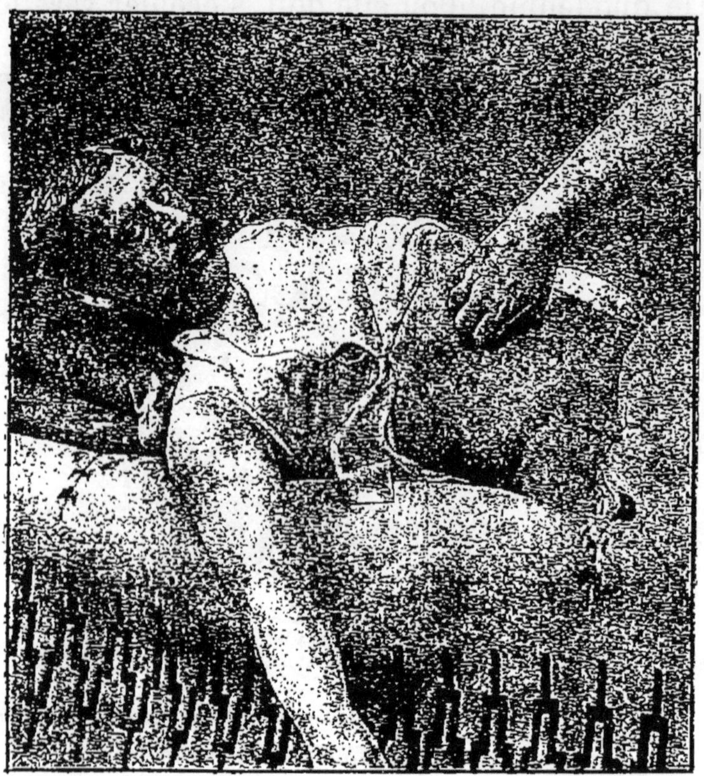

Fig. 74. — Krammgriff.

grêle, ils en ont tous les caractères (Bertin). Parmi les diverses parties du gros intestin, c'est le côlon ascendant qui paraît se contracter avec le plus d'énergie. C'est en effet en ce point que les fibres musculaires de l'intestin ont un obstacle plus considérable à vaincre dans un sens vertical et ascendant, si on compare leur action aux au-

1. Raymond, *Dyspepsies*.

tres parties du côlon ; c'est aussi en ce point que le massage doit être le plus actif.

Dans le cas où des matières stercorales trop dures obstruent le gros intestin, le massage est le meilleur moyen à employer pour obtenir la trituration de ces matières et en favoriser mécaniquement l'expulsion. Ce moyen doit être recommandé avant toute intervention, dans le cas d'occlusion intestinale déterminée par l'accumulation des matières.

Les nerfs du gros intestin provenant du grand sympathique, à la fois par le plexus mésentérique supérieur (émanant du plexus solaire) et par le plexus mésentérique inférieur (émanant du plexus lombo-aortique), il est rationnel de penser que les excitations produites par le massage, directement au niveau des centres nerveux (plexus solaire) et indirectement par l'intermédiaire de la paroi intestinale, éveillent les réflexes qui dominent à la fois la sécrétion de l'intestin et ses contractions. Nous savons, en effet, que tandis que l'excitation des nerfs pneumogastriques produit l'arrêt des mouvements péristaltiques, l'excitation du plexus solaire provoque au contraire la contraction de la couche musculeuse de l'intestin.

En résumé :

1° Le massage abdominal est un moyen *toujours inoffensif et salutaire* dans le traitement de la constipation rebelle à l'emploi des moyens thérapeutiques usuels.

2° La durée de chaque séance doit être de 15 à 20 minutes. Les séances seront d'abord quotidiennes dans la première période du traitement.

3° Les selles naturelles se produisent en général vers la 6e séance. L'effet du traitement se perpétue après la cessation du massage (Voir les observations).

4° Nous recommandons de presser doucement au niveau du fond de la vésicule biliaire et de solliciter les contractions de ce réservoir, afin de favoriser le cheminement de la bile vers le gros intestin. Cette manœuvre nous est propre, et complète, croyons-nous, utilement les procédés de massage connus de nos jours.

5° Le massage, tout en provoquant la sécrétion plus abondante du suc intestinal, stimule la contractilité du gros intestin par action sur le système diastaltique intraviscéral.

6° En dehors de tout phénomène réflexe, le massage agit mécaniquement et facilite le cheminement du contenu de l'intestin.

Karnitzky (de Kiew) a employé le massage abdominal dans 12 cas de constipation habituelle et dans 12 cas de constipation aiguë des enfants, âgés de 8 à 11 ans. Il tire les corollaires suivants de ses observations :

1° Le massage abdominal peut produire sur la marche de la digestion des effets qui ne sont en rien inférieurs à ceux des purgatifs ;

2° La constipation habituelle peut très aisément être guérie par le massage seul, sans l'emploi simultané des purgatifs ;

3° Plus l'enfant est jeune, plus la guérison est facilement obtenue ;

4° Plus l'enfant est jeune, plus les manipulations doivent être modérées et plus les séances doivent être courtes ;

5° La durée des séances doit varier de trois à dix minutes, suivant l'âge des patients. Il n'est pas à recommander de dépasser cette limite, car des séances plus longues sont inutiles et peuvent même aggraver la situation des malades ;

6° On peut sûrement regarder le massage abdominal comme le meilleur traitement de la constipation des enfants. On ne doit user des médicaments purgatifs que dans des cas tout à fait exceptionnels (*Gazette méd. de Liège*, n° 14, 1891, et *Journal de méd. de Paris*, 1891).

Occlusion intestinale. — Dans le cas où le diagnostic : occlusion intestinale due à l'accumulation de matières stercorales durcies, est nettement établi, le massage peut être d'un utile secours pour rétablir le cours normal du contenu de l'intestin. Dans trois cas, j'ai pu reconnaître l'existence d'une masse cylindrique, assez dépressible, ayant pour siège le côlon transverse à sa partie moyenne (2 premiers cas), le coude formé par l'extrémité gauche du côlon transverse et l'origine du côlon descendant (dans le 3e cas). Les purgatifs, les irrigations forcées, les lavements d'eau de Seltz, l'électricité avaient été employés sans résultat, l'intervention chirurgicale paraissait l'unique ressource. Il a suffi d'un ou deux massages soutenus et progressifs, d'une durée totale de 3/4 d'heure environ, pour déterminer la propulsion des matières vers la partie voisine et leur expulsion ultérieure suivie de la cessation complète des accidents. Dans un cas, traité en commun avec mon savant maître le professeur Duplay, il s'agissait d'une jeune femme de 28 ans environ, chez laquelle la tuméfaction avait pour siège la région moyenne du côlon transverse. L'obstacle était facile à percevoir et à circonscrire (vomissements fécaloïdes, météorisme). La laparotomie semblait s'imposer. Deux massages de 3/4 d'heure environ, à 3 heures d'intervalle, ont suffi à assurer la guérison en déterminant une débâcle. Dans ce cas, l'électricité avait été employée sans résultat.

Piorry (ainsi que le confirme son *Traité de médecine pratique*, vol. III) et Delpech n'ignoraient pas les bons effets du massage dans le cas de gêne ou d'obstruction provoquées par les matières contenues dans l'intestin.

Il y aurait, croyons-nous, grand avantage à essayer plus fréquemment l'action combinée du massage et de l'électricité dans les cas d'occlusion intestinale où le diagnostic étiologique du phénomène, en tant que d'origine mécanique, peut être établi.

Le Dr Bitterlin (de Baume-les-Dames), cité dans le travail de Weber (Paris, 1891), signale un cas d'iléus guéri par le massage abdominal, chez un homme de 56 ans, dont l'état extrêmement grave fut instantanément modifié à la suite de la malaxation de l'abdomen. Les vomissements fécaloïdes cessèrent, les selles s'établirent après de violentes coliques et tout rentra promptement dans l'ordre.

Foie. — Comme ce que nous avons dit au sujet du massage de l'abdomen pouvait le faire prévoir, les manipulations donnent de bons résultats lorsqu'on les applique aux congestions du foie et surtout aux troubles de la sécrétion et plus encore de l'excrétion biliaire. Durand-Fardel le recommande dans les engorgements hépatiques. Arétée le conseillait dans le cas de colique hépatique. Nous considérons que cette dernière pratique ne saurait être dépourvue de danger, mais nous pensons que chez certains sujets indemnes de lithiase hépatique confirmée, le massage de la région de la vésicule libiaire ne peut que favoriser le cours de la bile et s'appliquerait avec de grands avantages dans nombre de cas où l'atonie de la couche musculeuse de la vésicule est manifeste.

Dilatation stomacale. — Affection très fréquente qui se rencontre surtout à l'âge adulte; elle est l'apanage de l'un et l'autre sexe, sans qu'il soit possible de dire au juste chez lequel des deux elle prédomine.

Elle est due soit aux altérations des parois de l'estomac, soit à quelque obstacle siégeant au niveau de la région pylorique.

Les altérations des parois de l'estomac sont de natures diverses :

Tantôt on a affaire à une inertie des tuniques musculaires de l'estomac, tantôt la dilatation est due à des adhérences périgastriques dont le mécanisme a été si bien démontré par le professeur Duplay.

Quelquefois c'est une paralysie des couches musculaires de l'estomac ou une dégénérescence granulo-graisseuse de la fibre musculaire qui détermine la dilatation.

L'estomac dilaté affecte des dimensions variables; il peut quelquefois descendre jusque dans l'excavation pelvienne.

Le liquide extrait de l'estomac dilaté a une odeur fétide; il contient des restes d'aliments plus ou moins digérés; on y rencontre aussi un cryptogame appelé la sarcine, des ptomaïnes, des leucomaïnes, produits de fermentation.

L'appétit est souvent diminué, d'autres fois il est conservé et peut être excessif. La soif est ardente. Les vomissements sont fréquents, la constipation habituelle. L'épigastre est tendu et la percussion produit une vraie sonorité tympanique.

Ces troubles locaux arrivent rapidement à altérer la santé générale, le malade maigrit et dépérit peu à peu.

Cette affection revêt soit la forme aiguë à marche très rapide, soit la forme chronique à débuts insidieux; elle se développe lentement et dure des mois et des années.

Nous pouvons dire avec le Dr Malibran : « Dans la dilatation, qu'il y ait ou non faiblesse des fibres contractiles, la cavité a été forcée, par suite de pressions répétées au delà de la résistance ou tension élastique habituelle; ces pressions répétées sur la surface interne ont modifié les éléments anatomiques et les ont forcés à s'adapter, comme nombre, volume et puissance, aux conditions nouvelles de travail qui leur ont été imposées. »

La totalité des éléments qui constituent la paroi ont été forcés d'une façon définitive. La paroi de l'estomac dilaté (qu'elle soit relâchée ou contractée) arrive à circonscrire une cavité toujours plus grande que la cavité normale dans les états de contraction correspondants.

Il faut tout d'abord établir un régime alimentaire sévère, auquel on adjoindra l'antisepsie stomacale.

Tous ces moyens de thérapeutique médicale, dont l'effet est incontestable sur l'état général, sont parfois impuissants à modifier l'état local, c'est-à-dire la cause.

On a donc songé à s'attaquer directement à la lésion primitive d'où dépendent les autres phénomènes.

On a eu recours à l'électricité, qui a donné quelques résultats satisfaisants, mais non aussi complets qu'on l'espérait.

Le massage, associé ou non à l'électricité, possède une action souvent efficace. On peut même dire, sans crainte d'exagérer la vérité, que, abstraction faite du régime alimentaire spécial et dont l'importance est primordiale. une part de premier ordre lui revient dans le traitement de la dilatation de l'estomac.

Le docteur Carron de la Carrière a eu l'occasion de pratiquer le massage abdominal chaque jour chez l'une de ses malades.

Il a commencé par un massage local de l'abdomen qu'il a fait suivre d'un massage général des membres et de la partie postérieure du tronc.

Il recommande cette méthode dans la dilatation stomacale d'origine neurasthénique.

Loin de troubler la digestion, le massage la facilite ; les manipulations doivent être dirigées vers le pylore, de façon à faciliter le passage des aliments dans le duodénum.

Hirschberg a démontré que le massage de la région stomacale facilite l'apparition de l'acide salicylique dans les urines des malades auxquels on a fait ingérer du salol avec les aliments. Chpoliansky, en 1886, avait prouvé que le massage pratiqué pendant dix minutes favorisait le passage des aliments de l'estomac vers l'intestin grêle. Le docteur Dujardin-Beaumetz se montre très partisan du massage abdominal dans le traitement de la dilatation stomacale : « Chez la plupart de nos malades dilatés de l'estomac, la digestion s'active, le clapotement stomacal diminue, le poids augmente. » Les manœuvres consistent en pressions dirigées de gauche à droite, vers le pylore. C'est un espèce de « krammgriff » ; puis on pétrit et on malaxe l'estomac lentement et légèrement.

Entéroptose. — Etudiée par Glenard, qui présenta en 1886 un mémoire sur cette affection.

Le sexe féminin est plus prédisposé que le sexe masculin. Le corset, en abaissant le foie et par là la masse intestinale,semble encore augmenter cette prédisposition.

L'entéroptose peut être primitive ou secondaire.

L'entéroptose primitive a pour cause l'effort ou le traumatisme.

L'entéroptose secondaire peut résulter de lésions intestinales produisant des adhérences du côlon ascendant ou du coude droit du côlon transverse ou des lésions gastriques.

Les symptômes sont subjectifs ou objectifs.

S. subjectifs : ils présentent une grande ressemblance avec ceux de la neurasthénie :

Lassitude au niveau de l'estomac et des reins ; sensation de tiraillement de l'estomac, flatulence, étouffements, oppression, bâillements, douleurs, crampes, sensations de brûlures, insomnie, hypocondrie, vertiges, toux, palpitations, céphalalgies, névralgies, polyurie, etc.

S. objectifs : abdomen flasque, clapotage et gargouillement gastriques. Un ou plusieurs organes contenus dans l'abdomen peuvent être entraînés vers la partie inférieure de l'abdomen.

Cette affection a une marche lente, progressive. Les signes, peu accusés au début, vont en s'aggravant, la maladie étant généralement méconnue par le médecin, et les malades restent dans cet état précaire et sans cesse s'aggravant.

Le traitement consiste :

1° Dans le port d'une ceinture hypogastrique chargée de relever la masse intestinale ;

2° Dans un régime alimentaire sévère ;

3° Dans l'application des manœuvres du massage. Ces dernières en effet soulagent singulièrement les malades, soit qu'elles diminuent les douleurs produites par le tiraillement des organes, soit qu'elles aient une action utile sur l'intestin en favorisant le cours des matières et en diminuant la flatulence.

Diarrhée chronique. — Nous empruntons à la *Revue générale de clinique et de thérapeutique* (fév. 1891) ces quelques lignes, dues à Simons Eccles, sur le traitement de la diarrhée chronique par le massage. Ce traitement n'agit pas seulement à titre de modificateur général de la nutrition, il a, d'après l'auteur, les effets suivants (*The Practionnee*, janvier 1891, p. 15) :

Sous son influence, on constaterait la diminution des gaz intestinaux et leur expulsion ; la stimulation des mouvements gastro-intestinaux ; l'accroissement de l'activité circulatoire dans l'abdomen ; l'augmentation de l'absorption par la muqueuse intestinale ; enfin, par une augmentation des fonctions hépatiques, la destruction des toxines. A ce point de vue, on devrait donc considérer le massage abdominal, dans la diarrhée, comme l'une des ressources de la médication antiseptique. Le rôle antiseptique de la bile n'est pas douteux ; en effet, tous les physiologistes l'ont signalé.

MALADIES DE L'APPAREIL CIRCULATOIRE

Sclérème des nouveau-nés. — Cette sorte d'induration sous-cutanée du tissu cellulaire ne doit pas être confondue avec la sclérodermie. Elle se traduit par l'intumescence de certaines parties du corps, notamment des membres inférieurs, de la région lombaire, des membres supérieurs, des paupières. Le tégument peut présenter un abaissement excessif de la température : 22, 26°. C'est contre la forme œdémateuse du sclérème que Pastorella avait recommandé les onctions hydrargyriques, Royer, les affusions froides et les frictions sur les membres avec la glace[1]. Mais, ainsi que Descroizilles le fait remarquer, ces moyens ne sont avantageux que lorsque la température n'est pas très basse. Il faut à tout prix : 1° favoriser la circulation; 2° activer la calorification. Le massage méthodique, régulièrement appliqué ainsi que Legroux l'avait le premier prescrit, constitue un moyen des plus rationnels. Tout en stimulant la respiration, il provoque en effet la résorption de l'œdème.

Le pétrissage massothérapique s'exercera successivement sur les membres et les diverses parties œdématées.

1. Descroizilles, *Path. et Chir. infantiles.* Paris, 1884.

Mais on évitera de produire « l'attrition des parties profondes » (Descroizilles). On associera à ces manœuvres des mouvements passifs de gymnastique respiratoire, on fera exécuter aux jointures tous leurs mouvements normaux.

Maladies du cœur. Cardiopathies. — Dans ses remarquables travaux sur les cardiopathies vasculaires, le Dr Huchard signale l'importance des moyens destinés à favoriser la circulation du « cœur périphérique ». Le massage est, à juste titre, mentionné parmi les plus puissants. Nous connaissions déjà les heureux effets du massage dans le traitement des infiltrations séreuses, mais l'idée de l'utilisation systématique du massage dans le traitement de ce genre d'affection revient au savant médecin de l'hôpital Bichat [1] : « C'est du côté musculaire, qu'il faut agir de bonne heure, et cela par l'intermédiaire des contractions musculaires. De tous les organes, après le poumon, c'est le tissu musculaire qui présente une combustion et une respiration plus actives. De l'activité plus grande de la circulation dans un muscle en action résulte un effet dérivatif au profit du cœur, la dilatation des vaisseaux, d'où la diminution de la tension artérielle, comme Chauveau l'a démontré.

» Il résulte de ces données que l'exercice musculaire, en favorisant la circulation sanguine vers la périphérie, soulage le cœur, facilite son travail et produit les effets d'une saignée sans en avoir les mouvements, puisqu'il s'agit ainsi d'une véritable « saignée déplétive », comme Eloy l'a dit au sujet de l'action des iodures. »

Le Dr Huchard parle avec éloge des bons résultats obtenus par l'adjonction au massage de mouvements passifs méthodiques. Sous cette influence, les malades « perdent

1. Voir *Traitement et curabilité des cardiopathies artérielles*. Henri Huchard, Doin, 1892.

de jour en jour leur aspect cyanosé, leur dyspnée, leur œdème des jambes, pendant que le pouls gagne de la régularité et de la force et que les urines, rares et chargées avant le traitement, reprennent, au bout de dix à douze jours, leur abondance normale et leur limpidité ». Ainsi se trouve appliquée la proposition établie par le Dr Huchard: « A maladie artérielle, il faut une médication artérielle. » Arétée conseillait le massage chez les cardiaques (*De curatione cardiacorum*), mais il avait pour but de provoquer uniquement la diaphorèse.

Maladies des vaisseaux (veines et lymphatiques). — Longtemps après l'apparition d'une phlébite, lorsque la maladie ne se traduit plus que par la dilatation des vaisseaux veineux collatéraux (phénomène qui prouve l'oblitération et la transformation des veines primitivement malades en cordons fibreux), le massage peut être utilement employé. Mais il faudra s'être minutieusement rendu compte qu'il n'existe en aucun point des membres que l'on se propose de traiter, soit superficiellement, soit dans la profondeur des tissus, aucun point douloureux. Le massage ne doit être ici qu'un moyen d'aider au rétablissement de la circulation, au retour des fonctions musculaires et à la disparition de l'œdème parfois si tenace qui gêne la locomotion. De même, en ce qui concerne les lymphangites : s'abstenir de massage pendant la période aiguë de la maladie, agir simplement contre l'œdème persistant. Le massage donne ici des résultats prompts et remarquables.

Ulcères variqueux. — Starke recommande de traiter les varices par le massage. Ce n'est là, croyons-nous, qu'un moyen palliatif. Nous retiendrons surtout du travail de cet auteur, les lignes suivantes, signalées par Léon Petit: « Le massage assouplit les cicatrices des ulcères variqueux, les détache de leurs adhérences avec les couches sous-jacentes et, par suite, les rend plus résistantes. On peut, par ce procédé, éviter la déchirure si fréquente des cicatrices. »

Les œdèmes. — L'action du massage est des plus rapides dans le cas d'œdème des membres, en particulier des membres inférieurs. Sans doute on peut nous objecter que nous soulageons nos malades plus que nous ne les guérissons en traitant leur œdème. Nous devons faire remarquer que, chez les cardiaques, plus la circulation périphérique sera favorisée et moins le cœur aura d'efforts à faire pour remplir ses fonctions.

Chez certains sujets atteints de lésions cardiaques ou rénales, le massage abdominal peut être utilisé pour faciliter l'excrétion des urines. Le massage des membres inférieurs produit aussi l'augmentation des urines ; ce sont des faits à enregistrer et à utiliser au besoin dans les cas où l'emploi de certains médicaments paraîtrait inutile ou dangereux.

MALADIES GÉNÉRALES

Obésité. — Il nous semble utile de rappeler en quelques mots ce qu'est le tissu adipeux, quelles sont ses fonctions, son mode de développement et les conditions propres à favoriser celui-ci. De ces données nous déduirons les moyens de combattre l'obésité, qui n'est que la conséquence du développement exagéré de ce tissu.

Le tissu adipeux ou graisseux ne se rencontre que dans les régions où il existe du tissu cellulaire ou conjonctif. Pour le professeur Bouchard, qui a consacré à l'étude de la pathogénie et de l'étiologie de l'obésité de si remarquables pages dans son *Traité des maladies par ralentissement de la nutrition* (1882), on peut évaluer à 2 ou 3 kilogr. le poids du tissu adipeux existant normalement dans le corps d'un adulte.

Il est certaines régions où il n'existe qu'en petite quantité. On le trouve sous la peau (abdomen, lombes, fesses, mamelles), sous les aponévroses, dans les cavités splanchniques.

Il existe chez tous les sujets et ne disparaît jamais totalement, même dans les cas d'émaciation considérable. Il se produit, dans l'embonpoint, une accumulation de graisse beaucoup plus considérable sous la peau que dans les autres points du corps.

Le tissu adipeux présente une couleur jaunâtre ; formé de lobules, il offre un aspect granulé.

A la loupe, on voit manifestement que le tissu adipeux est parcouru par des traînées de tissu cellulaire et conjonctif constituant des cloisons entrecroisées qui limitent de grands espaces ou aréoles. Dans ces aréoles, on remarque des granulations jaunâtres du volume d'un grain de millet, d'un petit pois ; ce sont les lobules graisseux.

Chaque lobule est limité par une enveloppe de tissu conjonctif dans laquelle rampent des vaisseaux capillaires, qui ne se portent pas sur les cellules graisseuses elles-mêmes ; le lobe est constitué par une agglomération de cellules de 40 à 60 environ.

Chaque cellule ou vésicule graisseuse est en contact immédiat avec les cellules voisines ; son diamètre varie de 227 μ à 135 μ. Sa forme est ovale ou ronde.

La cellule graisseuse est constituée par une mince paroi de 1 μ transparente et amorphe, et par un contenu liquide huileux et transparent. La paroi de la cellule présente un noyau difficile à apercevoir.

Dans les parties enflammées, la margarine et la stéarine contenues dans les vésicules adipeuses se séparent de l'oléine et forment des cristaux.

Il existe de la graisse libre, indépendante des cellules graisseuses ; ces gouttelettes proviennent de la déchirure de quelques vésicules.

On peut dire avec le professeur Bouchard : « De même que la graisse normale a une double origine, l'alimentation et la désassimilation, de même la graisse qui s'accumule en excès chez les obèses pourra être fournie par ces deux sources. »

S'il suffisait d'abuser des graisses dans l'alimentation pour devenir obèse, les Esquimaux et les Lapons le deviendraient, sans exception.

Dans certaines conditions, la matière grasse se développe dans les corpuscules du tissu conjonctif, s'accumule et détermine, suivant le degré auquel arrivec et état graisseux, l'embonpoint, l'obésité, la polysarcie. Il ne faut pas confondre cet état gras avec la dégénérescence graisseuse, dans laquelle l'élément anatomique même d'un tissu est remplacé par de la graisse.

L'obésité constitue une véritable dystrophie ; elle se rencontre à tous les âges de la vie.

Le corps est déformé, la tête est piriforme, le cou s'efface, la physionomie perd son expression, le thorax et l'abdomen sont confondus l'un avec l'autre. Parfois le bas-ventre et les cuisses prennent un tel développement qu'ils en arrivent à masquer les organes génitaux. Cette augmentation du volume du corps se généralise à toutes ses parties et l'augmentation de poids qui en résulte peut atteïndre quatre ou cinq fois le poids normal d'un individu bien constitué.

Il en résulte une nonchalance qui tient à la difficulté des mouvements ; au moindre effort, le corps entre en transpiration et l'essoufflement se produit. Le décubitus horizontal est pénible, parfois impossible.

La sensibilité générale est émoussée. Il se produit de la somnolence, des palpitations, des vertiges ; si on y ajoute la menace du diabète, on voit que l'obésité implique un pronostic sérieux et que le praticien aura sérieusement à lutter contre l'envahissement du corps par la graisse.

L'obésité est quelquefois congénitale ; l'influence héréditaire est établie sans conteste.

L'*arthritisme* crée une prédisposition à l'obésité ; la scrofule agit dans le même sens.

Le défaut d'exercice, l'abus du sommeil, l'absorption de trop grandes quantités d'aliments et de liquides déterminent aussi l'obésité.

Une thérapeutique bien comprise a toujours une action profonde sur ce processus d'hypergenèse du tissu adipeux.

Il convient tout d'abord de rechercher la cause originelle de l'obésité, en se fondant sur une notion exacte des antécédents personnels et héréditaires de l'individu.

Cela fait, il faut assurer la diminution et la destruction du produit morbide.

On a eu recours aux altérants, aux diurétiques, aux purgatifs. Il est des moyens plus efficaces : ce sont *le régime et l'exercice*, et enfin le massage, qui est parmi tous ces moyens l'un des plus rapides dans son action ; il joint à son efficacité une qualité dont il faut tenir compte : c'est qu'il constitue un exercice passif.

Au régime, il faut ajouter des exercices, des marches forcées, l'équitation, les armes.

Les manœuvres du massage pourront être générales ou locales, suivant le but que l'on se propose.

Si nous nous reportons d'une part à la structure du tissu adipeux, d'autre part à l'action mécanique du massage et à son action physiologique, nous devons admettre que les manipulations constituent le traitement qui produira les effets les plus énergiques, en même temps qu'elles seront mieux supportées par des sujets chez lesquels le moindre exercice actif détermine une fatigue rapide.

Or, pour parvenir à déterminer l'oxydation de la graisse accumulée dans toutes les parties du corps, il faut des exercices pénibles et longtemps continués.

Par son action mécanique, le massage amènera la rupture de la membrane d'enveloppe de la vésicule adipeuse et la diffusion de son contenu liquide dans le tissu conjonctif.

Dans un travail lu à la Société de thérapeutique (1884), j'ai démontré que le massage général augmentait notablement l'excrétion de l'urée. Or, on sait que « l'anazoturie est la règle dans l'obésité » (Pr Bouchard). Du reste, l'anémie est fréquente chez les obèses. « On constate chez eux la faiblesse, les palpitations, l'essoufflement, quelquefois les bruits vasculaires. » (Pr Bouchard.) Ainsi répandu, ce liquide se trouve en rapport immédiat avec le réseau capillaire lymphatique et veineux.

Par son action physiologique, le massage détermine une suractivité defonctionnement de ce réseau capillaire, d'où cette importante conséquence : la résorption des éléments adipeux versés dans le tissu conjonctif, leur passage dans le torrent circulatoire et leur excrétion par les voies naturelles.

Il faut activer chez les obèses les phénomènes de désassimilation de la matière, mais ne pas oublier que l'analyse des urines, « analyse quantitative de 24 heures, fournira des renseignements que l'on n'est pas en état de négliger, et le traitement oxydant devra être interdit, si l'urée et les phosphates sont en excès » (Pr Bouchard).

Chacun sait que les sudations constituent un des meilleurs moyens d'amener l'élimination des produits graisseux.

On peut donc réussir à faire disparaître ces bourrelets adipeux déformant le corps, et en particulier la partie supérieure, où leur aspect est si gênant et si disgracieux, en unissant au massage le séjour dans les étuves à thermalité élevée.

Ce sont les parties qui travaillent le plus qui voient disparaître les premières le pannicule adipeux dont elles étaient surchargées.

Quand des gens obèses font de l'escrime, par exemple, ce sont les jambes, les bras et la partie supérieure du corps qui commencent à se débarrasser de leur graisse ;

ce n'est que plus tard que l'abdomen commence à son tour à se dépouiller de son tissu adipeux.

La diminution de l'essoufflement suit une marche parallèle à la disparition de la graisse ; l'essoufflement, en effet, chez l'obèse tient surtout à l'énorme production d'acide carbonique que produit la combustion des graisses pendant l'exercice. Cette quantité de tissu adipeux diminuant progressivement, la production de ce gaz se fait en moins grande quantité et l'essoufflement diminue chaque jour.

Il faut, au moyen de l'excitation cutanée (massage, hydrothérapie), stimuler le système nerveux. Le professeur Bouchard recommande de plus les bains froids, les bains chauds salés. Il insiste sur la nécessité de solliciter l'activité hépatique, car « le foie est l'un des agents de la destruction de la matière ». A cet effet, employer les purgatifs salins (Châtel-Guyon, Brides, Carlsbad, Hombourg, etc.).

Le travail musculaire est un régulateur de la nutrition nécessaire aux tempéraments trop riches et aux constitutions affaiblies. C'est sous l'influence du manque d'exercice que s'accumulent dans le corps des matériaux (tissus de réserve) qui viennent gêner son fonctionnement. Pour l'équilibre parfait de la nutrition, il est nécessaire que les tissus de réserve soient usés à mesure qu'ils se forment.

Le manque d'exercice produit une oxydation moindre du sang, qui devient moins vivifiant ; l'appétit diminue, les muscles perdent leur excitabilité, les tissus de réserve s'accumulent et produisent l'obésité par défaut de désassimilation de la graisse, la goutte par défaut de combustion des tissus azotés.

Voici le régime institué par Dujardin-Beaumetz :

1° Chaque matin, lotions sur le corps avec une éponge

imbibée d'eau de Cologne. Frictions sèches. Massage :

2° Prendre chaque matin un verre à bordeaux d'eau de Rubinat, de Carabaña ou de Villacabras ;

3° A la fin de chaque repas, prendre une cuillerée à soupe de la solution suivante :

Iodure de potassium.	15 gr.
Eau distillée. . . .	250 gr.

4° Petit déjeuner à 8 heures, une tablette de chocolat, 20 gr. de pain ;

5° Déjeuner à midi : 2 œufs ou 100 gr. de viande, 100 gr. de légumes verts, salade, 15 gr. de fromage, fruits à discrétion, 50 gr. de pain.

Vin blanc coupé d'eau de Vichy (un verre 1/2) ;

6° Troisième repas. Dîner à 7 heures : pas de soupe, 100 gr. de viande, 100 gr. de légumes verts, salade, 15 gr. de fromage, fruits à discrétion, 50 gr. de pain.

Un verre 1/2 de vin blanc et eau de Vichy [1].

La contraction musculaire doit être mise au premier rang des moyens susceptibles de provoquer la dissolution de la graisse. Nous ne saurions mieux faire que de citer textuellement ces lignes du professeur Bouchard, qui résument l'action des moyens qui ont trait au travail musculaire : « Il faut réaliser dans le milieu vivant les conditions qui facilitent la dissolution et qui, par surcroît, activent les combustions. On devra alors mettre en jeu les appareils physiologiques dont le fonctionnement crée de la force, et par conséquent brûle de la matière, *oxyde des carbures d'hydrogène.* La contraction musculaire intervient en première ligne ; l'exercice corporel, la

1. Dans un chapitre devenu classique, notre excellent maître le Dr de Saint-Germain nous a décrit, dans son *Traité de la chirurgie des enfants,* la partie du traitement de l'obésité qui ressortit à l'hygiène et à l'exercice. La littérature médicale n'a rien ajouté depuis aux préceptes formulés dans cet ouvrage.

gymnastique, les mouvements des bras, des membres inférieurs. C'est à jeun que le travail musculaire sera véritablement utile. » (Pr Bouchard, *Cours de path. générale*, page 132. 1882.)

Goutte. — Nous n'avons pas à nous occuper ici de l'accès de goutte net et franc. Le massage ne sert pas à combattre la goutte aiguë, l'accès fébrile, la poussée goutteuse proprement dite. Mais le massage est des plus efficaces, lorsque la scène s'est modifiée et que des troubles musculaires se produisent au voisinage de l'articulation atteinte (atrophie des triceps et des extenseurs). Notre maître, le professeur Bouchard, s'exprime ainsi au sujet du massage : « On ne masse pas une articulation atteinte de goutte aiguë ou menacée encore d'un retour d'accidents inflammatoires. Mais quand toute fluxion est éteinte depuis longtemps, quand des concrétions tophacées volumineuses développées dans le tissu cellulaire, dans les bourses séreuses, dans les gaines tendineuses, immobilisent une jointure à la façon d'un appareil plâtré, il y a avantage à fragmenter, à écraser la masse crayeuse, à rendre même passivement des mouvements à la jointure, afin d'empêcher l'ankylose fibreuse que produit à lui seul le repos prolongé ; il est bon de pulvériser ces urates, de les mettre en contact par une plus large surface avec les éléments vivants qui pourront les dissoudre et les absorber. C'est ce que produit le massage. Il a de plus l'avantage d'activer les circulations, de déverser sur les urates acides, les sucs alcalins. » Nous ne trouvons rien à ajouter à ces lignes, qui rendent si clairement compte de l'action d'un moyen thérapeutique des plus efficaces. Appliqué dans l'intervalle des accès de goutte, le massage peut être d'une grande utilité en activant la nutrition générale. Valleix l'a formellement indiqué, au dire d'Estradère. Certains auteurs attribuent au massage un tel pouvoir sur la goutte, qu'ils considèrent que les habitants des pays chauds doivent aux pratiques massothérapiques d'être à l'abri de cette diathèse.

Nodosités sous-cutanées rhumatismales. — Ces nodosités sont en général indolentes ; elles sont dures et se déplacent sous la pression des doigts. Elles présentent des contours bien limités ; elles dépassent rarement le volume d'un pois ou d'une amande. Le derme reste isolé de la production nouvelle. Ces petits nodules peuvent être libres dans les mailles du tissu cellulaire, mais le plus souvent ils sont implantés sur des parties fibreuses, sur les gaines tendineuses ou les tendons eux-mêmes, sur les ligaments articulaires, sur le périoste. Il en existe aussi dans l'épaisseur des muscles.

On n'observe aucun trouble de la sensibilité, mais simplement un peu de gêne dans les temps humides.

Ces nodosités peuvent se développer dans le tissu cellulaire sous-cutané de toutes les régions. Mais c'est au voisinage des articulations qu'on les rencontre le plus souvent. Le poignet est leur siège le plus ordinaire ; cependant on les rencontre dans les points les plus variés, sur le péricrâne, par exemple.

Ces nodosités se produisent brusquement, en quelques heures, sans que rien n'annonce leur développement ; le plus souvent elles atteignent d'emblée le maximum de leur volume et persistent pendant un temps très variable, puis disparaissent en quelques jours sans laisser aucune trace.

Elles sont constituées par une néoformation conjonctive avec tendance à la nécrobiose. Elles ont été observées dans les formes graves du rhumatisme.

Le massage parvient rarement à dissiper les petites nodosités ou à atténuer les phénomènes douloureux produits par la pression des nodosités sur certains filets nerveux. En général, ses effets ne sont que palliatifs. On ne doit l'appliquer que lorsqu'il y a manifestement des phénomènes douloureux.

RHUMATISME ARTICULAIRE CHRONIQUE. — L'avenir démontrera sans doute que certaines formes de rhumatisme chronique, en particulier « le rhumatisme chronique progressif », constituent autant d'états de déchéance trophonévrotique, peut-être de même ordre que les arthropathies d'origine nerveuse. Il est rare d'obtenir des résultats brillants dans le cas de manifestations polyarticulaires du rhumatisme chronique progressif. L'état scléreux des muscles se joint trop fréquemment à leur atrophie.

Chez certains sujets atteints de rhumatisme chronique proprement dit, ayant pour siège une ou deux articulations, le massage peut permettre de récupérer dans une certaine mesure la souplesse et le mouvement, mais il est rare d'observer une guérison complète et définitive. Nous avons publié, à l'article *Maladies articulaires*, ce qui a trait aux ankyloses et aux raideurs articulaires consécutives au rhumatisme. Nous prions le lecteur de s'y reporter.

Diabète sucré. — Les diabétiques se trouvent bien, en général, de se livrer aux exercices musculaires qui peuvent leur permettre de brûler le sucre en excédent. Le massage des divers groupes musculaires est un puissant moyen d'accélérer les phénomènes de nutrition. « Le travail musculaire augmente la quantité d'acide carbonique éliminé, et par conséquent provoque pour le moins l'élimination des substances ternaires. » (Pr Bouchard.)

Anémie. Chlorose. — Thure Brandt, de Stockholm, pratique depuis longtemps le massage dans certaines formes d'anémie, rebelles aux traitements purement médicaux ; il a, dit-il, presque toujours obtenu une grande amélioration, et souvent une guérison rapide.

L'anémie et la chlorose s'accompagnent assez souvent de phénomènes plus ou moins graves, tels que névralgies, paralysies. Le massage local, suivi d'un massage général destiné à donner un coup de fouet à la nutrition générale, est d'une efficacité indiscutable dans de tels cas.

Etats cachectiques, *Impaludisme*, *Syphilis, Scorbut*, *Saturnisme*, *Intoxications, etc.* — Il est certain que le massage, méthodiquement appliqué pour combattre l'état de déchéance physique de certains malades dont la constitution se trouve profondément atteinte par l'une quelconque de ces affections, peut être d'un fort utile secours, agissant par la stimulation que reçoivent à la fois les fonctions nerveuses et circulatoires, et celles plus complexes de la nutrition générale.

GYMNASTIQUE

Nous reproduisons ici un certain nombre de figures qui indiqueront mieux que toute explication imprimée les divers mouvements passifs et actifs que le praticien doit connaître et utiliser suivant les diverses affections en traitement.

Les mouvements actifs dont les planches suivantes reproduisent toutes les variétés classiques sont empruntées au traité de Rebmayr.

Exercice des doigts.

Exercices de l'ensemble des doigts.

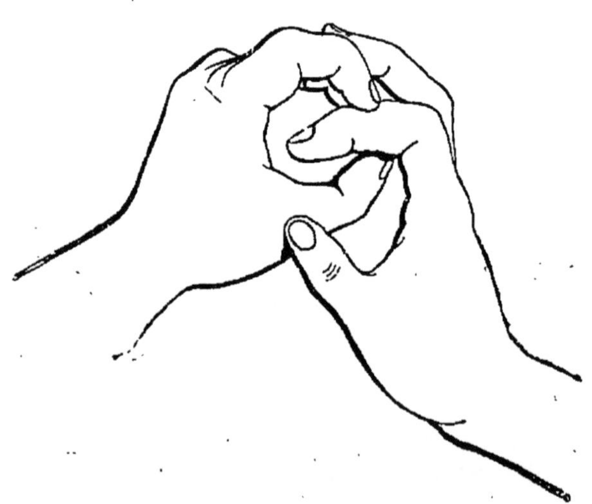

Fig. 75. — Mouvements passifs dans la rétraction des tendons des doigts.

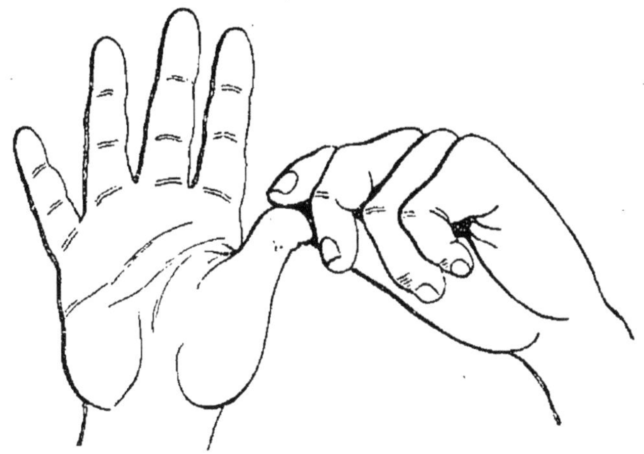

Fig. 76 — Mouvements passifs dans l'ankylose du pouce.

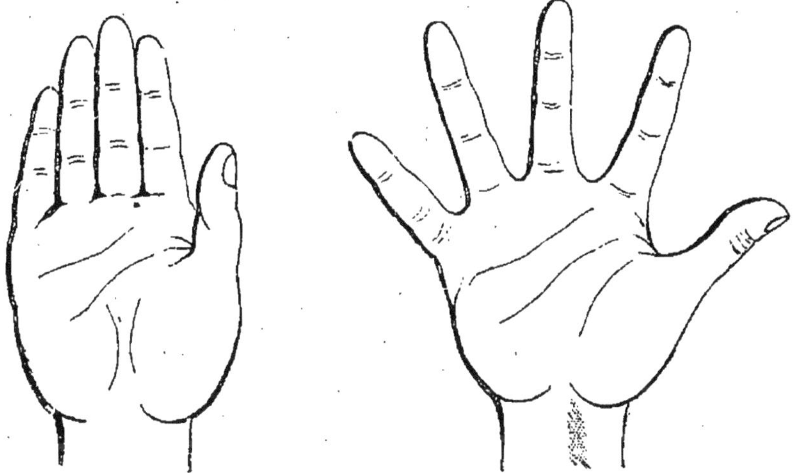

Fig. 77 et 78. — Positions normales servant de base aux exercices suivants.

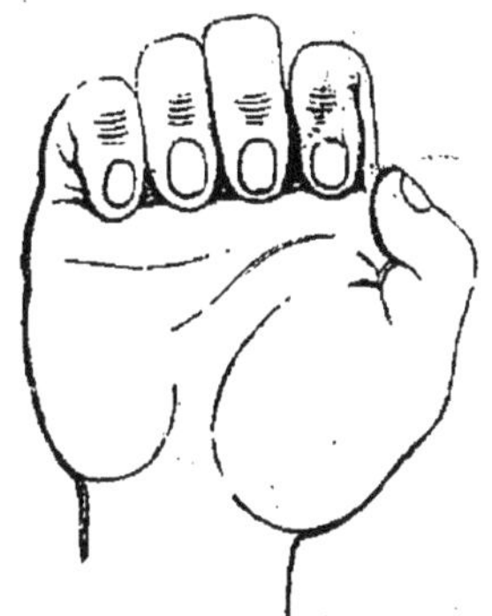

Fig. 79. — 20, 30 à 40 fois.

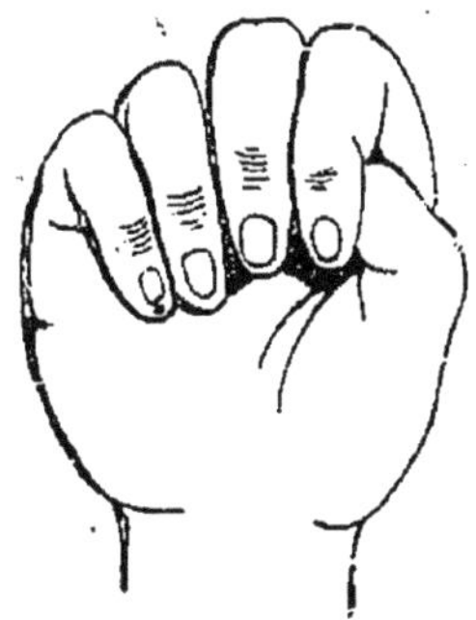

Fig. 80. — 20, 30 à 40 fois.

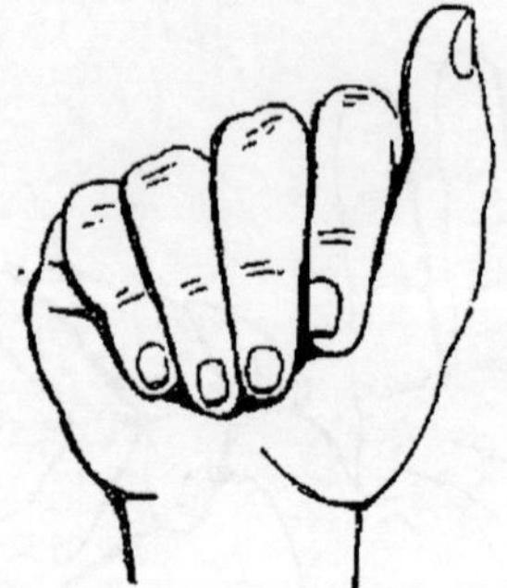

Fig. 81. — 10, 20 à 30 fois.

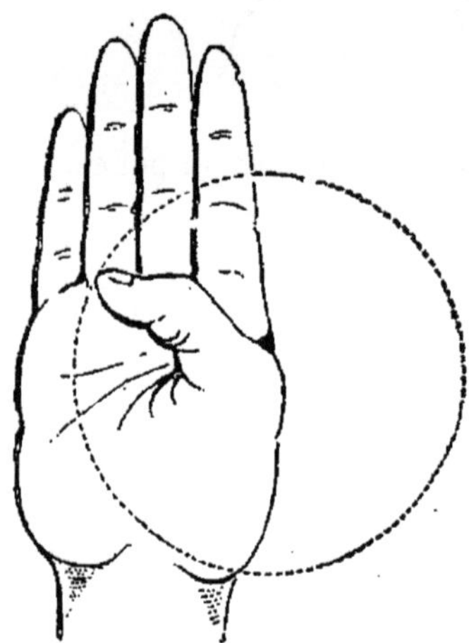

Fig. 82. — 10, 20 à 30 fois.

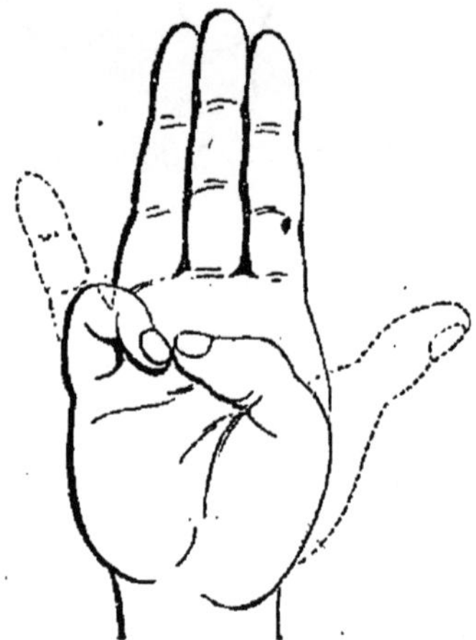

Fig. 83. — 10, 15 à 20 fois.

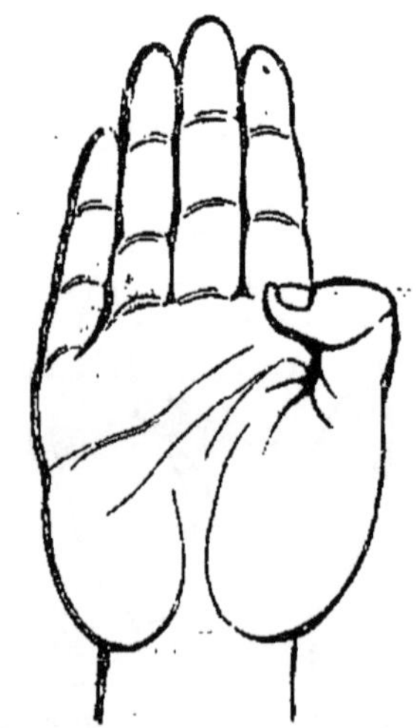

Fig. 84. — 5, 10 à 15 fois.

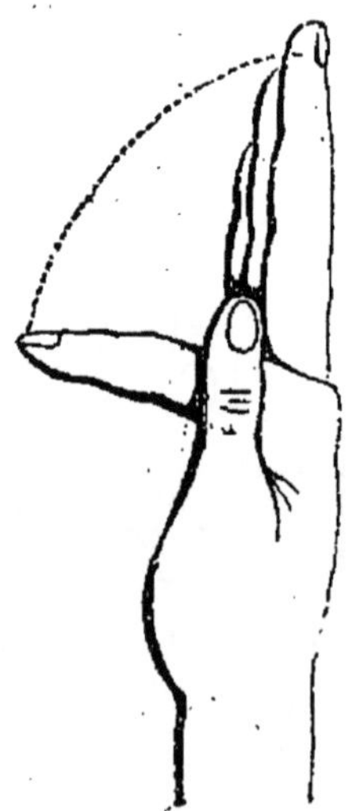

Fig. 85. — 5, 10 à 20 fois.

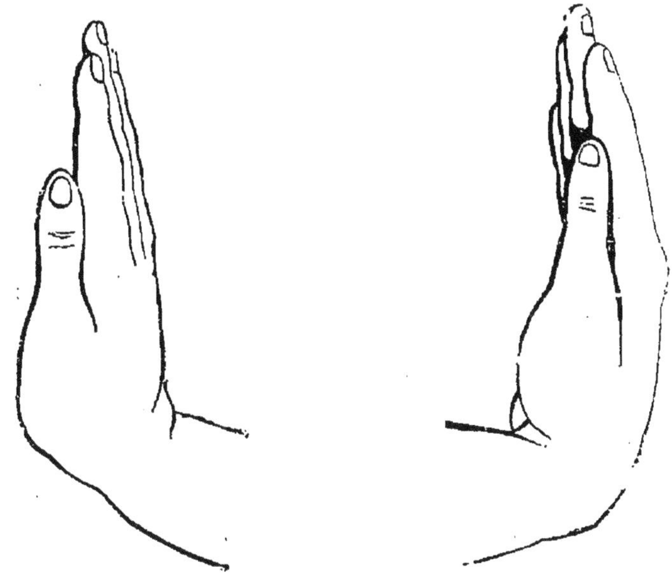

Fig. 86 et 87. — Extension et flexion de la main (10, 20 à 40 fois).

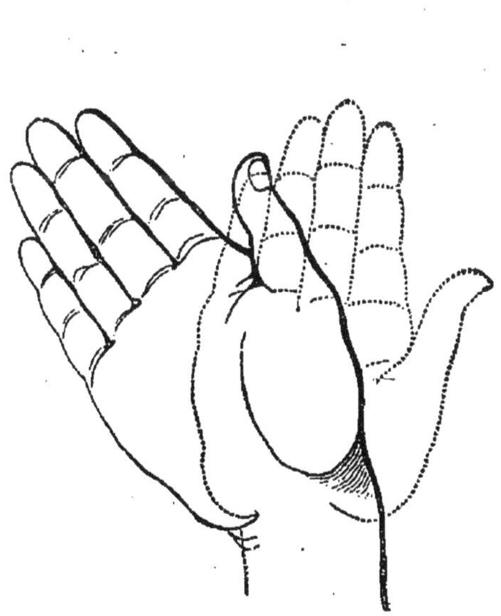

Fig. 88. — Adduction et abduction de la main (10, 20 à 30 fois).

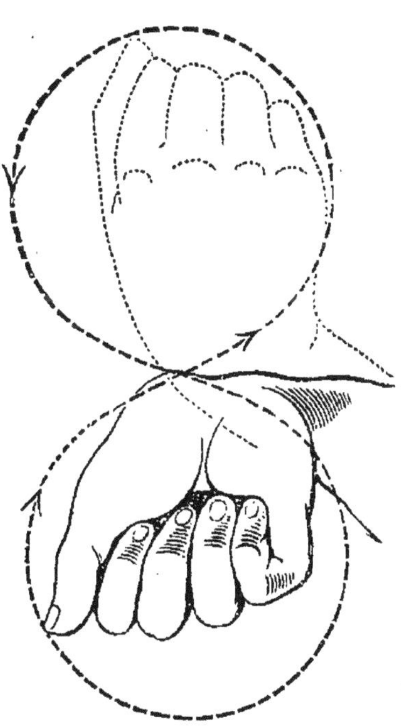

Fig. 89. — Mouvement en forme de 8 (20, 40 à 50 fois).

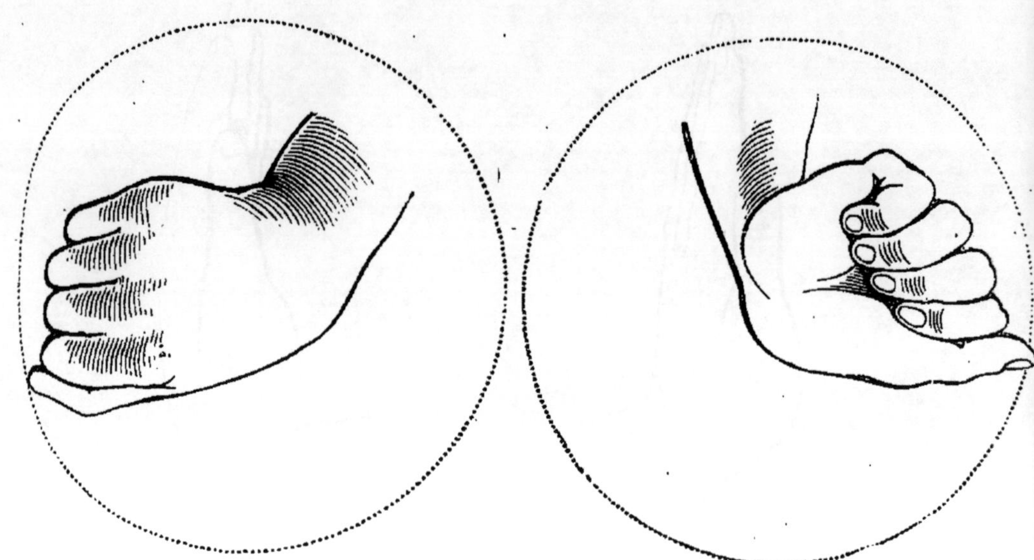

Fig. 90 et 91. — Circumduction de la main à droite et à gauche (10, 20 à 40 fois chaque

Exercices de la paume de la main.

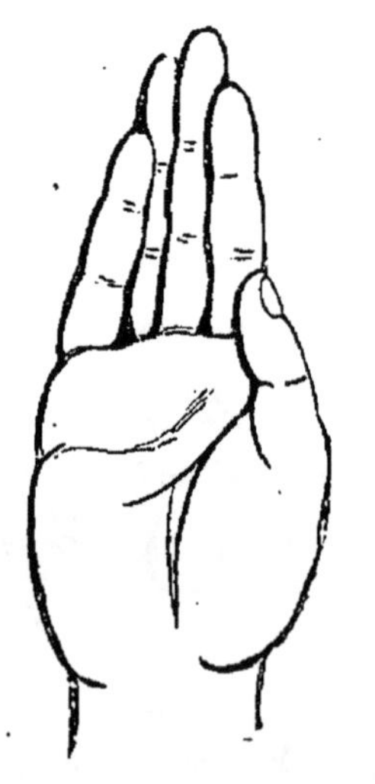

Fig. 92. — 5, 10 à 20 fois.

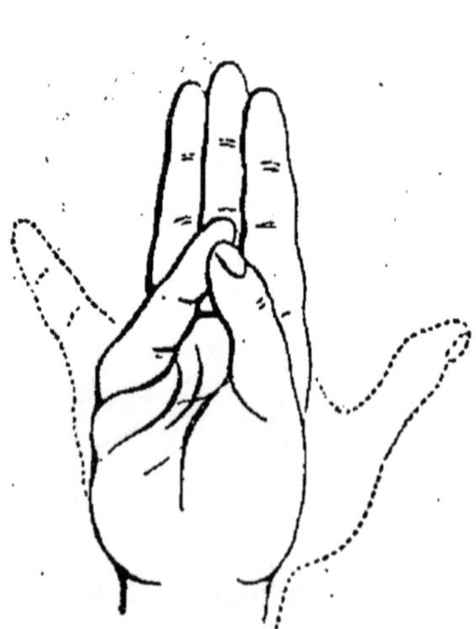

Fig. 93. — 10, 20 à 30 fois.

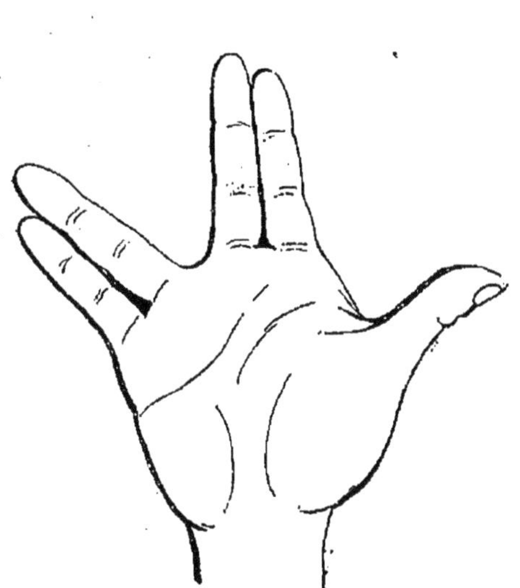
Fig. 94. — 5, 10 à 15 fois.

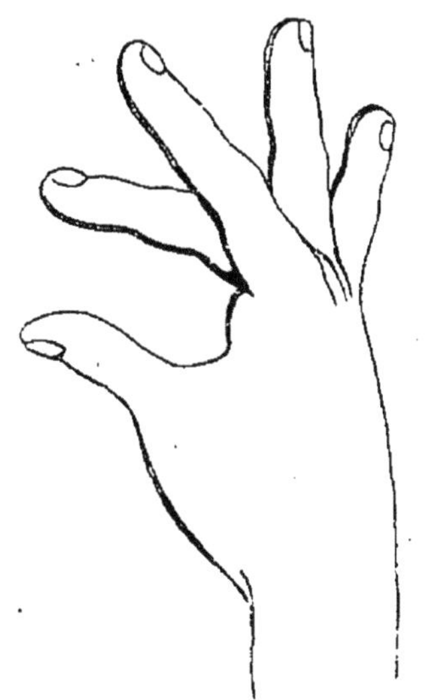
Fig. 95. — 20, 40 à 60 fois.

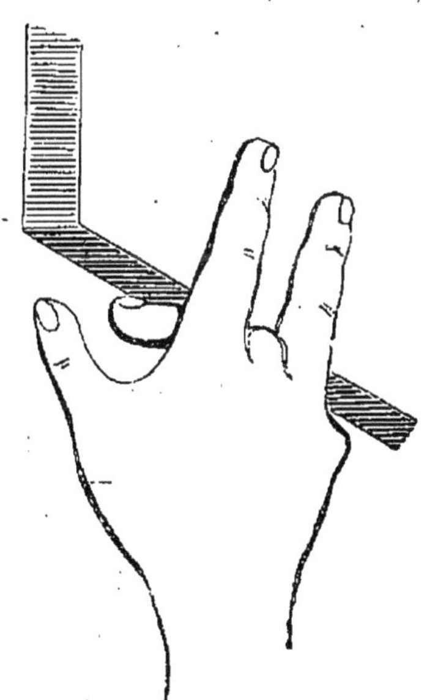
Fig. 96. — Chaque doigt, 5, 10 à 15 fois.

Exercices actifs.

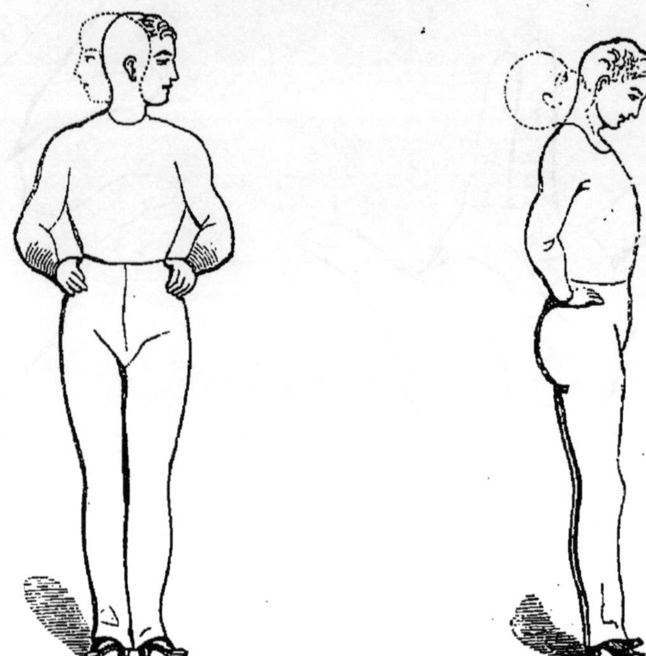

Fig. 97. — Rotation de la tête à droite et à gauche.

Fig. 98. — Inclination de la tête en avant et en arrière.

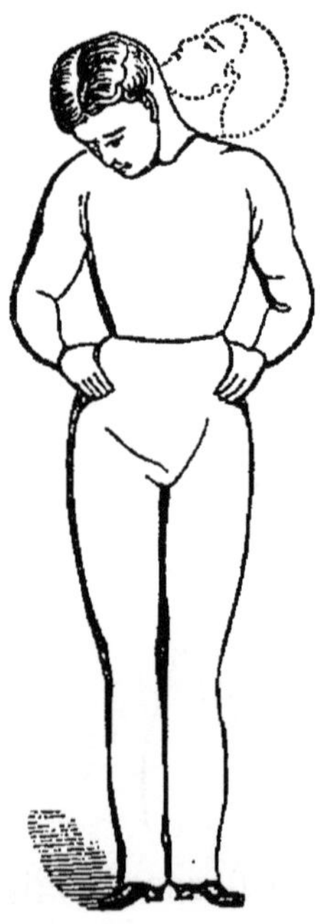

Fig. 99. — Inclination de la tête en avant à droite et en arrière à gauche ou en avant à gauche et en arrière à droite.

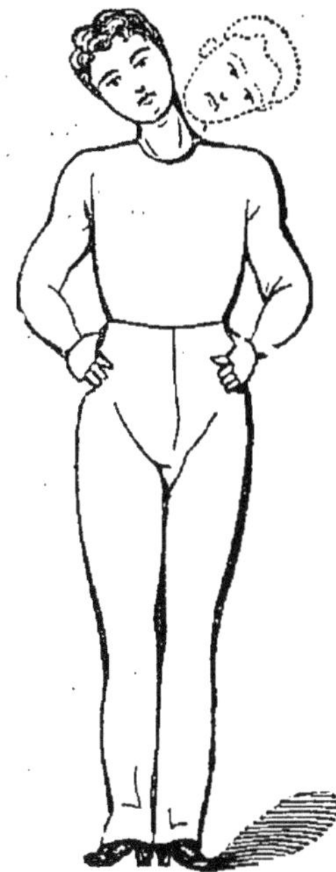

Fig. 100. — nclinalion de la tête à droite et à gauche.

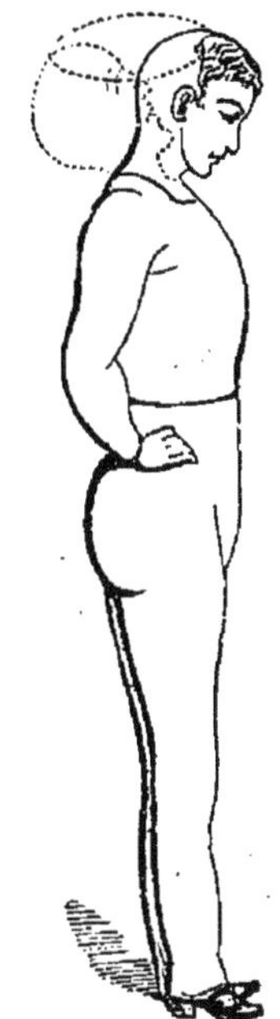

Fig. 101. — Mouvement articulaire de la tête à droite et à gauche.

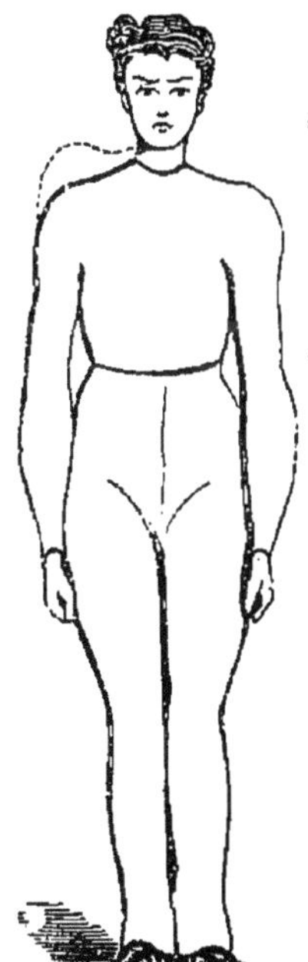

Fig. 102. — Haussement d'épaule d'un côté.

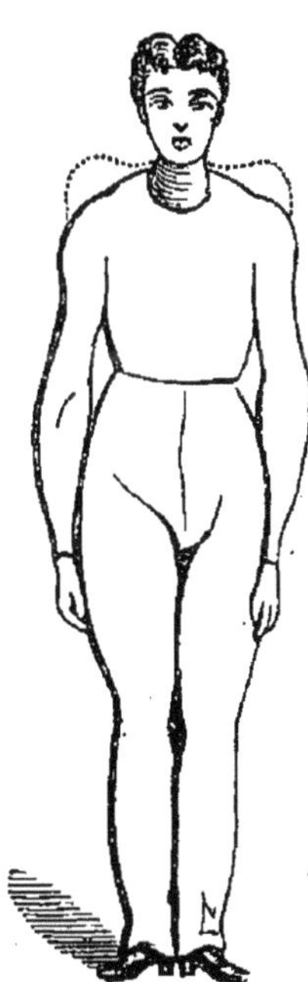

Fig. 103. — Haussement d'épaule des deux côtés.

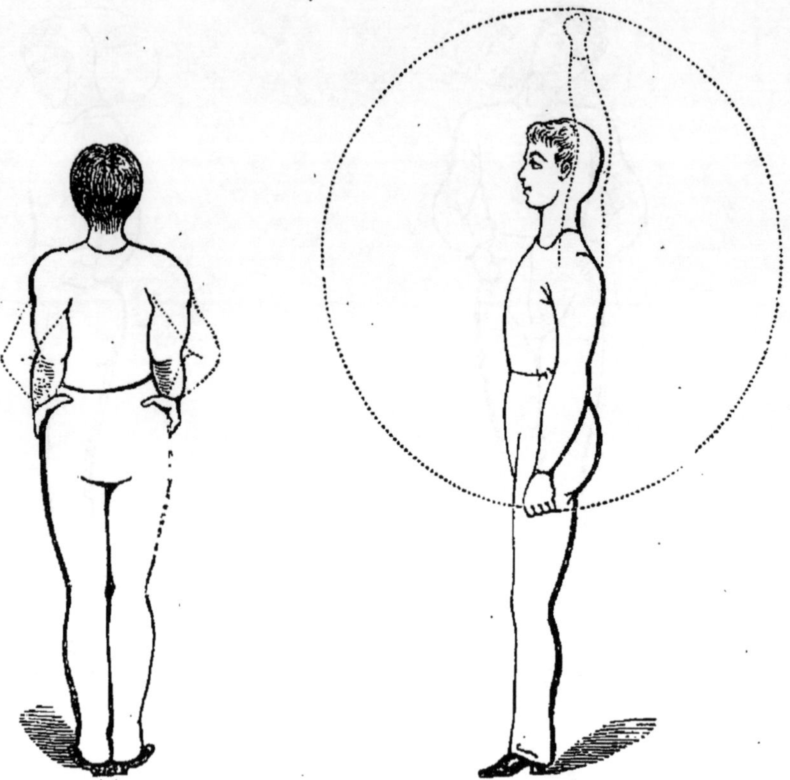

Fig. 104. — Les coudes en arrière. Fig. 105. — Circumduction des bras.

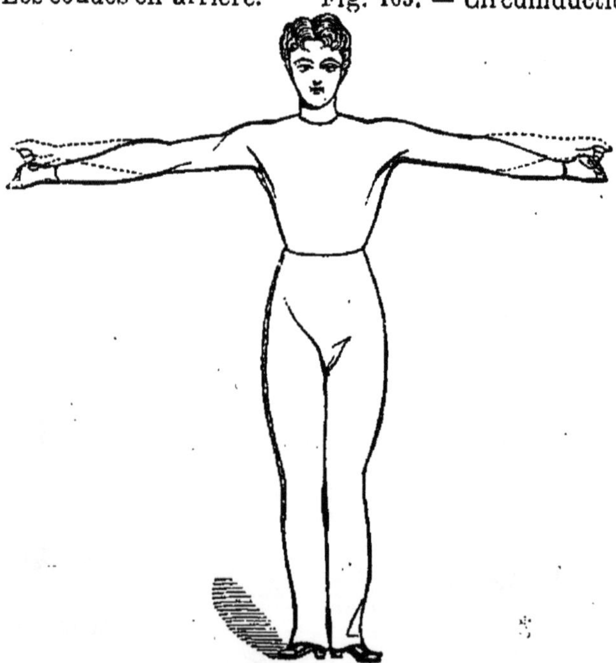

Fig. 106. — Pronation et supination, les bras étendus en croix.

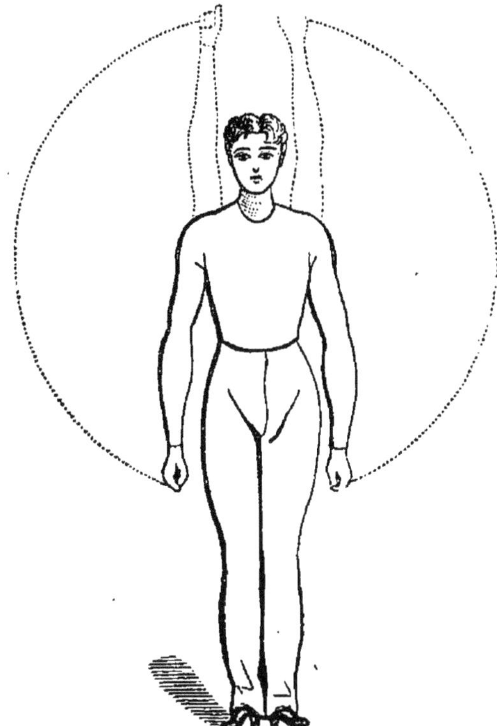

Fig. 107. Élévation latérale des bras.

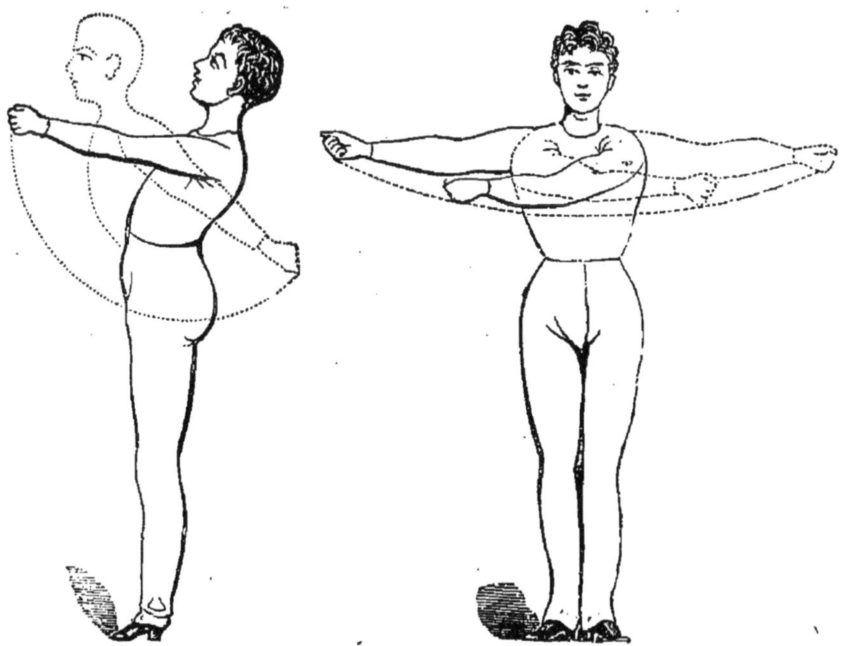

Fig 108. — Projection des bras en arrière

Fig. 109. — Projection des bras en avant et à droite et à gauche.

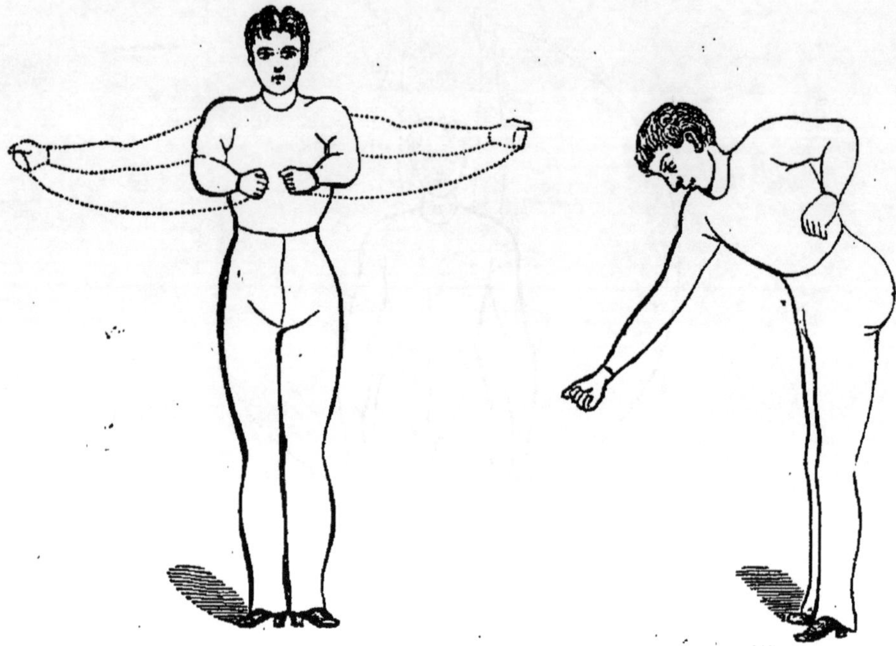

Fig. 110. — Écartement des bras, les deux poings étant placés sur la poitrine.

Fig. 111. — Mouvement de scie.

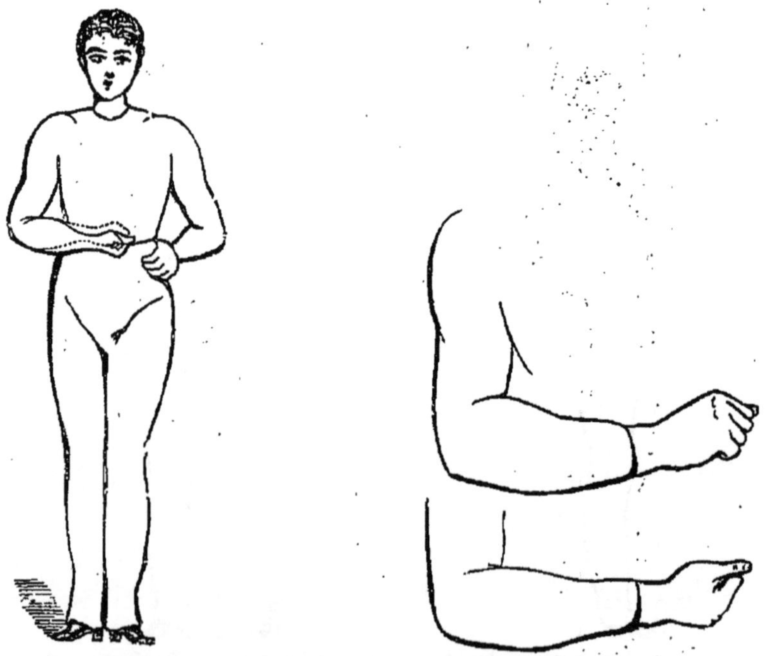

Fig. 112 et 113. — Rotation de la main.

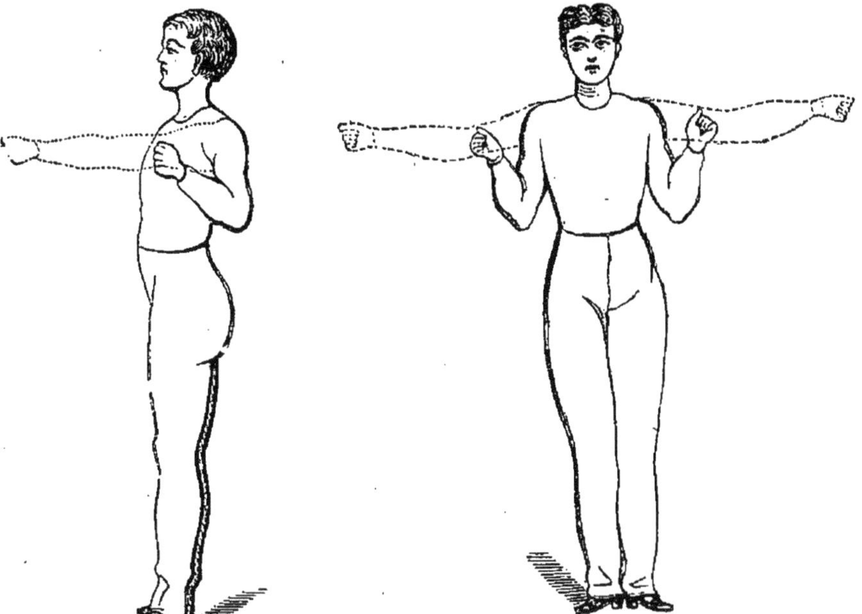

Fig. 114. — Projection du bras en avant.

Fig. 115. — Projection des bras en dehors.

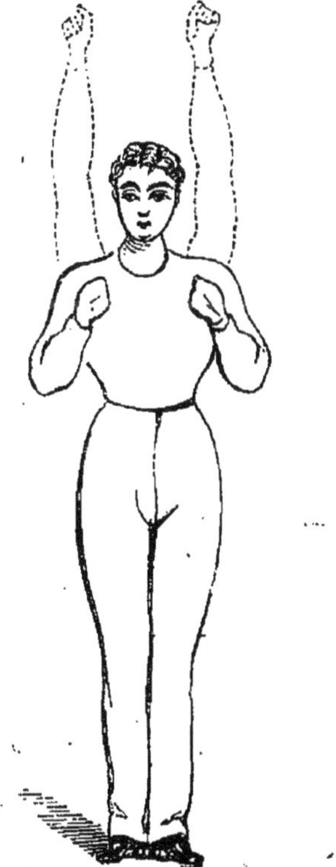

Fig. 116. — Projection des bras en haut.

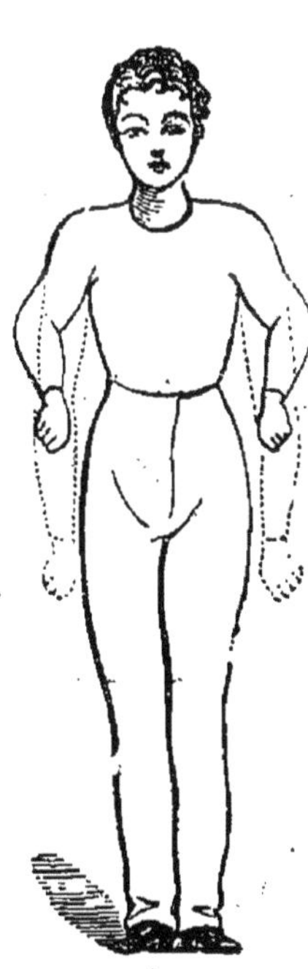

Fig. 117. — Projection des bras en bas.

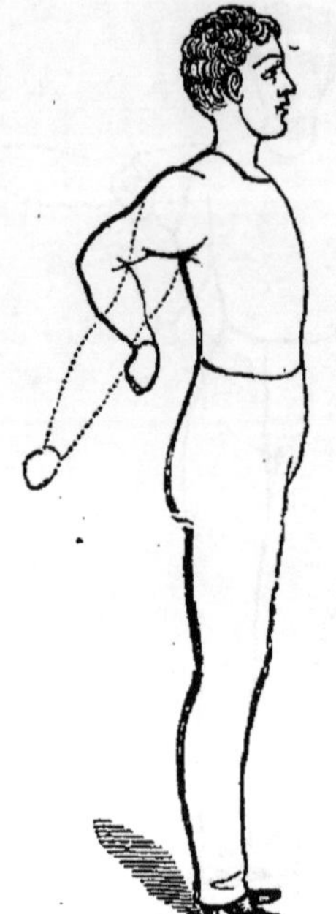

Fig. 118. — Projection du bras en arrière.

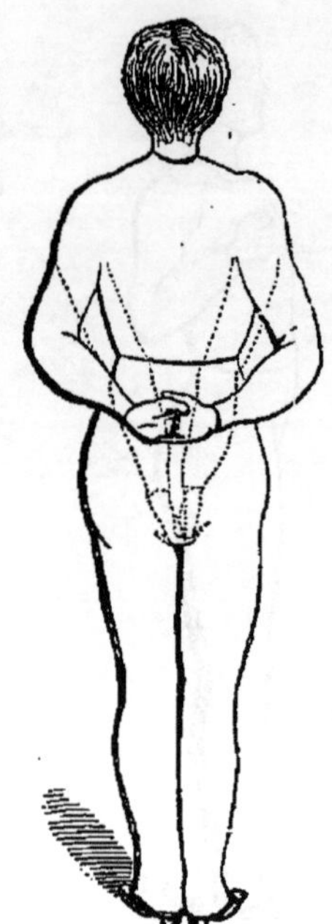

Fig. 119. — Les mains jointes sur le dos.

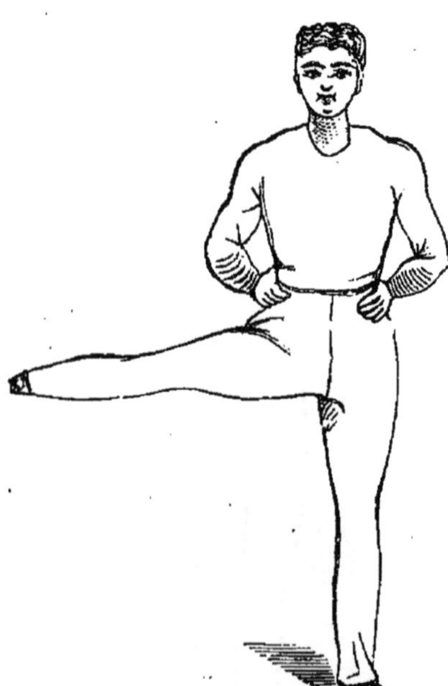

Fig. 120. — Elévation latérale de la jambe.

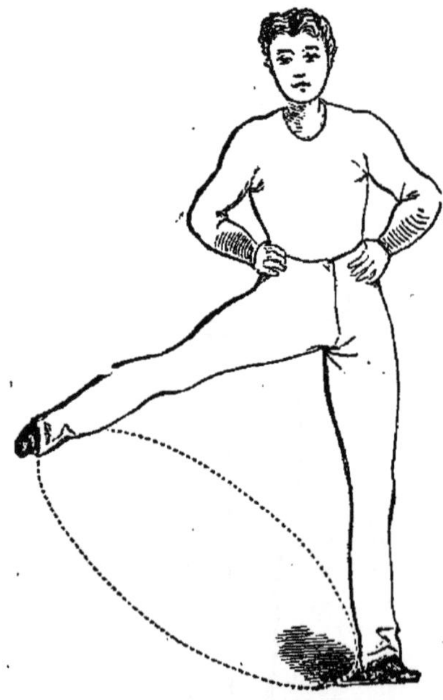

Fig. 121. — Circumduction de la jambe.

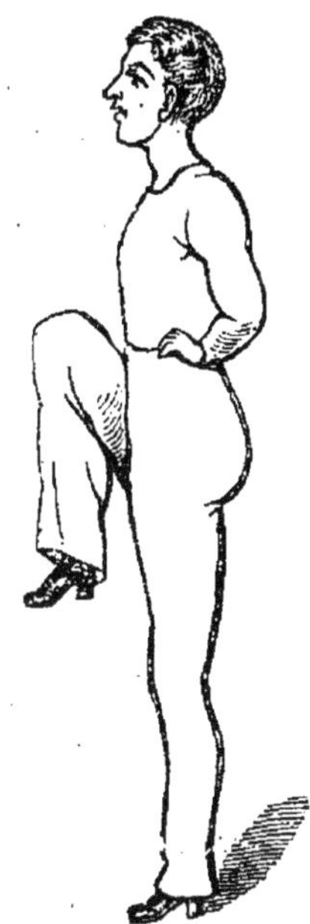

Fig. 122. — Elévation du genou en avant.

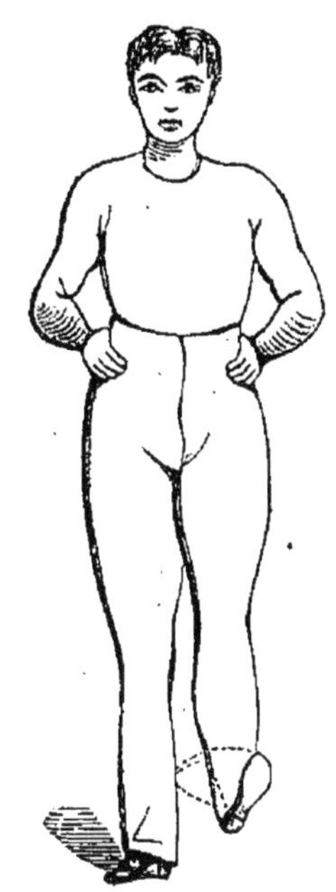

Fig. 123. — Rotation de la jambe de dehors en dedans et de dedans en dehors.

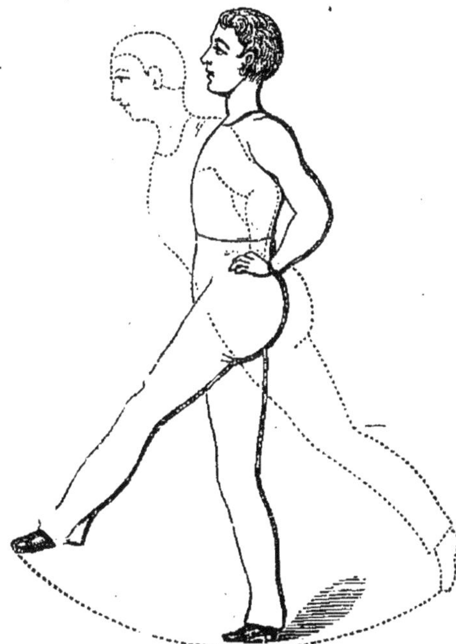

Fig. 124. — Ecartement et rapprochement des jambes.

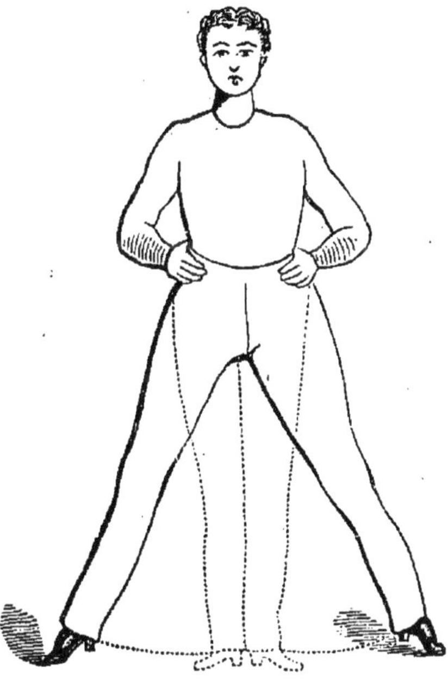

Fig. 125. — Balancement du pied en avant et en arrière.

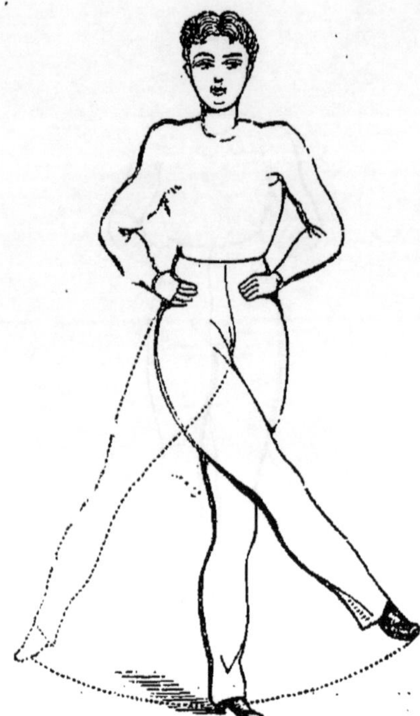

Fig. 126. — Balancement du pied à droite et à gauche.

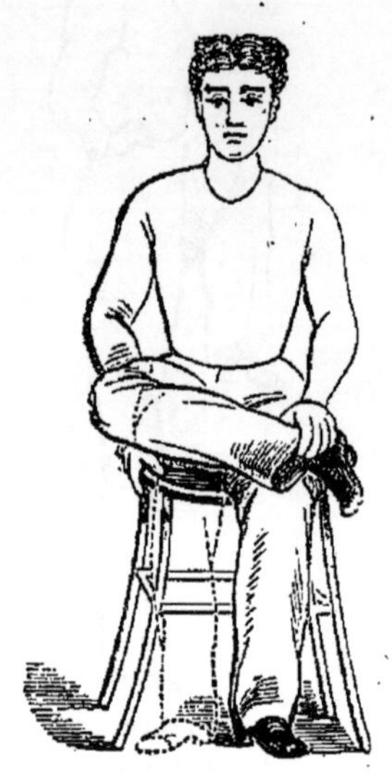

Fig. 127. — Rotation forcée dehors.

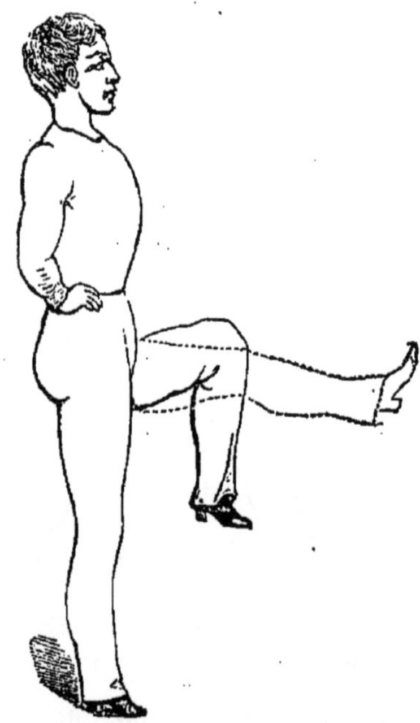

Fig. 128. — Extension et flexion du genou en avant.

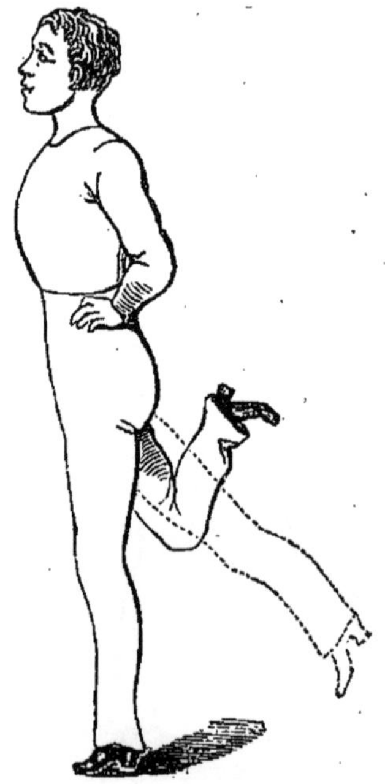

Fig. 129. — Extension et flexion du genou en arrière.

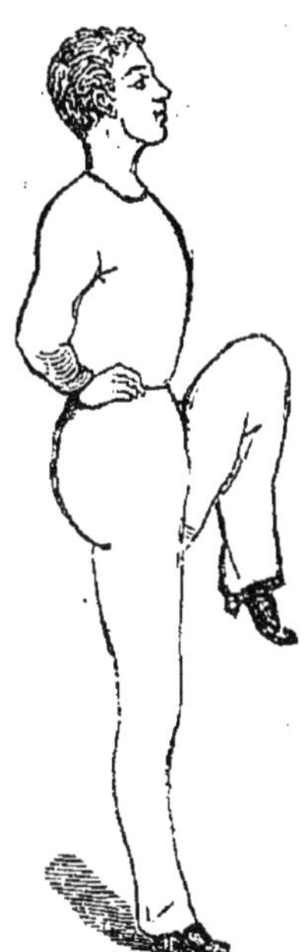

Fig. 130. — Elévation du genou en avant.

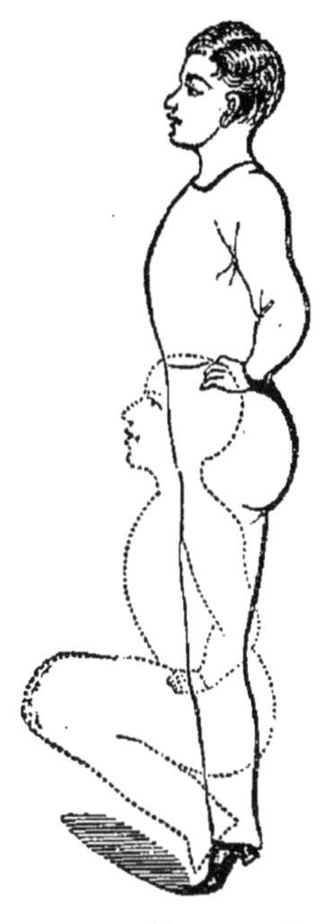

Fig 131. — (Accroupissement.) Flexion sur les jarrets.

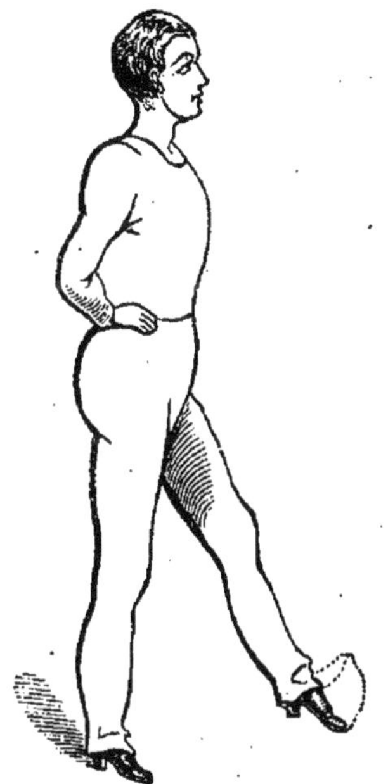

Fig. 132. — Extension et flexion du pied.

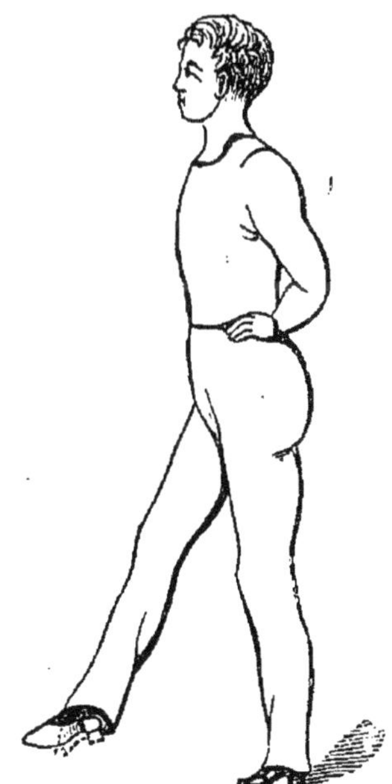

Fig. 133. — Rotation alternative du pied en dedans et en dehors.

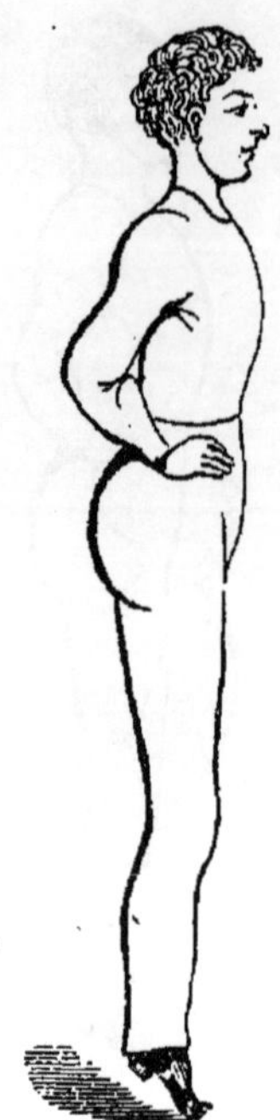

Fig. 134. — Elévation sur la pointe des pieds.

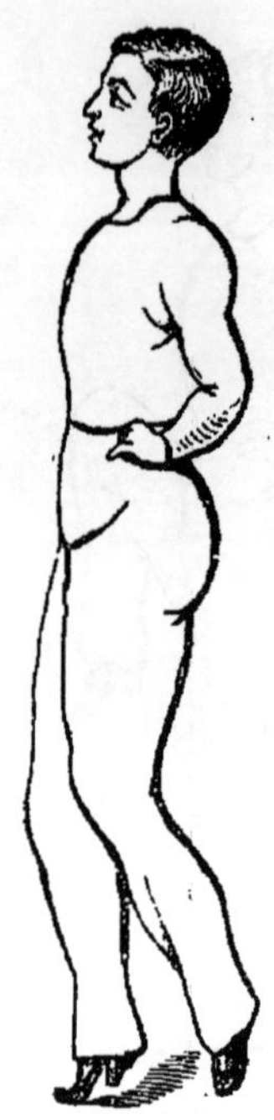

Fig. 135. — Pas gymnastique sur place.

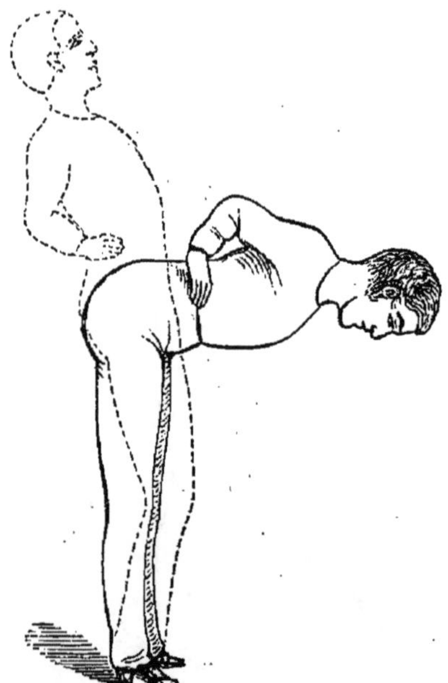

Fig. 136. — Flexion du tronc en avant et en arrière.

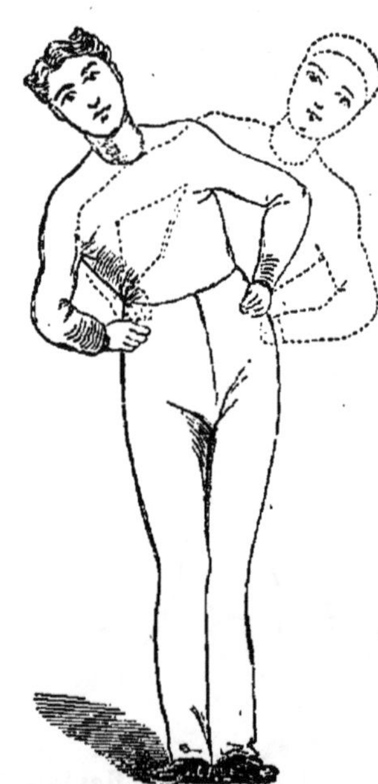

Fig. 137. — Flexion latérale du tronc.

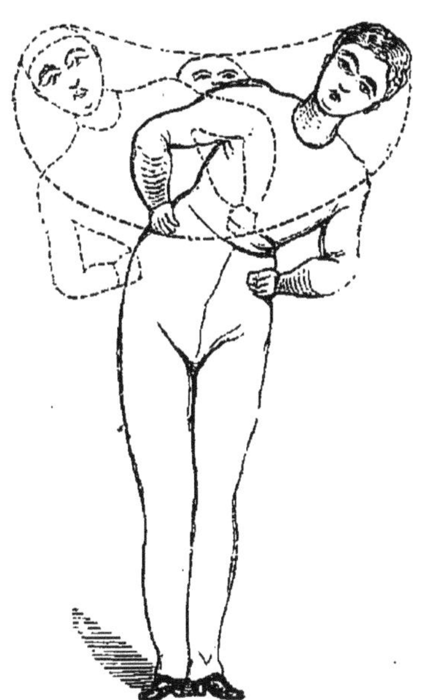

Fig. 138. — Mouvement circulaire du tronc à droite et à gauche.

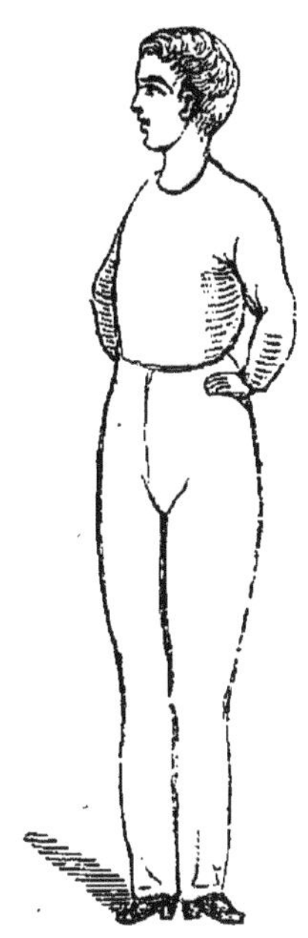

Fig. 139. — Mouvement semi-circulaire du tronc.

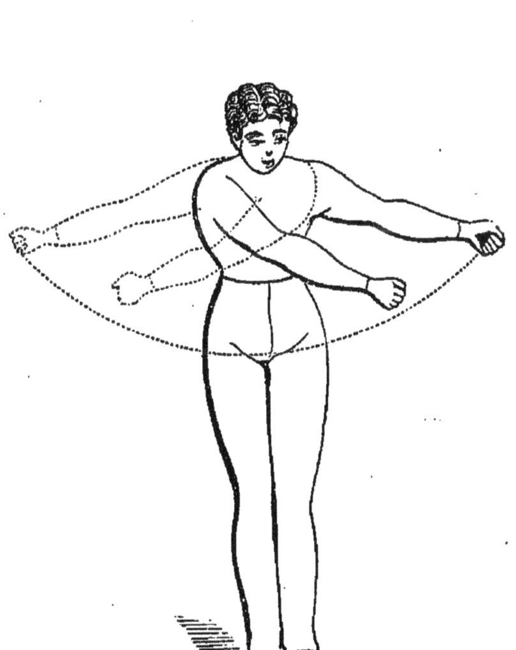

Fig. 140. — Mouvement de faux.

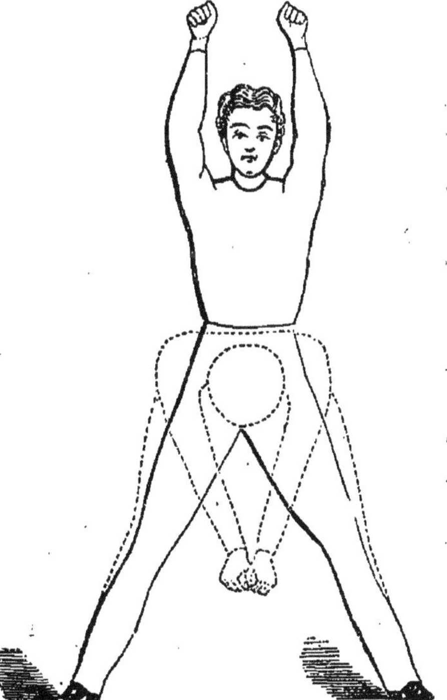

Fig. 141. — Mouvement de hanche.

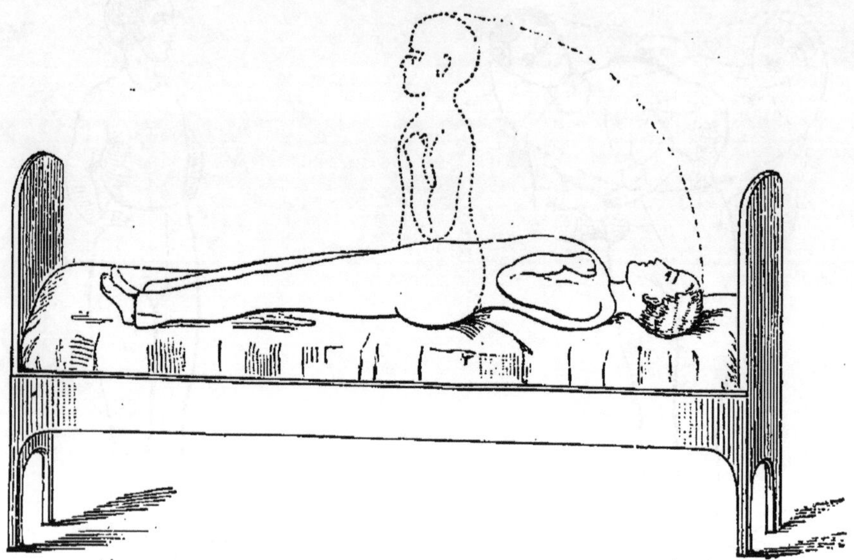

Fig. 142. — Redressement du tronc.

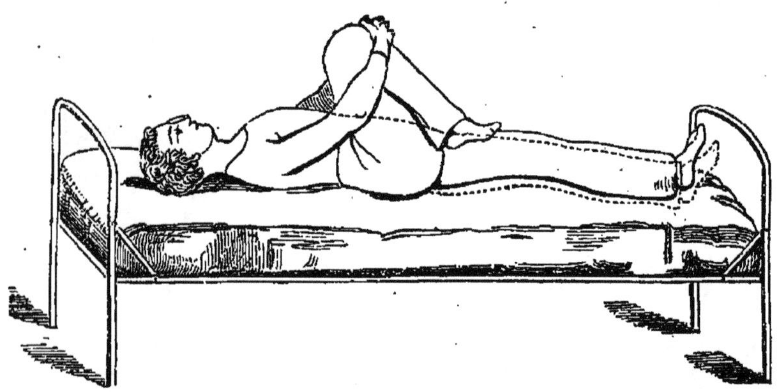

Fig 143.— Flexion forcée du membre inférieur.

APPLICATIONS DU MASSAGE A L'ORTHOPÉDIE

Torticolis. — Il faut d'abord exercer des pressions sur le muscle, le pétrir légèrement et imprimer ensuite une série de mouvements tendant à exagérer l'action de ce muscle, puis des mouvements analogues à ceux que produirait l'antagoniste. Ces manœuvres doivent être exécutées sans violence (Dubreuil).

Duchenne, dans le cas de torticolis intermittent, recommande de faire exécuter à la tête des mouvements actifs, luttant contre une force élastique.

Le sterno-mastoïdien n'est pas le seul muscle qui puisse être atteint, dans le torticolis ; la portion claviculaire du trapèze, le splénius, l'angulaire de l'omoplate peuvent être en cause.

Le docteur de Saint-Germain, notre excellent maître, recommande une grande circonspection dans le traitement du torticolis osseux confirmé, ou dans le cas où l'étiologie paraît obscure. Il n'est pas toujours facile de se rendre un compte exact des lésions. Aussi bien, le docteur de Saint-Germain, dans ses leçons cliniques, rappelle-t-il l'histoire de Bouvier, qui, après avoir diagnostiqué chez un jeune sujet un torticolis musculaire, put pratiquer l'autopsie du même malade, qui avait succombé à une fièvre typhoïde, et reconnaître que les masses latérales de l'atlas étaient détruites[1]. Tout en tenant compte de la rareté du cas, le docteur de Saint-Germain recommande, en conséquence, la plus grande prudence, les manœuvres de douceur, les massages faits « avec discrétion, mais souvent répétés ».

Pied bot. — Le docteur de Saint-Germain, à l'exemple de Dubreuil, de Montpellier, se montre partisan du massage dans le traitement des pieds bots. Jadis Hippocrate, plus récemment Bruckner, Mellet, avaient conseillé l'emploi des manipulations.

Pour de Saint-Germain, le massage doit être pratiqué longuement et fréquemment dans le cas de pied bot ; il faut, de plus, qu'il soit modéré et exécuté avec suite.

Les manipulations exercées quelque temps après une ténotomie constituent un excellent moyen d'assouplissement et de redressement. Elles consistent en mouvements communiqués, en pétrissages exercés sans violence, mais avec une certaine énergie.

Le massage employé comme moyen isolé, pour le traitement des pieds bots, ne saurait s'appliquer qu'au redressement des cas légers.

Le massage forcé de Delore est un moyen infidèle qui ne saurait être comparé, même de très loin, à la ténotomie.

Voici comment Dubreuil s'exprime, au sujet des manœuvres du massage proprement dit : « Les manipulations doivent surtout consister en mouvements communiqués ; quelques frictions peuvent avoir leur utilité, mais la partie essentielle des manœuvres est représentée par les mouvements communiqués ; il faut avoir pour but de porter le pied dans la position opposée à celle où il a été placé par la difformité. »

1. V. de Saint-Germain, *Chir. orthopédique*, 1883.

Ainsi donc, dans le varus, le pied étant en adduction, extension et rotation de la plante en dedans, il faudra le porter en abduction, flexion, rotation en dehors.

Ces exercices doivent être répétés deux fois par jour, pendant 5 à 6 minutes chaque fois.

Scolioses. — Le traitement des scolioses nécessite la connaissance de leurs causes. Celles-ci ont été bien exposées par Kirmisson [1], dans son excellent travail de la *Revue d'orthopédie*, auquel nous faisons les plus larges emprunts [2]. Il faut admettre des scolioses cicatricielles dues à de vastes pertes de substance, des scolioses pleurétiques; d'autres sont consécutives à des paralysies musculaires ou à des contractures réflexes (scolioses dues à des sciatiques) ; d'autres sont liées à des affections des reins, chez les jeunes sujets en particulier. On observe aussi des scolioses liées aux maladies du système nerveux central (scolioses trophiques de Friedreich).

Toutes ces scolioses sont secondaires.

Dans certaines scolioses essentielles, la déviation de la colonne vertébrale constitue à elle seule toute la maladie.

Parmi ces dernières, il en est qui sont d'origine congénitale; d'autres s'observent dans le cours de la première enfance et sont manifestement dues au rachitisme.

A côté de ces formes, il en est une qui s'observe indépendamment de toute autre affection dans le cours de la seconde enfance : c'est la scoliose essentielle des adolescents, dont nous nous occuperons principalement.

Pathogénie. — (Diverses théories ont été émises.)

A. *Théorie musculaire.* — D'après Mayow (1689), les vertèbres croissent plus rapidement que les muscles, de

1. Kirmisson, *Revue d'orthopédie*, 1890.

2. En raison de la grande fréquence de l'application du massage au traitement des scolioses, nous croyons devoir résumer en ces quelques pages le travail de Kirmisson. (N. de l'auteur.)

sorte que ceux-ci deviennent relativement trop courts. C'est la théorie de la rétraction musculaire défendue par J. Guérin.

La *faiblesse ou la parésie* primitive des muscles fut aussi mise en cause. Pour Eulenburg, les muscles correspondant au côté convexe de la colonne vertébrale étaient affaiblis, parésiés, et par suite incapables de ramener le rachis à la rectitude.

A l'autopsie de scolioses anciennes, on constate bien l'atrophie des muscles du côté de la partie convexe, sous l'influence de la distension prolongée subie par les faisceaux musculaires. Mais rien ne prouve qu'il s'agisse là d'un fait primitif (Kirmisson).

B. *Théorie ligamenteuse.* — Pour le même auteur, cette théorie ne repose pas sur des bases plus solides que la théorie musculaire[1].

C. *Théorie osseuse.* — La maladie est évidemment d'origine osseuse :

1° Inflammation lente des vertèbres.

Lorinser, de Vienne, admet que la cause de la scoliose est une inflammation lente et sourde des corps vertébraux, qui, d'abord caractérisée par un défaut de résistance du tissu osseux, aboutirait en deux ou trois ans à la guérison par sclérose.

Pour Kirmisson, c'est là une opinion erronée. Rien dans la marche de la maladie ne rappelle une affection inflammatoire.

2° La scoliose est due au développement du squelette (Hueter).

C'est la *scoliose de développement*, parce qu'elle se produit seulement dans la croissance. D'après Hueter, les côtes répondant à la convexité de la colonne vertébrale sont hypertrophiées dans toutes leurs dimensions ; elles

1. Kirmisson.

sont plus longues, plus larges et plus hautes que les côtes répondant à la concavité du rachis. La moitié du thorax répondant à la convexité représente une forme de thorax d'adulte exagérée ; au contraire, du côté concave, vu l'affaissement de l'angle des côtes, le thorax répond à la forme observée chez le nouveau-né.

Comment expliquer alors les scolioses de la région lombaire, où les côtes flottantes manquent absolument de point d'appui en avant, ou bien même où ces côtes font défaut[1] ?

Théorie du défaut de résistance ou rachitisme de l'adolescence. — Cette affection se produit au moment où la colonne vertébrale est en voie de développement. Jusqu'à l'âge de 25 ans, la colonne vertébrale est en voie de développement ; c'est à ce moment de l'accroissement des parties osseuses de la colonne vertébrale qu'apparaît la scoliose. On est ainsi conduit à établir une relation entre cet accident et le développement des vertèbres.

Toutes les causes capables d'entraver le travail d'ossification peuvent par là même donner lieu à la scoliose. De ce nombre sont les attitudes vicieuses prises pendant les heures d'étude, la station debout trop longtemps prolongée, l'action de porter des fardeaux trop lourds, l'action de faire exécuter à l'un des deux membres supérieurs des efforts qui amènent le développement exagéré de l'une des moitiés du thorax aux dépens de l'autre.

La théorie de la surcharge (*Belastungs Théorie*) de Rosen et Volkmann paraît très rationnelle : l'enfant prend une position vicieuse pendant son travail assis ; l'équilibre du rachis étant troublé par ce fait, le poids du corps s'appuie à l'excès sur une des moitiés de la colonne vertébrale, d'où troubles de l'ossification au moment du développement de l'appareil vertébral.

1. Kirmisson, *loc. cit.*

La cause probable, la cause première de la scoliose réside dans une altération du tissu osseux pendant la période d'ossification, d'accroissement de la colonne vertébrale ; c'est un défaut de nutrition des vertèbres pendant la période de développement : le rachitisme vertébral de la seconde enfance.

Certains auteurs pensent que la scoliose essentielle des adolescents reconnaît très souvent la même cause que les scolioses dites statiques, liées, comme on sait, aux inclinations vicieuses du bassin, elles-mêmes consécutives aux affections primitives du membre inférieur ou de l'articulation coxo-fémorale.

Pour Morlon, en mesurant les membres inférieurs chez les jeunes filles atteintes de scoliose, on rencontrerait très fréquemment une inégalité ; c'est là une affirmation exagérée [1].

Traitement. — Plus l'intervention sera prompte, plus elle sera efficace.

De là la nécessité d'un diagnostic hâtif consistant à reconnaître, non pas une gibbosité nettement accusée, mais ces légères imperfections dans la tenue qui passent souvent inaperçues ou sont traitées avec une trop grande légèreté.

Il faut combattre tout d'abord ces premiers symptômes pour éviter d'avoir affaire plus tard aux déformations osseuses qui offrent des difficultés plus grandes, sinon au-dessus des ressources de l'art.

Le traitement préventif est d'une importance capitale. On s'attachera à combattre la tendance qu'ont les enfants à prendre des attitudes vicieuses pendant les heures de classe; celles-ci ne seront pas trop prolongées ; il faut corriger les vices de réfraction s'il en existe, disposer les pupitres et l'éclairage de telle sorte qu'ils n'aient pas besoin de s'incliner sur leur ouvrage.

1. Kirmisson.

Cette question des sièges et des pupitres d'école est des plus importantes dans le traitement de la scoliose. Le siège doit être disposé de façon à fournir constamment au dos de l'enfant un appui solide ; il sera légèrement incliné d'avant en arrière et de haut en bas ; le dossier remontera jusqu'au niveau des épaules et présentera dans sa partie inférieure une courbure à convexité antérieure, sur laquelle s'appuiera la concavité normale de la région lombaire.

Le pupitre doit être incliné à 15 degrés environ, et être assez rapproché pour que l'enfant puisse commodément y appliquer les bras en écrivant, sans être obligé de se pencher en avant.

On peut adjoindre à ce moyen le siège oblique de Volkmann : la convexité du rachis répond à la partie du siège la plus élevée.

On prendra garde à ce que l'enfant ne projette pas l'épaule droite en avant, ce qui détermine une courbure à convexité droite ; on lui interdira de s'asseoir obliquement, ce qui est l'origine des courbures lombaires primitives à convexité gauche.

Pour Kirmisson : « On doit proscrire l'usage des oreillers. Le lit doit être bien horizontal et assez résistant pour ne pas se laisser déprimer par le poids du corps. »

Le traitement curatif comprend des moyens mécaniques et des moyens orthopédiques.

Moyens mécaniques. — Tous les moyens mécaniques proposés dans le traitement de la scoliose se rapportent à l'un des deux principes suivants[1] :

1° Pression exercée sur la gibbosité ;

2° Extension sur la colonne vertébrale.

En 1650, Glisson mit en pratique l'extension dans la

1. Kirmisson.

position verticale à l'aide d'un appareil qui suspendait le malade par-dessous les bras, la tête et les mains, et appelé escarpolette anglaise.

Nück inaugura un appareil, sorte de collier, avec lequel il suspendait l'enfant par le cou en le faisant élever à l'aide de cordes et de poulies.

Puis on eut recours aux lits orthopédiques; le plus simple et le plus pratique est le plan incliné de Beely, qui se compose d'une planche sur laquelle le malade s'allonge et dont l'inclinaison peut être modifiée à volonté. Au moyen d'une poulie et d'un appareil à suspension prenant point d'appui sur la tête et sous les aisselles, on peut exercer une traction continue que l'on gradue à l'aide de poids.

Le docteur Benjamen Lee a préconisé l'auto-suspension et son système a été adopté et vulgarisé par Levis et Sayre (de New-York). Grâce à un appareil spécial prenant ses points d'appui sous l'occiput et sous le menton d'une part, sous les épaules d'autre part, le malade est soulevé peu à peu, jusqu'à ce que la pointe de ses orteils quitte le sol; pendant cette suspension, le poids du corps agit pour redresser les courbures du rachis.

La méthode de Sayre comporte en outre le port d'un corset plâtré moulé sur le tronc du malade pendant la suspension.

Exercices orthopédiques. — 1° Le malade reste passif, et c'est le médecin qui s'efforce de procurer le redressement;

2° On a recours à la contraction musculaire pour corriger l'attitude vicieuse.

La suspension de Sayre constitue un premier exercice de redressement qui pourra être passif ou actif, suivant que l'extension sera faite par le médecin, ou que le malade se soulèvera lui-même à l'aide des bras. Cet exercice répété chaque jour est fort utile.

Moyens qui sont de nature à améliorer la santé générale et par suite à activer la nutrition du système osseux. — De ce nombre sont l'exercice modéré, le séjour à la campagne, les bains salés, une nourriture tonique, l'hydrothérapie, l'emploi du phosphate de chaux, le massage général.

La force employée pour opérer le redressement ne doit pas être trop considérable.

Les côtes et les membres supérieurs sont les deux leviers que nous avons à notre disposition pour agir sur la colonne vertébrale.

Les malades sont soumis à la suspension d'après la méthode Sayre, modifiée au moyen de l'appareil suivant :

Il se compose de deux montants verticaux supportant une barre transversale à laquelle est accroché l'appareil à suspension qui prend point d'appui sur la tête et les aisselles du malade.

A l'appareil sont surajoutées deux plaques qui peuvent être rapprochées l'une de l'autre par un mouvement de vis, de façon à enserrer le bassin sur ses parties latérales et à l'immobiliser, en même temps qu'une troisième plaque convenablement disposée peut exercer une compression sur la gibbosité.

La suspension latérale se fait de la façon suivante[1] :

« J'utilise aussi la suspension latérale recommandée par le professeur Lorenz (de Vienne), toutefois en la modifiant. La suspension totale du malade dans cette attitude me semble un moyen trop violent. Aussi fais-je appuyer le malade sur la barre horizontale E (voyez fig. 2), de telle façon qu'il repose encore sur le sol par l'un des membres inférieurs. Le côté de la convexité répond à la barre d'appui, de sorte que, dans cette attitude, la colonne vertébrale prend une inclinaison en sens in-

1. Kirmisson.

verse de sa courbure vicieuse. Le bras répondant à la convexité est pendant, et soutient un haltère qui fait contrepoids et contribue à entraîner le tronc dans l'attitude qu'on lui veut imprimer. Le bras du côté opposé exécute des mouvements alternatifs d'élévation et d'abaissement, en même temps que le malade fait de grands mouvements successifs d'inspiration et d'expiration, synchrones avec les mouvements du membre supérieur. Le chirurgien, placé derrière le malade, immobilise le bassin en embrassant d'une main la crête iliaque, tandis qu'avec l'autre main il s'efforce d'entraîner en arrière l'épaule répondant à la concavité, de manière à imprimer à la colonne vertébrale une torsion en sens inverse de sa torsion pathologique. »

Contre la tendance à la cyphose dorsale, Kirmisson se sert de l'appareil à traction dont nous reproduisons la figure :

« J'emploie surtout l'appareil à traction de Larghiader, composé de poids suspendus aux deux extrémités d'une corde et que le malade doit soulever, d'abord avec les bras étendus, puis faire passer au-dessus de sa tête et enfin derrière son dos, en effaçant fortement les épaules. La traction se faisant, dans cet appareil, à l'aide d'une corde, me paraît beaucoup plus continue et beaucoup plus égale que celle qu'on obtient à l'aide des appareils à traction élastique.

» Après ces divers exercices, dont la durée totale est d'une demi-heure environ, je fais reposer les malades sur un plan incliné, avec extension, construit sur le modèle de celui de Beely (voyez figure 4). Dans cet appareil, l'extension est faite, au moyen de l'appareil de Sayre, par des poids d'un volume croissant; l'obliquité imprimée au tronc reposant sur le plan incliné suffira à réaliser la contre-extension. Cette extension dans le décubitus horizontal est parfaitement supportée par les malades, et le poids extenseur peut être rapidement porté à 15 ou 20 kilogrammes. A l'extension sur le plan incliné, on peut ajouter, suivant les cas, la pression sur la gibbosité au moyen de ceintures qui sont fixées par des crochets aux parties latérales de l'appareil. »

MASSAGE DANS LES MALADIES DES YEUX

Avant d'être entré dans la pratique générale, le massage était employé inconsciemment en oculistique. On l'exerçait en effet toutes les fois qu'on appliquait une pommade sur la membrane conjonctive de l'œil.

En 1872, au congrès de Londres, Donders préconisa le massage oculaire.

En 1873, Jacob Heiberg fit une communication *Sur le massage dans les affections oculaires.*

En 1880, le Dr Just de Zittan et le Dr Pedraglia, de Hambourg, publièrent des articles sur le massage de l'œil appliqué à des cas particuliers.

En 1881, le Dr Damalix publia, dans les *Archives d'ophtalmologie*, un article où il rendait compte de l'expérimentation du massage dans le service du Dr Panas.

Le Dr Costoinous, d'Athènes, présenta en 1882, au congrès des médecins grecs, un travail sur le massage de l'œil. En 1888, il fit connaître au congrès français d'ophtalmologie son traitement des granulations par le massage.

Le Dr Jocqs, dans la *Revue d'hygiène thérapeutique* (décembre 1891), donne un aperçu sur le massage en oculistique ; nous ne pouvons mieux faire que de lui laisser la parole :

Le massage oculaire doit être divisé en trois catégories, suivant la lésion que l'on veut attaquer ou l'effet que l'on veut produire.

1° *Massage simple.* — Il agit sur l'œil par la pression.

2° *Massage médicamenteux.* — Il agit par lui-même, et agit aussi sur la lésion par le médicament introduit entre les paupières.

3° *Massage traumatique.* — Il a pour but de détruire une lésion par un frottement prolongé aidé d'un agent médicamenteux, qui agira soit seulement comme corps étranger, soit en même temps comme corps étranger et comme substance antiseptique.

Massage simple. — En général, on agit sur l'œil non pas directement, mais par l'intermédiaire des paupières.

Les frictions sont ou diamétrales ou circulaires ; ces manœuvres doivent être très rapides; elles peuvent être employées dans les affections bénignes de l'œil, comme l'œdème palpébral, les conjonctivites simples, les ecchymoses des paupières. (Massage radiaire, fig. 144, 145, 146, 147.)

Le massage a été utilisé avec succès par Vood White dans l'embolie de l'artère centrale de la rétine ; on en retire un grand bénéfice dans certains cas de blépharospasme.

Il est surtout employé pour la maturation artificielle de la cataracte.

Massage médicamenteux. — Dans ce cas, le médicament diffusé sur toute la superficie du globe l'entoure, agit plus rapidement et d'une façon plus énergique. La conjonctivite et la kérato-conjonctivite phlycténulaire guérissent très rapidement par ce moyen.

On obtient aussi de très bons résultats par le massage

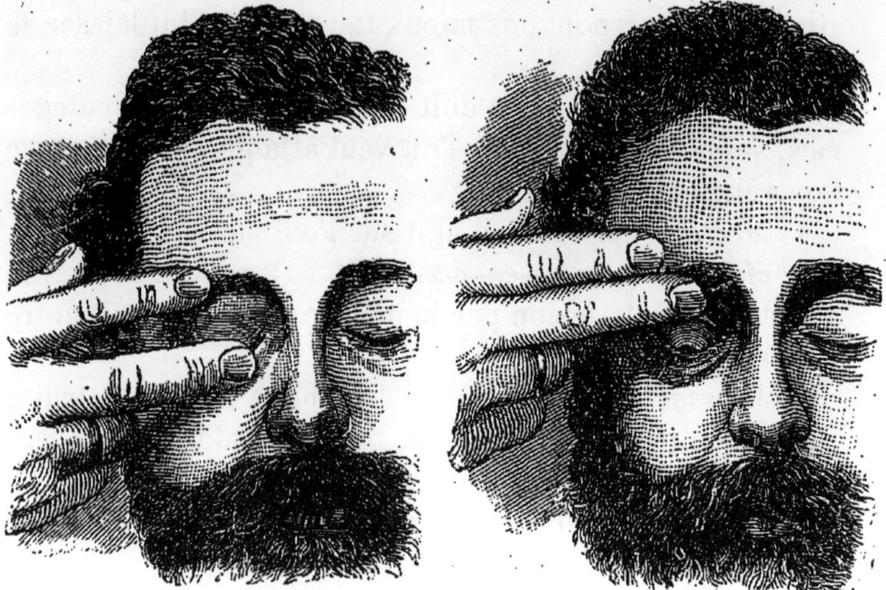

Fig. 144. — Départ. Fig. 145. Arrivée.
Massage radiaire de l'arc supérieur de l'œil.

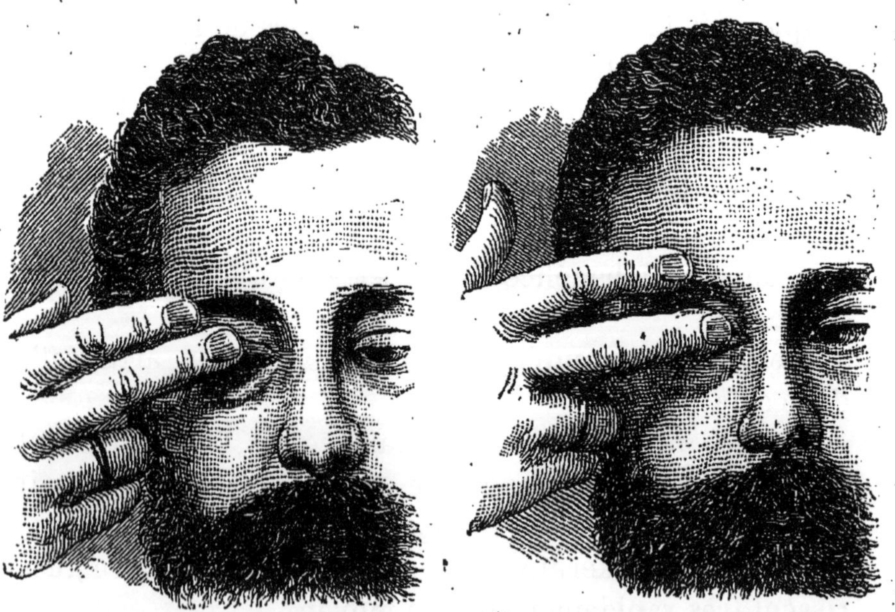

Fig. 146. — Départ. Fig. 147. — Arrivée.
Massage radiaire de l'arc inférieur de l'œil.

dans les ulcérations de la cornée, à condition d'anesthésier au préalable cette membrane en instillant quelques gouttes d'un collyre à la cocaïne.

La guérison de la kératite insterstitielle est hâtée par le massage.

Massage traumatique. — Il est surtout employé contre les granulations de la conjonctive et contre les taies de la cornée. Dans la conjonctivite granuleuse, après avoir retourné la paupière et l'avoir insensibilisée par la cocaïne, on pratique, à l'aide du pouce imprégné d'acide borique porphyrisé, des frictions aussi rudes que peut les supporter le malade. La séance terminée, la surface saignante de la conjonctive palpébrale est lavée à la solution de sublimé. Une vingtaine de séances suffisent pour rendre la conjonctive absolument lisse.

Pour les taies de la cornée, le massage peut être appliqué immédiatement sur la membrane, ou médiatement à travers la paupière. On emploie ordinairement la poudre de calomel. Dans ce cas, le massage ne donne des résultats que dans les taies récentes et superficielles.

J'ai eu plusieurs fois l'occasion de pratiquer le massage dans le cas de contracture spasmodique de l'orbiculaire. La guérison a été la règle.

MALADIES DU NEZ, DU LARYNX DE L'APPAREIL AUDITIF ET DU PHARYNX

Maladies du nez. — Le Dr Garnault a publié, en 1892 (*Semaine médicale*), un article plein d'intérêt sur l'application de la médecine vibratoire au traitement des affections de la muqueuse nasale. Michel Braun, de Trieste, fit, en 1890[1], un exposé de la méthode vibratoire de Kellgrenn, dont il avait lui-même fait l'expérience dans le traitement des névroses réflexes (*asthme et migraine, les névralgies, le catarrhe naso-pharyngien et l'ozène*). D'après Garnault, G. von Cedeesclüöld, de Baden-Baden, aurait guéri un cas de catarrhe naso-pharyngien, par les mêmes pratiques de massothérapie vibratoire.

Herzfeld (*Deutsche Med. Zeitz.*, 1890) confirme les résultats de Braun ; Höffinger (*Allg. Wien. med. Zeitz.*, 1891) a obtenu des succès dans treize cas de catarrhe naso-pharyngien.

Demme, Laker, Félici, Lahmann ont publié la relation de cas de guérison par ces mêmes vibrations thérapeutiques. Garnault nous décrit comme extrêmement difficile

1. Congrès de Berlin.

cette manœuvre essentielle qui consiste à employer pour « vibrer le nez », une longue sonde en maillechort, renflée à son extrémité et « garnie d'ouate roulée ayant la consistance de la pulpe du doigt ». La muqueuse est au préalable cocaïnée avec une solution à 10 0/0. Garnault « vibre », pendant une durée de une à trois secondes, toutes *les parties accessibles*, y compris la *pars nasalis* du pharynx, la voûte, les bourrelets des trompes, l'extrémité des cornets, le dos du voile, la face postérieure du pharynx, puis le larynx, la région aryténoïdienne, le sinus piriforme, les cordes ; ensuite, la *pars oralis*, les piliers antérieurs, la face antérieure du voile, parce que cette partie est la plus sensible et que les vibrations y déterminent plus souvent qu'ailleurs des réflexes pénibles.

Le médecin produit ses vibrations au moyen de contractions tétaniques des muscles de l'épaule et surtout du bras. « Les mouvements se passent presque entièrement dans le pli du coude. Ils doivent être de si faible amplitude, que c'est à peine si la main placée sur les muscles les sentira se contracter. » Un procédé spécial « d'entraînement ou d'éducation » est nécessaire au praticien : il faut que, s'étant assis en face d'une table sur laquelle il appuie le coude plié, les vibrations ne fassent qu'impressionner la partie centrale de l'eau contenue dans un verre plein reposant sur la table. Garnault conseille, pour contrôler les résultats, de se servir de l'enregistreur de Marey.

Les vibrations doivent être : *rapides*, *régulières*, de *même intensité*. Si ces conditions n'étaient pas remplies, la muqueuse pourrait se déchirer, l'inflammation pourrait s'accroître.

Ainsi donc, suivant Garnault, ce massage doit être très rapide ; il est très douloureux, malgré l'emploi de la cocaïne; mais, d'après Braun, « il a pour effet de couper complètement l'attaque ; non seulement on obtient la disparition de la dysphagie et de la dyspepsie, mais la diminution du gonflement local et de la fièvre concomitante ».

Dans le cas de rhinite purulente, de dégénérescence de la muqueuse avec ulcérations, Garnault prétend avoir obtenu d'excellents résultats. Voici comment il procède pour l'ozène : « Dans une première séance, je bourre complètement l'une des narines avec un tampon imbibé de lanoline pyoctaninée à 10 0/0, après un lavage antiseptique préalable ; le lendemain j'enlève le tampon, nettoie et vibre cette narine et fais subir la même opération à l'autre narine.

» Le massage vibratoire calme la douleur, fortifie les muscles et empêche le développement des scléroses interstitielles. Ainsi que l'a démontré Castex, il rend aux nerfs leur activité en les calmant, régularise leur action comme vasomoteurs et sécréteurs, agit directement sur la couche musculaire des vaisseaux qu'il tonifie, aussi bien que sur le tissu glandulaire lui-même ; il réduit rapidement l'inflammation et fait rétrocéder les processus hypertrophiques. Dans les processus atrophiques, au contraire, il arrête l'atrophie, donne de nouvelles forces aux vaisseaux ; on les voit, au lieu de tendre à disparaître, renaître et se développer, et avec eux la muqueuse en voie de destruction. Les glandes reprennent leur développement et leur activité. Ainsi se passent les choses dans bien des cas, et l'on arrive toujours à un bon résultat en appliquant le traitement avec régularité et patience. Il ne faut pas cependant que le processus atrophique soit trop avancé ; lorsqu'il n'y a plus dans ce qui fut la muqueuse, ni nerfs, ni glandes, ni vaisseaux, il n'y a aucune régénération à espérer ; et le massage ne peut ici être considéré que comme un procédé de nettoyage perfectionné, qui, mieux que les autres procédés, modifie les symptômes, mais ne saurait conduire à la guérison. » (Garnault, *loc. cit.*)

Maladies du larynx. — J'ai eu à traiter (en 1884) au moyen du massage, plusieurs malades atteints de troubles laryngés, consistant pour la plupart en aphonies nerveuses, atonie des muscles laryngés, en particulier du crico-thyroïdien, spasme glottique, hyperhémie laryngienne (chez des chanteurs de profession, élèves du Conservatoire, prédicateurs, etc.).

L'amélioration se produisit, parfois très rapide et inattendue. Dans un cas de dysphonie nerveuse, chez une jeune fille hystérique dont le traitement m'avait été confié par le Dr Coupard, la guérison fut obtenue en peu de temps. Mais on peut objecter qu'il est difficile d'établir dans de tels cas, la part qui revient à la suggestion. La question des indications du massage appliqué aux maladies du larynx est encore à l'étude et ne saurait être résolue d'après quelques observations. Il faut noter l'action rapide du massage dans le cas de congestions laryngées dues à l'abus de l'effort vocal, à l'arthritisme. Joal et Ruault ont signalé l'influence de cette diathèse arthritique sur les phénomènes d'hyperhémie laryngée. Ruault signale les congestions du larynx chez les constipés et les dyspeptiques.

Voici comment le massage m'a paru devoir être pratiqué :

Après avoir oint d'un corps gras (vaseline, glycérine, huile d'olive) la partie antérieure du cou :

1° Pratiquer de haut en bas de larges effleurages, au moyen de la région comprise entre le pouce d'une part, et l'ensemble des doigts et de la paume de la main, de l'autre. On utilisera alternativement ainsi les deux mains, de telle sorte que les deux parties latérales du larynx pourront subir des pressions égales pour chaque côté;

2° Au moyen des pouces, presser horizontalement de dedans en dehors, en suivant le trajet des veines thyroïdiennes supérieures, c'est-à-dire à partir de la partie antérieure de l'espace thyro-hyoïdien, jusqu'à la rencontre de la jugulaire interne, dont le trajet est facile à déterminer ;

3° Presser de haut en bas au niveau de la partie inférieure du cou, afin d'exercer une déplétion sur les veines de la région ;

4° Au moyen des deux index animés d'un mouvement rotatoire alternatif, pratiquer de dedans en dehors le massage des crico-thyroïdiens ;

5° Imprimer des mouvements de latéralité à l'os hyoïde et au larynx, afin de rendre plus souples les articulations.

Terminer par de larges effleurages dirigés dans le sens des veines de la région.

Luc a traduit le travail de Braun sur le massage vibratoire du larynx. Il y a ajouté l'application de l'électricité, qui constitue aussi un moyen « vibratoire » bien plus facile à appliquer que le massage, tel que Braun le conçoit. Dans l'état actuel de la science, on doit se borner à faire toutes sortes de réserves sur l'emploi de ces moyens thérapeutiques, auxquels il faut cette consécration que donnent les observations multiples et une expérience de longue date. Castex prépare, sur la question, une étude qu'il ne juge pas encore assez documentée pour en publier les résultats.

Maladies de l'appareil auditif. — Nous extrayons des excellentes *Leçons sur les maladies de l'oreille* publiées par Hermet, les lignes suivantes, concernant le traitement « par le masseur du tympan » de Delstanche :

« Il y a trois ans, un auriste très distingué de Bruxelles, M. le Dr Delstanche, a inventé un instrument ingénieux, auquel il a donné le nom de masseur du tympan et qui rend de grands services dans les cas d'ankylose fibreuse.

» C'est une pompe aspirante et foulante, à laquelle est adapté un tube en caoutchouc, terminé par un embout auriculaire bouchant hermétiquement le conduit auditif externe.

» Il a le grand avantage d'être d'un maniement si facile qu'on peut le mettre sans inconvénient entre les mains des malades.

» Il est muni d'un régulateur qui permet de modérer à volonté les effets de l'aspiration, évitant ainsi une rupture possible de la membrane du tympan.

» Le médecin doit se rendre compte du degré d'aspiration nécessaire pour déplacer suffisamment la membrane, et, après avoir tourné le pas de vis adapté au corps de pompe, il fixe le cran d'arrêt.

» Le malade n'a plus qu'à pratiquer journellement le nombre d'aspirations nécessaires, 15 à 20 en général. Après quelques jours, il faut augmenter la puissance aspiratrice et arriver progressivement à supprimer le cran d'arrêt, de façon à arriver au numéro 15, qui est le maximum.

» En quelques semaines, on diminue l'intensité des bourdonnements et on augmente l'acuité auditive. »

Massage du pharynx. — Nous mentionnerons, sans l'avoir employé nous-même, un nouveau mode de traitement de la pharyngite au moyen du massage :

Pour pratiquer le massage du pharynx, le docteur Cecconi se sert de deux bâtonnets en laiton, ayant une longueur d'environ 20 centimètres. Ces deux bâtonnets présentent à une de leurs extrémités, l'un un bouton de la largeur d'une pièce de deux centimes, l'autre une courbure en V de 2 centimètres environ, terminée par une olive. Cette dernière disposition s'adapte ainsi à la coupole naso-pharyngienne et peut y être plus facilement portée en évitant la luette et les piliers. Voici comment il procède : le malade étant assis comme pour un examen laryngoscopique, l'auteur commence par anesthésier légèrement, au moyen d'une solution de cocaïne, le pharynx et la base de la langue. Puis, saisissant le bâtonnet droit, après avoir eu soin d'envelopper le bouton d'un peu de coton imbibé d'eau, d'huile d'amandes douces ou d'un autre corps gluant, il commence par frotter le pharynx de haut en bas dans la direction des veines, d'abord légèrement (effleurage), puis de plus en plus fort, jusqu'à faire un véritable massage de la partie, en ayant soin d'aller des parties latérales, où la lésion est toujours plus intense, vers la ligne médiane. Ensuite il porte le bâtonnet en V dans la partie nasale du pharynx. Ici le *tapotement* est la forme de massage qui convient le mieux. Il se sert de l'instrument comme d'un marteau, donnant des coups brefs, distincts, énergiques, ou prolongés. Aucune partie de cette muqueuse ne doit échapper au massage. L'opération doit durer de deux à trois minutes. Cet espace de temps sera réparti sur les muqueuses nasale et buccale, suivant le degré d'inflammation de l'une ou de l'autre de ces régions. Le Dr Cecconi donne quelques observations qui démontrent les bons effets de ce mode de traitement. Il croit, en outre, le massage efficace contre les granulations du pharynx et la pharyngite atrophique (catarrhe raréfiant).

(La Clinique de Bruxelles., d'ap. *Revista veneta di science mediche.)*

Le massage des amygdales. — Dans l'hypertrophie chronique des amygdales, on peut, à l'exemple de Maurel, exercer sur l'amygdale des pressions qui en provoqueront la disparition. Nous doutons toutefois que ce procédé puisse prévaloir sur l'opération si rapide et si classique de l'amygdalotomie.

ORGANES GÉNITO-URINAIRES

Prostate. — Estlander (1877) recommande le massage dans le traitement des engorgements chroniques de la prostate. Nous pensons qu'une telle pratique peut, tout au plus, soulager certains malades, mais sans prétendre les guérir ou même améliorer sérieusement leur état.

Vessie. — Récamier, afin de traiter le spasme du col vésical, chez certains de ses malades, a recommandé une sorte de massage (par le rectum chez l'homme ou la fille vierge, par le vagin chez la femme), consistant à exercer au moyen de la pulpe du doigt, des pressions, secousses, mouvements intéressant le col vésical. Sans doute, c'est par une sorte d'élongation des nerfs de la région que ces manœuvres ont dû avoir quelque action dans les cas rares où quelque névralgie essentielle du col vésical était en cause.

Incontinence nocturne des urines. — N'ayant aucune expérience personnelle sur le sujet, nous nous bornons à extraire du *Journal de la médecine moderne*, l'article publié par M. Radecovitch, auquel nous laissons sur les faits qu'il avance une entière responsabilité :

Le Dr I. Csillag a publié, dans les *Archiv. für Kinderheilkunde*, les résultats qu'il a obtenus par le massage dans le traitement de l'incontinence des urines chez les enfants. Se basant sur la théorie de Ultzmann, que la cause principale de cette maladie est une parésie des muscles de la vessie et du sphincter vésical, il recommande le massage pour fortifier ces muscles. Csillag a appliqué son traitement dans la polyclinique du professeur Monti, à Vienne, dans 3 cas, dans lesquels il a obtenu une guérison complète. Le Dr Ravicovitch a appliqué le même traitement chez 8 enfants âgés de 7 à 11 ans, dans la maison des Enfants-Trouvés de Kieff. Tous les moyens de traitement et des mesures hygiéniques ont été essayés chez ces enfants, mais sans aucun résultat.

Voici le manuel opératoire :

1° Le malade est placé dans la position de lithotripsie. Le médecin introduit l'index dans le rectum, touche le canal uréthral et arrive jusqu'au col de la vessie. En même temps il enfonce les bouts des doigts de la main gauche immédiatement au-dessus de la symphyse pubienne et tâche de sentir avec ces doigts le doigt placé dans le rectum. Du moment que les doigts se sentent, l'opérateur produit avec le doigt qui est dans le rectum 5 à 6 pressions douces avec tremblements (*Zitterdrückung*).

2° Le malade garde la même position. L'opérateur place la paume de la main sur le bas-ventre du malade. parallèlement à l'axe du corps, enfonce les bouts des doigts profondément dans le ventre dans la direction du sacrum et produit avec la main deux à trois secousses. Cette manipulation se fait des deux côtés du ventre.

3° Le malade est couché sur le dos, les jambes allongées. L'opérateur écarte les cuisses, pendant que le malade cherche à lui résister. Puis le malade serre les jambes, et le médecin tâche de s'y opposer. Ces manipulations sont faites cinq à six fois.

4° Le malade est dans la position de lithotripsie, mais les jambes rapprochées l'une de l'autre. L'opérateur tâche de séparer les genoux du malade en se plaçant du côté du malade. Le malade résiste. Puis le malade rapproche les genoux, et le médecin s'y oppose. Une fois les genoux écartés, le malade soulève son bassin jusqu'à ce que les hanches et le corps soient à la même hauteur. Ces manipulations se font également pendant cinq à six fois.

5° Le malade se tient debout, un peu penché en avant, les mains appuyées contre une table, les jambes croisées. Le médecin recommande de contracter le sphincter anal, comme pour retenir l'évacuation. Csillag recommande ce procédé trois à quatre fois toutes les heures, durant tous les jours du traitement.

6° Le malade se tient debout, comme dans le procédé précédent, et le médecin frappe légèrement, avec la main fermée, sur la région sacrée du malade.

Le manuel opératoire ci-dessus décrit est celui de Csillag.

Le Dr Ravicovitch opérait le massage tous les jours, entre dix heures et midi, et aurait obtenu une guérison après une dizaine de séances. Sur les 8 cas traités par cette méthode, l'auteur a obtenu dans 6 une guérison complète. Deux mois après la cessation du traitement, il n'y avait pas de rechute. Dans un cas la guérison ne s'est pas maintenue, et dans un il n'y avait aucun résultat.

Se fondant sur ses propres observations et sur celles de Csillag, l'auteur arrive aux conclusions suivantes :

1° Le traitement mécanique de l'incontinence des urines est un excellent moyen thérapeutique et hygiénique ;

2° Ce moyen, grâce à son inoffensivité, doit être employé avant les autres moyens recommandés contre l'incontinence.

(*Bulletin général de thérapeutique*, d'ap. le *Wratch.*)

Massage en obstétrique. — Méthode de Kristeller (dans la délivrance) : effleurage suivi de frictions et du pétrissage de l'utérus ; les pressions ont pour but d'agir sur le fond de l'utérus et par conséquent, autant que possible, sur les insertions placentaires. Diriger les manipulations vers le sacrum. — Crédé a préconisé les manœuvres d'expression pour favoriser la délivrance. Nous donnons ici trois figures empruntées à l'ouvrage de L. Petit et qui peuvent se passer de description détaillée. Nous renvoyons du reste à ce sujet le lecteur aux traités spéciaux d'obstétrique (fig. 148, 149, 150).

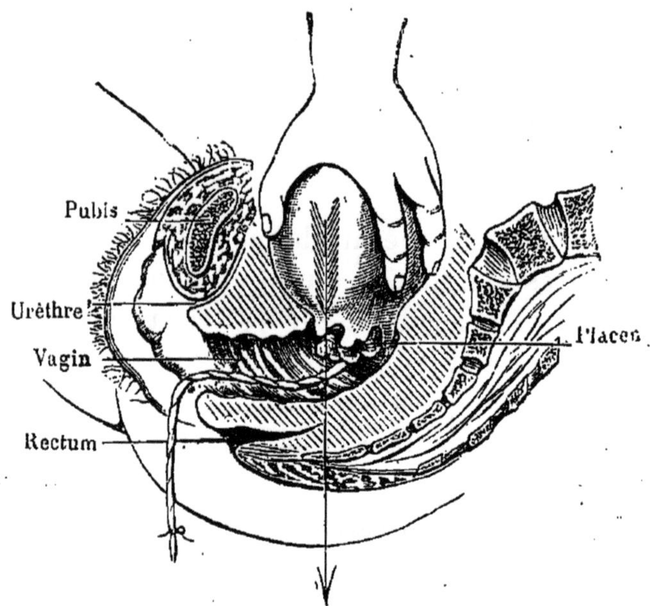

Fig. 148. — Manœuvres de Crédé.

Massage en gynécologie[1]. — L'application rationnelle du massage au traitement des affections gynécologiques est encore à l'état d'étude. Je ne crois devoir donner ici qu'un simple exposé des pratiques employées avec en-

1. Ne pratiquant pas le massage gynécologique, nous laissons aux auteurs que nous citons dans ce rapide exposé, l'entière responsabilité des faits énoncés. (N. de l'auteur.)

thousiasme à l'étranger, mais qui n'ont pas, à mon avis, reçu encore chez nous la sanction suffisante du temps et de l'expérimentation impartiale et raisonnée.

Le premier point en gynécologie est d'établir un *diagnostic exact*, par la palpation bimanuelle.

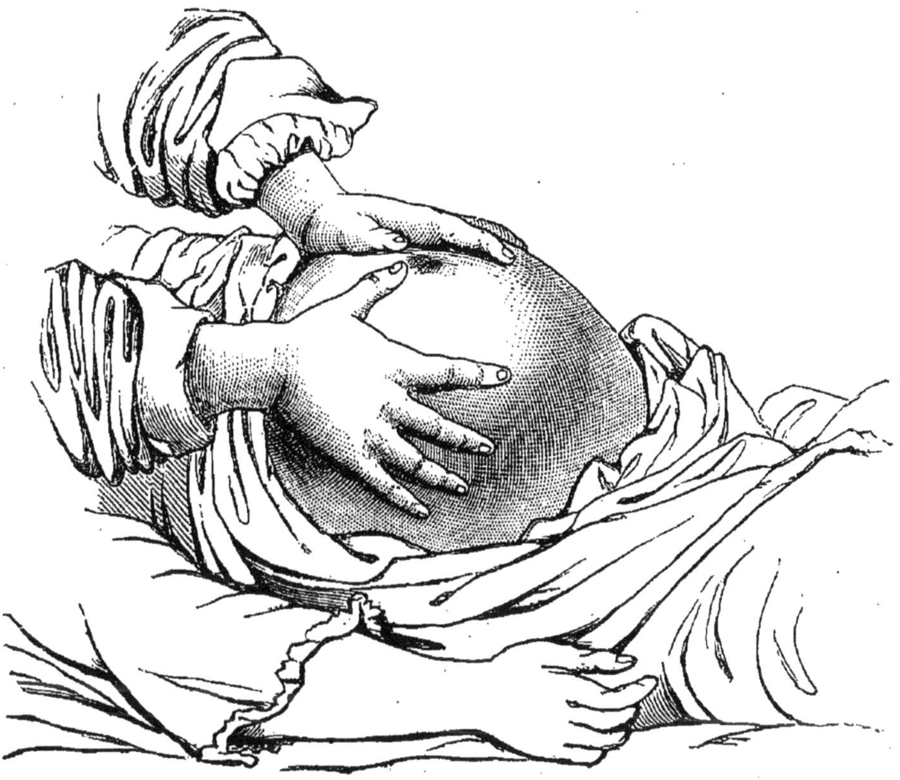

Fig. 149.

Avant de procéder à un examen, il faut avoir soin de faire vider la vessie et le rectum de la patiente. On lui fait prendre un bain et une injection vaginale, avec une solution de chlorure de sodium à 2 0/0 et ensuite avec une solution de créoline à 1/2 ou 1 0/0, qui n'ont aucune astringence et conservent intacte la souplesse du vagin (Prochownick). De plus, on facilitera toutes les manœuvres en recommandant à la malade d'avoir l'estomac à l'état de vacuité.

Nous empruntons à l'ouvrage du Dr Zeutzer la façon de procéder de Brandt pour pratiquer le toucher :

Il commence par examiner ses malades dans la station debout; il s'assied devant la patiente, le coude gauche appuyé sur son genou gauche, la main droite placée sur la région sacrée de la malade ; celle-ci s'appuie avec la

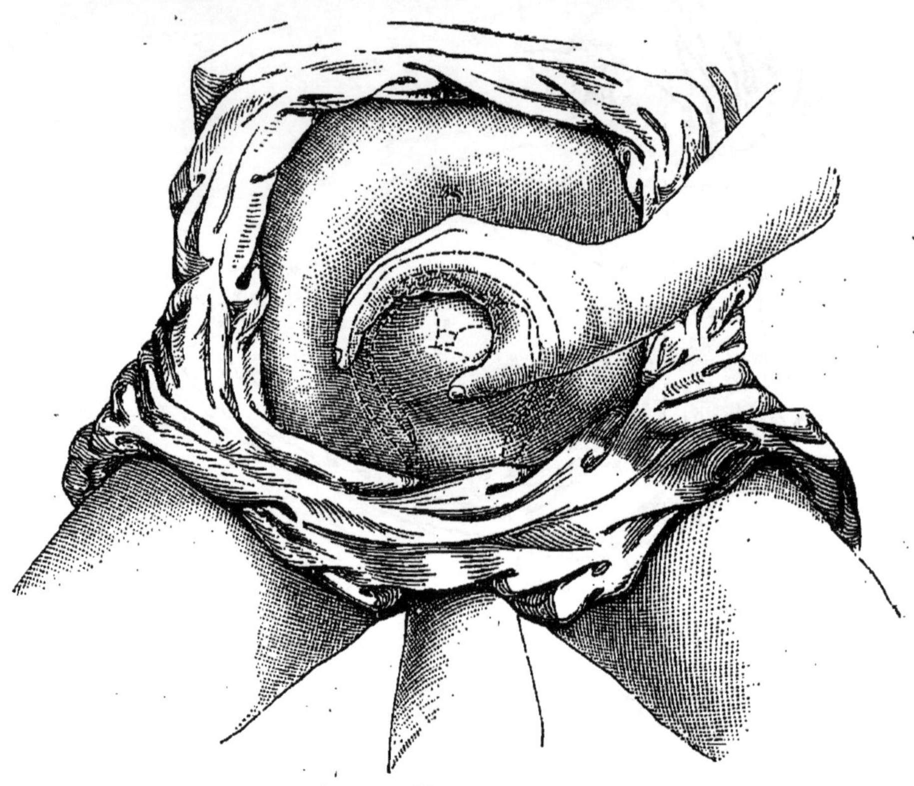

Fig. 150.

main gauche sur l'épaule du médecin. Il explore d'abord par le vagin et ensuite par le rectum. Dans cette station, d'abord il atteint plus facilement les organes pelviens situés plus bas que dans le décubitus horizontal, il se rend compte du plus ou moins de mobilité de l'utérus et peut comparer la situation de l'organe dans la station debout et dans le décubitus horizontal.

Il complète son examen par le toucher rectal et peut ainsi se rendre compte de l'étendue des fixations de l'utérus en arrière, analyser la situation et la mobilité d'un ovaire disloqué ou arriver à palper des exsudats très haut placés. Cet examen est encore très utile pour établir le diagnostic différentiel entre un état pathologique des ovaires et des trompes.

Dans quelques cas, il introduit l'index dans le rectum et le pouce dans le vagin.

Ensuite, la femme étant à demi couchée, les genoux fléchis, il procède à la palpation bimanuelle : il se place au côté gauche de la malade.

On arrive très facilement à palper les trompes, qui se présentent à l'état normal sous la main, comme deux plumes d'oie.

Le médecin masse, assis à gauche de la malade, sur une chaise plus élevée que le lit sur lequel est couchée la patiente. L'opérateur domine pour ainsi dire sa malade, le coude dégagé, de façon à agir directement, mais légèrement, avec le poids de son corps. L'indicateur gauche est introduit par-dessous la cuisse ; on empêche, de cette façon le doigt de se mettre en contact involontairement avec la paroi antérieure du vagin.

La main droite se trouve appliquée sur l'abdomen et exerce des manipulations avec la face palmaire des doigts ; le poignet ne fait aucun mouvement. Le coude et principalement l'épaule travaillent seuls.

Quelques mouvements circulaires pratiqués sur les parois abdominales les assouplissent et permettent des manœuvres plus profondes.

Pendant que la main droite exerce les mouvements circulaires sus indiqués; l'index gauche reste complètement immobile, soutenant les parties massées de l'extérieur (fig. 151).

On peut, avec le doigt interne, soulever et amener en avant, dans la direction des parois abdominales, les parties à masser (ovaires, trompes, utérus).

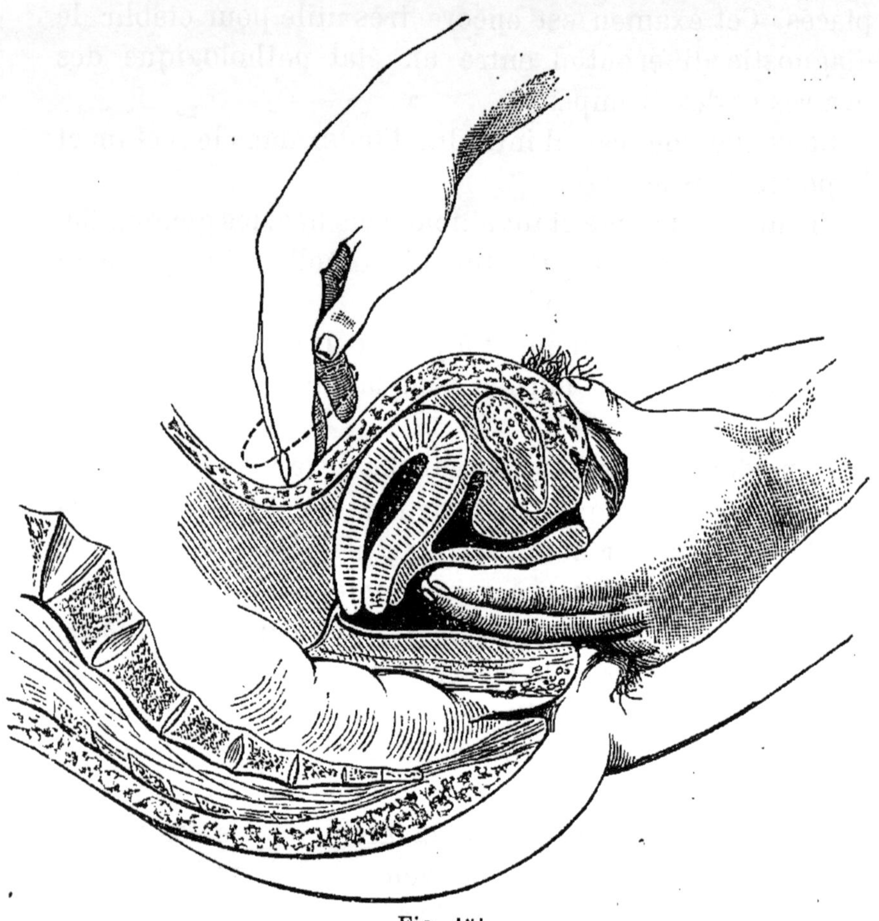

Fig. 151.

Ce doigt peut encore maintenir l'utérus dans sa position normale s'il avait une tendance à aller en arrière.

La durée des séances varie de cinq à dix minutes et elles se répètent tous les jours.

Lorsqu'il s'agit de gros exsudats et dans les cas où l'on est obligé d'employer plus de douceur et de délicatesse, on répétera avec avantage ces séances deux fois par jour.

Il faut débuter par un massage léger dans le voisinage des parties malades et augmenter la force employée seulement lorsque la sensibilité a diminué. Plus le massage est fait prudemment, mieux la malade le supporte. Nous sommes persuadés que bien des insuccès sont dus à la brutalité. La malade ne doit souffrir ni pendant, ni après le massage [1].

Massage de l'utérus. — L'utérus est soulevé par le doigt interne et attaqué par ses surfaces latérales et postérieure; le massage se fait du fond de l'utérus vers l'orifice interne et de l'orifice externe à l'orifice interne.

On ne doit masser que rarement la surface antérieure de l'utérus, pour ne pas irriter la vessie.

Dans les cas d'exsudats pelviens, on fait un massage préparatoire ; on exerce des pressions méthodiques sur les vaisseaux lymphatiques, dans les environs du promontoire, pour les vider de la lymphe qu'ils contiennent et faire ainsi un appel sur les lymphatiques de l'exsudat; puis on porte la main sur la périphérie de la partie malade, afin de vider les vaisseaux efférents, qui seront ainsi préparés à recevoir la lymphe venant du centre.

Après le massage, dans le cas de paramétrite, on masse les ligaments larges en faisant des mouvements circulaires sur l'utérus lui-même.

En ce qui concerne les ligaments sacro-utérins, rappelons qu'il est préférable de les masser d'avant en arrière, le doigt les soutenant par le rectum.

1. Dans son *Traité pratique de gynécologie* (Paris 1893), Auvard divise le massage gynécologique en massage calmant et massage excitant.

Dans la première variété, il s'agit du traitement de l'inflammation chronique de l'utérus et de ses annexes. But : la déplétion du sang.

Dans la deuxième variété, on traite le relâchement ligamenteux, déviation et prolapsus; des tractions et tiraillements sont exécutés.

D'après le même auteur, les règles sont loin d'être une contre-indication au massage. L'utérus ou les ovaires fixés se ramollissent à l'époque des règles et par conséquent sont plus facilement libérables.

Nous croyons qu'il conviendrait de faire des réserves sur ce point. Il ne nous semble pas, en effet, que la période menstruelle soit favorable aux pratiques de cette nature.

Les exsudats para et périmétriques, si le massage est continué pendant la période des règles, ne subissent pas de tuméfaction comme lorsqu'il est suspendu.

Le massage diminue la période des règles et augmente la durée de la période intermenstruelle (Prochownick).

Massage des trompes et des ovaires. — Le plus souvent les ovaires et les trompes sont englobés dans un exsudat paramétrique; dans ce cas, on pratique le massage comme pour les exsudats.

Lorsque la trompe de Fallope présente des signes d'inflammation, lorsqu'elle est dure, douloureuse, il faut s'abstenir totalement, ou n'opérer qu'avec précaution ; dans le cas d'affection aiguë, il vaut mieux évidemment s'abstenir, surtout si on a affaire à un processus infectieux.

On commence toujours le massage de la trompe par son extrémité abdominale.

Lorsque l'ovaire est englobé dans un exsudat fixé contre la paroi pelvienne, il faut agir avec une grande prudence. Si on ne veut pas courir le risque de produire des inflammations péritonéales, il faut commencer par masser doucement la périphérie de cet organe, en le soutenant par un doigt introduit dans le vagin; puis, lorsqu'il est fixé, chercher peu à peu, soit avec les doigts de la main externe, soit avec le doigt interne, à pénétrer entre l'organe et la paroi pelvienne et à le détacher. On arrivera souvent ainsi à le libérer.

Dans la métrite chronique, dans les prolapsus, les déplacements, les inflammations chroniques périmétritiques, le massage donne de bons résultats.

Dans les prolapsus, il rend de très réels services; il diminue le volume des parties prolabées et en facilite la réduction.

Dans les oophoro-salpingites, il peut être employé avec succès, mais on doit le réserver pour les salpingites chroniques. Il agit comme antiphlogistique et donne de bons résultats dans les cas de résidus d'anciennes inflammations depuis longtemps éteintes (brides, adhérences, déviations cicatricielles entretenant des douleurs), et favorise la résorption des produits plastiques, tout en exerçant une traction favorable contre l'élément douleur.

Dans certains cas, le massage lombo-sacré donne de bons résultats dans le traitement des troubles menstruels (Chéron).

Nous grouperons sous deux chefs ce qui a trait aux indications et aux contre-indications du massage gynécologique, tel qu'il est compris par les praticiens de nos jours qui s'y sont plus spécialement consacrés (principalement Prochownick, traduction Nitot).

Indications. . . . .

- Paramétrites chroniques.
- Périmétrites chroniques.
- Subinvolution utérine.
- Activer la résorption et la métamorphose d'exsudats inflammatoires ou traumatiques et des épanchements (exsudats du bassin et hémorragies). (Prochownick.)
- Dilater, assouplir, ramollir des tissus cicatriciels rétractés ou hyperplasiés (cicatrices, rétrécissements du tissu conjonctif, adhérences et engorgements des tissus pelviens ou déviations dues aux inflammations chroniques). (Prochownick.)
- Stimuler la circulation du sang et de la lymphe, rétablir la tonicité normale des tissus épaissis, indurés et hypertrophiés.
- Prolapsus et déviations de l'utérus dus au relâchement du tissu conjonctif.

Contre-indications.

- *Grossesse.* Sauf à la fin et dans certains cas de cicatrices vaginales pouvant entraver le futur accouchement.
- Période menstruelle. — Nous lisons, non sans étonnement, dans certains ouvrages, que cette circonstance est considérée au contraire comme favorable (Ziegenspeck et Thure-Brand).
- Métrites et paramétrites.
- Toutes les affections aiguës de la zone génitale.
- Période aiguë des hémorragies.
- — — des inflammations du petit bassin.
- Maladies générales nécessitant un repos complet.
- Tuberculose, phtisie.
- Gonorrhée chronique.
- Péritonite chronique.
- Tumeurs kystiques de la trompe.

TABLE DES MATIÈRES

Châteauroux. — Typ. et Stéréotyp. A. Majesté et L. Bouchardeau.

www.ingramcontent.com/pod-product-compliance
Ingram Content Group UK Ltd.
Pitfield, Milton Keynes, MK11 3LW, UK
UKHW020200250726
13967UKWH00003B/1169